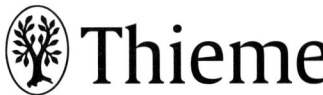

Cystische Fibrose

Altersgerechte Physiotherapie
bei Mukoviszidose

Herausgegeben von
Anne Dautzenroth
Helen Saemann

unter Mitarbeit von
J. Auer, A. Frank, P. Gohl-Frohnmayer,
D. Holle, Dr. K. Kenn,
Prof. Dr. med. H. Lindemann,
B. Martinen, Dr. C. Smaczny,
R. Tanzberger, Prof. Dr. Dr. B. Tümmler,
Dr. G. Ullrich

132 Abbildungen
44 Tabellen

Georg Thieme Verlag
Stuttgart · New York

Zeichnungen: Barbara Gay, Stuttgart
Umschlaggestaltung: Thieme Verlagsgruppe
Umschlaggrafik: Martina Berge, Erbach

Die Deutsche Bibliothek –
CIP-Einheitsaufnahme

Ein Titeldatensatz dieser Publikation kann bei
Der Deutschen Bibliothek angefordert werden

Wichtiger Hinweis: Wie jede Wissenschaft ist die Medizin ständigen Entwicklungen unterworfen. Forschung und klinische Erfahrung erweitern unsere Erkenntnisse, insbesondere was Behandlung und medikamentöse Therapie anbelangt. Soweit in diesem Werk eine Dosierung oder eine Applikation erwähnt wird, darf der Leser zwar darauf vertrauen, dass Autoren, Herausgeber und Verlag große Sorgfalt darauf verwandt haben, dass diese Angabe dem **Wissensstand bei Fertigstellung des Werkes** entspricht.

Für Angaben über Dosierungsanweisungen und Applikationsformen kann vom Verlag jedoch keine Gewähr übernommen werden. **Jeder Benutzer ist angehalten,** durch sorgfältige Prüfung der Beipackzettel der verwendeten Präparate und gegebenenfalls nach Konsultation eines Spezialisten festzustellen, ob die dort gegebene Empfehlung für Dosierungen oder die Beachtung von Kontraindikationen gegenüber der Angabe in diesem Buch abweicht. Eine solche Prüfung ist besonders wichtig bei selten verwendeten Präparaten oder solchen, die neu auf den Markt gebracht worden sind. **Jede Dosierung oder Applikation erfolgt auf eigene Gefahr des Benutzers.** Autoren und Verlag appellieren an jeden Benutzer, ihm etwa auffallende Ungenauigkeiten dem Verlag mitzuteilen.

© 2002 Georg Thieme Verlag
Rüdigerstraße 14
D-70469 Stuttgart
Telefon: +49 / 07 11 / 89 31-0
Unsere Homepage: http://www.thieme.de

Printed in Germany

Satz: Hagedorn Kommunikation, Viernheim
Druck: Kösel, Kempten

ISBN 3-13-129081-1   1 2 3 4 5 6

Verzeichnis der Autorinnen und Autoren

Anne Dautzenroth (Hrsg.)
Physiotherapeutin
Universitäts Kinder- und Jugendklinik Rostock
Rembrandtstraße 16/17
D-18057 Rostock

Helen Saemann (Hrsg.)
Physiotherapeutin
Windhalmweg 30
D-70599 Stuttgart

Joachim Auer
Dipl.-Sportlehrer
Nachsorgeklinik Tannheim
Gemeindewald 75
D-78052 Tannheim

Alexandra Frank
Physiotherapeutin
Klinikum Berchtesgadener Land
Malterhöh 1
D-83471 Schönau am Königsee

Petra Gohl-Frohnmayer
Physiotherapeutin/Heilpraktikerin
PT/HP Praxis
Landhausstraße 43
D-70190 Stuttgart

Dominica Holle
Dipl.-Sportlehrerin/Therapieleitung
Klinikum Berchtesgadener Land
Malterhöh 1
D-83471 Schönau am Königsee

Dr. med. Klaus Kenn
Chefarzt Pneumologie
Klinikum Berchtesgadener Land
Malterhöh 1
D-83471 Schöngau am Königsee

Prof. Dr. med. Hermann Lindemann
Justus-Liebig-Universität
Zentrum für Kinderheilkunde
Pädiatrische Pneumologie und Allergologie
Feulgenstraße 12
D-35392 Gießen

Birgit Martinen
Physiotherapeutin
PT Praxis
Hotel Seeblick
D-25946 Norddorf/Amrum

Dr. med. Christina Smaczny
Klinikum der J.W. Goethe-Universität
Medizinische Klinik II
Zentrum Innere Medizin/Pneumologie
Theodor-Stern-Kai 7
D-60590 Frankfurt/Main

Renate Tanzberger
Physiotherapeutin
Ismaninger Straße 33
81675 München

Prof. Dr. Dr. Burkhard Tümmler
Medizinische Hochschule Hannover
Abt. Biochemie
Carl-Neuberg-Straße 1
D-30625 Hannover

Dr. Gerald Ullrich
Dipl.-Psychologe
Psychologischer Psychotherapeut
Kinderklinik der Medizinischen
Hochschule Hannover
Abt. I, Pädiatrische Pneumologie
und Neonatologie
Carl-Neuberg-Straße 1
D-30625 Hannover

Vorwort

H. Saemann

Ein einheitliches und für alle Mukoviszidosepatienten gültiges physiotherapeutisches Behandlungskonzept gibt es nicht. Die Schwierigkeit der Mukoviszidosebehandlung liegt in der unterschiedlichen Ausprägung des Gendefektes und der unterschiedlich starken Lungenbeteiligung. Die Veränderlichkeit des Zustandes bei ein und demselben Patienten und andere zahlreiche Aspekte wie z. B. Alter, Schwere der Erkrankung, familiäre und soziale Situation, Charakter und Art und Weise des Umgangs mit der Erkrankung durch den Patienten und seine Familie spielen eine Rolle für den „Erfolg" der Behandlung.

Für das Verständnis der Mukoviszidose/Cystischen Fibrose (CF) und für eine effektive Behandlung braucht der CF-Physiotherapeut gute Kenntnisse über das Krankheitsbild und die Grundlagen der Atemphysiologie.

Eine umfassende physiotherapeutische Untersuchung sowie der Befund gewährleisten eine *befundbezogene* Behandlung, die sich nicht nur an den typischen Störungen orientiert, sondern auch an der Persönlichkeit und an der Erfahrung des Patienten und seiner Eltern.

Es gibt zwar bestimmte physiotherapeutische Behandlungsgesichtspunkte, die am Anfang des 3. Kapitels allgemein dargestellt werden, aber unter der Berücksichtigung der oben genannten Aspekte muss die Therapie für jeden Patienten ganz individuell zugeschnitten sein. Mit dem Kapitel 4 über altersgerechte Physiotherapie wird ein Einblick in die individuelle und befundabhängige Behandlung der Mukoviszidose gegeben.

Bestimmte Sachverhalte, entwicklungsspezifische Aspekte und die befundorientierte Behandlung sind anhand von unterschiedlichen Fallbeispielen tatsächlicher Patienten dargestellt.

Die Physiotherapie bei Patienten mit besonderen Befunden und in besonderen Situationen, z. B. nach einer Lungentransplantation, beschreibt

Kapitel 5. Hierbei wird deutlich, wie umfangreich die Behandlung der Mukoviszidose ist. Sie reicht von der Säuglingsbehandlung bis zur Therapie des schwerkranken erwachsenen Patienten und unterscheidet sich im Behandlungsaufbau und in der Auswahl der Techniken erheblich von der Behandlung und dem sportlichen Training eines jugendlichen CF-Betroffenen mit normalen Lungenfunktionswerten.

Bei allen physiotherapeutischen Bemühungen sollten wir uns von dem folgenden Grundsatz leiten lassen:

„Der Patient soll lernen, mit seiner Krankheit zu leben.
Er soll nicht lernen, für seine Krankheit zu leben"
Susanne Petersen, CF-Patientin.

Gelingt es uns, für jeden Patienten ein individuell abgerundetes Therapiekonzept zusammenzustellen – symbolisiert durch die Therapiematte – und mit Phantasie, Witz und Abwechslung auf sein jeweiliges Lebensalter abzustimmen – symbolisiert durch die Kuschelente –, wird der Patient durch die tägliche Last der Physiotherapie nicht erdrückt, sondern kann uns trotzdem noch entspannt anlächeln.

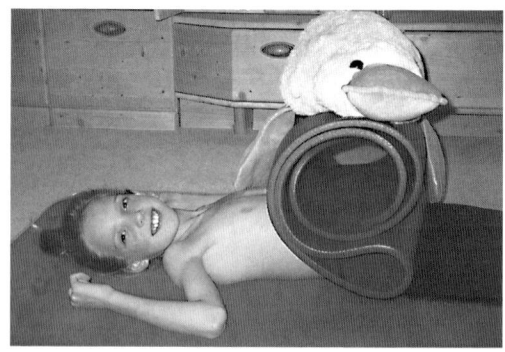

Die Mutter eines 14-jährigen CF-Patienten hat den Stellenwert der Therapie für die CF-Betroffenen in dem Resümee eines Vortrages wie folgt zusammengefasst:

Ein Satz von Janusz Korczak ist mir sehr wichtig: *„Das Kind hat ein Recht auf den heutigen Tag."* Mit diesem Satz werden allen therapeutischen Bemühungen eine heilsame Grenze gezeigt. Gleichzeitig sind wir als Eltern in einer Therapeutenrolle, bis der erwachsene Patient ganz für sich Verantwortung übernehmen kann, aus der wir uns nicht einfach herausnehmen können. Und schließlich muss ja auch der erwachsene Patient lernen, eine Therapeutenrolle für sich selbst einzunehmen.

Das Wort Therapie klingt in unseren Ohren sachlich und nüchtern. Ich war überrascht, als ich im griechischen Lexikon nachschlug und dort die Bedeutungsfülle dieses Wortes entdeckte. „Therapieren" heißt u. a. dienen, freundlich behandeln, jemanden zu gewinnen suchen, für etwas gut sorgen, pflegen, beachten, im Auge behalten.

Gegenüber einer funktionalistisch reduzierten Therapie, die den Patienten an seiner so genannten Compliance misst, sehe ich Therapie in diesem umfassenden Sinn als gemeinsame Aufgabe aller Beteiligten.
Familie Cless, CF-Weitenburgtagung, 2000.

Da es sich bei der Mukoviszidosebehandlung um eine sehr komplexe, tägliche und zukunftsorientierte Therapie handelt, die teilweise die normalen Alltagsabläufe behindert, ist es für den betroffenen Patienten und seine Familie meist schwer, diese umfangreiche Therapie langfristig optimal umzusetzen.

Wir hoffen, dass wir neben den fachlichen Informationen und den konkreten Übungsbeschreibungen viele Anregungen für eine spielerische, abwechslungsreiche und kindgerechte Gestaltung der Physiotherapie bei Mukoviszidose vermitteln können. Die unterschiedlichen Fallbeispiele, die Hinweise zur psychosozialen Situation in der altersspezifischen Physiotherapie und das Kapitel 6 über die psychologischen Aspekte der CF-Behandlung sollen zudem eine Hilfestellung bei der Beantwortung der Frage bieten:

Was braucht mein Patient bzw. brauchen seine Eltern an zusätzlichen Fähigkeiten, Hilfen, räumlichen oder zeitlichen Bedingungen, Motivationsanregungen usw., um die von mir festgelegte Physiotherapie tatsächlich leisten zu können?

Die praktische Umsetzung einer effektiven physiotherapeutischen Behandlung der CF-Patienten im Sinne der Bedeutungsfülle der Wortes „Therapie" fordert von uns Physiotherapeuten viel mehr als nur gute Fachkenntnisse. Die Betroffenen müssen durch eine intensive, regelmäßige und umfassende Zusammenarbeit mit ihrem Physiotherapeuten dazu angeleitet werden, *die jeweils richtigen physiotherapeutischen Behandlungsschwerpunkte nicht nur festzulegen, sondern auch konsequent im Alltag umzusetzen.*

Damit lernen die Patienten und ihre Familien durch unsere Behandlungen, mit ihrer Erkrankung und der täglichen Physiotherapie zu leben.

Dezember 2002   Annemarie Dautzenroth
                                      Helen Saemann

Widmung

Dieses Buch ist all unseren CF-Patienten und ihren Eltern gewidmet.

Danksagung

Wir danken unseren Kolleginnen, den CF-Ärzten und den Mitautoren, die zum Gelingen dieses Buches beigetragen haben. Ein besonderer Dank gilt unseren Lehrern und den Pionieren der CF-Behandlung in Deutschland, von denen wir viel gelernt haben und ohne deren Verdienste dieses Buch nicht möglich gewesen wäre.

Durch Geduld und Verständnis für unsere vielen zusätzlichen Stunden am Schreibtisch haben unsere Familien, insbesondere die Kinder, die Arbeit für dieses Buch unterstützt.

Grußwort

Dem vorliegenden Buch einige Gedanken mit auf den Weg geben zu dürfen, ist mir eine große Ehre, getragen von Freude und Dankbarkeit.

Mukoviszidose ist auch heute noch eine schwere chronische Erkrankung, die sich vor allem auf die Lunge und die Bauchspeicheldrüse auswirkt. Erst durch das Engagement von Christiane Herzog wurde sie in den vergangenen Jahren einer breiten Öffentlichkeit bekannt.

Mit Mukoviszidose erreichen heute viele Patienten das Erwachsenenalter. Ein Blick auf die Statistik bestätigt dies. Als mich Frau Saemann und Frau Dautzenroth baten, ein Grußwort zu schreiben, kamen mir zugleich viele persönliche Gespräche mit PhysiotherapeutInnen, Eltern und jungen betroffenen Erwachsenen in den Sinn. Immer wieder habe ich – nicht zuletzt durch unseren Sohn Jakob – erfahren, dass für dieses Älterwerden und die Stabilisierung des eigenen Gesundheitszustandes viel Zeit für Therapie aufzuwenden ist. Die Physiotherapie stellt dabei einen zentralen Pfeiler der gesamten therapeutischen Möglichkeiten bei der Mukoviszidose dar. Neben dem Vermitteln der erforderlichen Techniken ist es eine besondere Herausforderung für die Behandler, ein Gespür für die aktuelle Lebenssituation der ihnen Anvertrauten zu bekommen und die Physiotherapie individuell anzupassen.

Dabei stehen Bemühungen im Mittelpunkt, den Eltern und Patienten nicht nur Wissen, sondern auch Einsicht in die Notwendigkeit und Freude an der Therapie zu vermitteln.

Hier setzt die, in dieser Form einmalige, Ausarbeitung an. Sie schließt eine wichtige Lücke in der Fachliteratur über Mukoviszidose, die sich bisher besonders an Kinder und Eltern oder zusätzlich an erwachsene Mukoviszidose-Betroffene und neu einsteigende Behandler wendete, wogegen dieses Buch den PhysiotherapeutInnen vertiefende Kenntnisse vermittelt. Es ist zugleich ein umfassendes fachliches Begleitbuch für die angebotenen Fortbildungskurse des Arbeitskreises Physiotherapie im Mukoviszidose e. V. und basiert nicht zuletzt auf den in diesen Kursen gesammelten Erfahrungen.

Den beteiligten Autoren möchte ich für ihr Engagement von Herzen danken.

Ich hoffe, dass dieses Buch viele Physiotherapeutinnen und -therapeuten motivieren kann, ihr Herz für unsere Mukoviszidose-Kinder, Jugendlichen und jungen Erwachsenen zu entdecken. In diesem Sinne ein herzliches „Gottbefohlen" für seinen Weg.

Horst Mehl
I. Vorsitzender des Mukoviszidose e. V.

Geleitwort

In der vorliegenden Monographie beschreiben die Autoren ausführlich die Physiotherapie bei Cystischer Fibrose (Mukoviszidose). Die physiologischen und pathologischen Grundlagen, sowie die Beschreibung des Krankheitsbildes sind von erfahrenen CF-Ärzten vorangestellt. Nach der physiotherapeutischen Untersuchung folgt in mehreren Kapiteln die Darstellung der Techniken. Anschließend werden die vielfältigen Wirkungen beschrieben. Wichtig sind die Abschnitte über die altersspezifische Physiotherapie, sowie die Kapitel über die Sporttherapie. Abschließend werden Hygiene und Psychologie von Ärzten und Mitarbeitern geschildert.

Ich habe die ersten Tagungen für Cystische Fibrose vor mehreren Jahrzehnten mitgemacht und freue mich über die enormen Fortschritte, die die CF-Therapie in den vergangenen Jahren gemacht hat, wodurch die Lebenserwartung der Patienten deutlich verbessert werden konnte. Dem vorliegenden Buch wünsche ich eine weite Verbreitung unter Ärzten und Physiotherapeuten, so dass viele Patienten von der umfassenden Therapie und den Erfahrungen der Autoren profitieren können.

Würzburg,
Dezember 2002

Hilla Ehrenberg
Physiotherapeutin

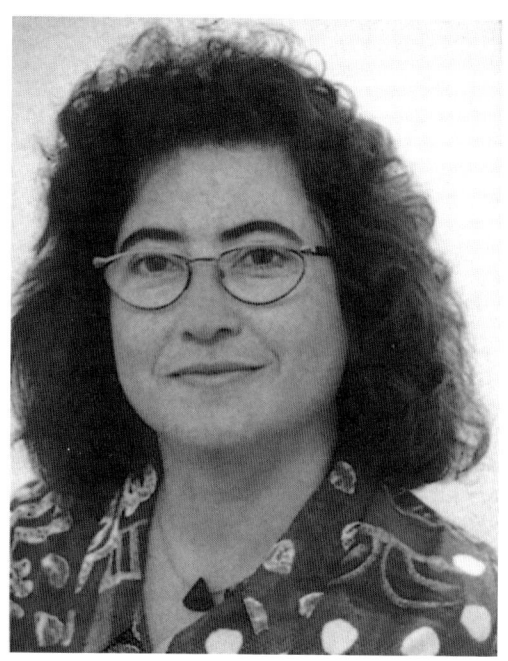

Annemarie Dautzenroth wurde 1958 in Rosenthal (Hessen) geboren. Heute lebt sie in der Nähe von Rostock und arbeitet dort seit 2000 an der Kinder- und Jugendklinik der Universität Rostock. Ihre Arbeitsfelder sind die Neonatologie, Intensivmedizin, die Kardiologie und die Behandlung der Patienten mit Mukoviszidose. Die Schwerpunkte ihrer Arbeit sind die Atemtherapie und die Entwicklungsförderung von Kindern.

Beruflicher Lebenslauf

1980-1982	Ausbildung an der Physiotherapieschule Hamburg-Eppendorf
1982-1983	Praktikum am Olgahospital Stuttgart, Einstieg in die Mukoviszidosetherapie
1983-1996	Angestellte Physiotherapeutin am Olgahospital Stuttgart Arbeitsschwerpunkte: Kinderorthopädie, Betreuung von Mukoviszidosepatienten vom Säugling bis zum Erwachsenen im ambulanten und stationären Bereich In dieser Zeit: Lehrtätigkeit an der Physiotherapie-Schule Dr. Simon, Stuttgart
seit 1984	Aktives Mitglied im Arbeitskreis Physiotherapie des Mukoviszidose Bundesverbandes e. V. Bonn Schwerpunkt: Spezielle Fortbildung von Physiotherapeuten in der Behandlung von Mukoviszidosepatienten
seit 2000	Universitäts Kinder- und Jugendklinik Rostock

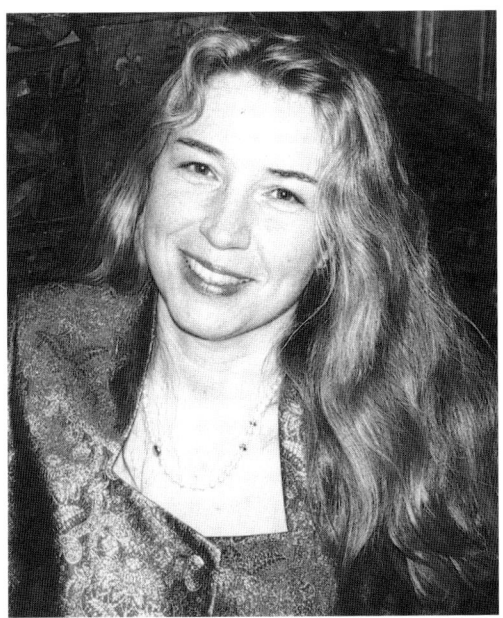

Helen Saemann wurde 1963 in Lörrach geboren. Heute lebt sie in Stuttgart und hat sich neben der Teilzeitbeschäftigung in einer PT-Praxis und der Lehrtätigkeit auf die Therapie von Mukoviszidosepatienten spezialisiert.

Beruflicher Lebenslauf

1985-1987   Ausbildung an der Physiotherapie-schule München, Klinikum Großhadern

1987-1990   Angestellte Physiotherapeutin am Olgahospital Stuttgart Arbeitsschwerpunkte: Kinder- und Erwachsenenorthopädie und Atemtherapie mit Mukoviszidosepatienten

1991-1992   Arbeit in einer orthopädisch ausgerichteten PT-Praxis

seit 1991   Lehrtätigkeit an der Physiotherapie-Schule Dr. Simon, Stuttgart Rückenschulleiterin

1992-1996   Mobile Physiotherapeutin des Mukoviszidose Landesverbandes Baden-Württemberg

seit 1995   Referentin des Mukoviszidose Bundesverbandes e. V. Bonn und Seminarleiterin für Autogenes Training (Grundstufe)

seit 1996   Nach der Geburt ihres Sohnes Teilzeittätigkeit als mobile Physiotherapeutin für Mukoviszidosepatienten

Inhaltsverzeichnis

4 Altersspezifische Physiotherapie

5 Patienten mit besonderen Befunden und in besonderen Situationen

6 Psychologische Aspekte

1 Krankheitsbild und Grundlagen

1.1 Krankheitsbild Cystische Fibrose

H. Lindemann

1.1.1 Einführung

Die Mukoviszidose (lat.: mucus = Schleim; viszidus = zäh), auch als Cystische Fibrose (CF) bezeichnet, ist die häufigste angeborene Stoffwechselerkrankung mit ernstem Verlauf. Der zugrunde liegende Gendefekt ist auf dem langen Arm des Chromosoms 7 lokalisiert. Inzwischen sind über 1000 Mutationen bekannt, die mit CF einhergehen. Je nach Mutation kann der Krankheitsverlauf sehr unterschiedlich sein.

Der Erbgang ist autosomal-rezessiv. Gehen zwei Erbträger eine Verbindung ein, so ist theoretisch damit zu rechnen, dass jedes 4. Kind an Mukoviszidose erkrankt (Abb. 1.1). 50 % der Kinder sind wie die Eltern Merkmalsträger, weisen aber keine Krankheitszeichen auf.

In Deutschland gibt es ca. 6.000 Patienten. Etwa jeder 25. in der Bevölkerung ist Merkmalsträger.

Folge des Gendefekts ist die fehlerhafte Produktion eines Eiweißkomplexes, des Cystic Fibrosis Transmembrane Conductance Regulator (CFTR), der u. a. als Chloridkanal fungiert sowie die Natriumkanäle der Deckzellen (Epithel) reguliert. Diese fehlerhafte Funktion führt in den Atemwegen und an ihren Drüsen zu einer Hemmung der Chlorionensekretion und zu einem gesteigerten Natriumionen- und Wassertransport aus den Bronchien in die Epithelzellen (Abb. 1.2).

Folge dieser Salztransportstörungen ist eine Zunahme der Zähigkeit (Viskoelastizität) des Bronchialsekrets und ein Sekretstau (Sekretretention).

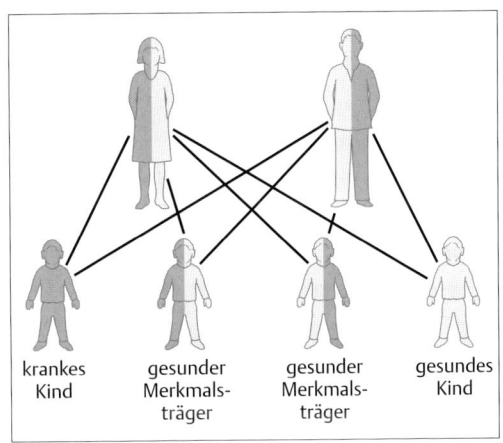

krankes Kind | gesunder Merkmalsträger | gesunder Merkmalsträger | gesundes Kind

Abb. 1.1 Erbgang bei CF.

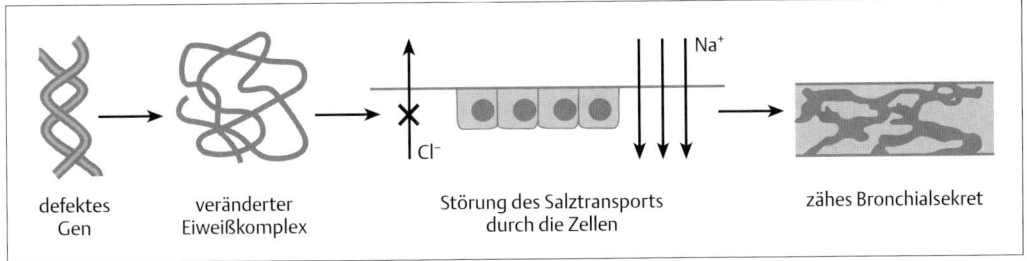

defektes Gen | veränderter Eiweißkomplex | Störung des Salztransports durch die Zellen | zähes Bronchialsekret

Abb. 1.2 Auswirkungen des Gendefekts bei Mukoviszidose am Beispiel der Bronchien. Durch den Sekretstau in den Bronchien wird rezidivierenden Entzündungen in den Bronchien und Lungen der Weg bereitet.

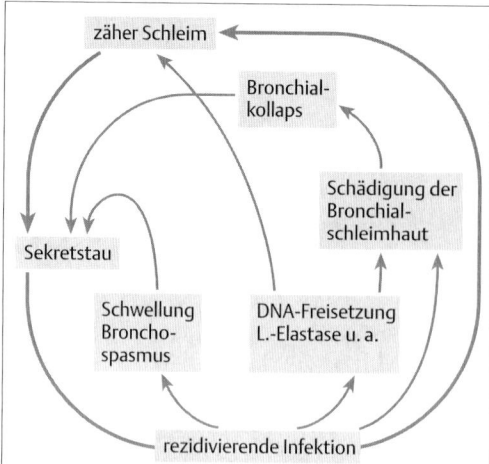

Abb. 1.3 Circulus vitiosus zwischen zähem Sekret, Sekretstau und rezidivierenden Infektionen; diese führen über verschiedene Pathomechanismen langfristig zur Bronchialwandinstabilität und Neigung zum Bronchialkollaps, der seinerseits die Sekretretention und Infektionsneigung fördert.

Dieser ist verantwortlich für eine chronische Einengung der Bronchien (Obstruktion) und rezidivierende Infektionen. Ein weiterer wichtiger Krankheitsmechanismus ist die übermäßige Freisetzung von langkettigen DNA-Molekülen aus dem Zellkern, aber auch von Teilen des Zellgerüsteiweißes (F-Aktin) aus zugrunde gegangenen Leukozyten und Epithelzellen. Diese Komponenten führen bei chronischer Entzündung zu einer weiteren signifikanten Steigerung der Viskoelastizität des Bronchialsekrets (Abb. 1.**3**).

Mit den rezidivierenden Infektionen sind komplexe Entzündungsmechanismen verbunden. Dabei spielen insbesondere die Produktion von Elastase aus neutrophilen Granulozyten und die dadurch bedingte Schädigung von Eiweißstrukturen sowie von elastischen Komponenten eine große Rolle. Folge ist eine Bronchialwandinstabilität, die mit einem Bronchialkollaps und langfristig mit Bronchiektasen einhergeht (s. Abb. 1.**3**). Ferner kommt es zunehmend zum Verlust von funktionierendem Lungengewebe durch Emphysembildung und zu Narbenbildung, zur Cystischen Fibrose.

Die Mukoviszidose ist noch nicht heilbar. Die Patienten bedürfen einer ständigen Behandlung und Überwachung.

1.1.2 Krankheitsbild und Beschwerden

Als Folge der Funktionsstörung der Bauchspeicheldrüse kann bereits bei der Geburt ein Darmverschluss durch einen Mekoniumileus erfolgen. Später fallen Kinder durch Verdauungsprobleme, einen übel riechenden fettglänzenden Stuhlgang, Gedeihstörung, einen vorgewölbten Bauch sowie durch rezidivierende Bronchitiden bzw. Lungenentzündungen auf. In der Endphase kommen Atemnot und Sauerstoffmangel als Folge eines fortschreitenden Verlusts von Lungengewebe sowie eine zunehmende Beanspruchung der Atemmuskulatur hinzu, die zuletzt der für die Atmung erforderlichen Atemarbeit nicht mehr gewachsen ist.

Die Leber ist häufig, die Nasennebenhöhlen und bei Männern die Geschlechtsorgane sind meist in Mitleidenschaft gezogen. Vom 2. Lebensjahrzehnt an sind Bluthusten, Diabetes mellitus, allergische Erkrankungen der Bronchien und Lunge gegen bestimmte Schimmelpilze (allergische bronchopulmonale Aspergillose) sowie ein Lungenriss (Pneumothorax) häufig. Letzterer erfordert während des Heilungsprozesses ein besonders behutsames Vorgehen bei physiotherapeutischen Maßnahmen.

Bei schwerem Krankheitsverlauf muss auch mit einem Verlust an Knochengewebe (Osteoporose) gerechnet werden, der u. a. durch körperliche Betätigung vorgebeugt werden kann.

Im Rahmen von Infekten, aber auch unabhängig davon, können vorübergehend für einige Tage bis Wochen Gelenkschmerzen in den großen Gelenken (verbunden mit Gelenkschwellung und Gelenkerguss) auftreten. Die Bewegungsfreude der Patienten ist dadurch eingeschränkt. Moderne nicht-steroidale Antirheumatika (wie Diclofenac) und leichte körperliche Aktivitäten unter Entlastung der betroffenen Gelenke sind meistens hilfreich. Selten ist der Einsatz von Kortisonpräparaten notwendig. Diese Gelenkschmerzen klingen nach einiger Zeit spontan ab.

Bei der klassischen Osteoarthropathie der CF-Patienten (hypertrophe pulmonale Osteoarthropathie = HPO) treten Schmerzen in den langen Röhrenknochen auf (Tibia, Fibula, Humerus), die durch eine Verbreitung des Periosts gekennzeichnet sind. Die Behandlung der oft begleitenden Lungeninfektion und entzündungsdämpfende Medikamente sind die wichtigsten therapeutischen Maßnahmen.

1.1.3 Diagnostik

Wichtigste diagnostische Maßnahme ist die Analyse des Schweißes im Hinblick auf den Salzgehalt. Dieser *Schweißtest* ist allerdings nicht 100 %ig verlässlich, zumal auch einige andere Krankheiten mit einem erhöhten Salzgehalt im Schweiß einhergehen. Zudem ist der Schweißtest bei jungen Säuglingen noch nicht durchführbar, da die produzierte Schweißmenge trotz Stimulation der Schweißdrüsen oft nicht ausreicht.

Ein weiterer wichtiger Bestandteil der Diagnostik ist der Nachweis einer *Funktionsstörung der Bauchspeicheldrüse* anhand eines reduzierten Enzymgehaltes und vermehrter Fettausscheidung in Stuhlproben. Davon sind ca. 85 % der Patienten betroffen.

Seit einigen Jahren wird auch die *Gendiagnostik* (aus Blutzellen) durchgeführt. In der Routine wird allerdings maximal nach den 31 häufigsten Mutationen gefahndet. Die Aussagekraft dieser begrenzten Genanalyse hat daher nur eine Verlässlichkeit von ca. 87 %. Eine vollständige Genanalyse ist zur Zeit noch sehr aufwendig. Sie wird nur in Ausnahmefällen durchgeführt.

Bei unklaren Situationen wird ergänzend die moderne Elektrophysiologie zum Nachweis der Salztransportstörung herangezogen (s. Abb. 1.**2**). Dabei erfolgt eine Spannungsmessung am Epithel der Nase oder des Darms, eine *Potenzialdifferenzmessung*.

Die *Präimplantationsdiagnostik*, bei der gezielt die Befruchtung der Eizelle außerhalb des Mutterleibs erfolgt und erst nach Ausschluss einer Mukoviszidose die befruchtete Eizelle in die Gebärmutter implantiert wird, wird in Deutschland zurzeit kontrovers diskutiert.

1.1.4 Therapie der Mukoviszidose

Aus Analysen bronchoalveolärer Spülflüssigkeit im frühen Kindesalter geht hervor, dass bereits unmittelbar nach der Geburt die pathologische Sekretproduktion in Gang kommt. Die Mukoviszidosetherapie sollte daher zum Zeitpunkt der Diagnosestellung beginnen, auch wenn eine kausale Therapie bislang nicht verfügbar ist.

Die moderne Therapie bei CF stützt sich auf die in Tabelle 1.**1** aufgelisteten Grundpfeiler.

Tabelle 1.**1** Übersicht über die Basistherapie bei Mukoviszidose

- *Physiotherapie*, körperliche Aktivitäten,
- *Mukolyse*: orale oder inhalative Verflüssigung des Bronchialsekrets,
- *antiobstruktive Therapie*: die medikamentöse Behandlung einer rezidivierenden bzw. chronischen Obstruktion mit Bronchospasmolytika bzw. antientzündlich wirkenden Substanzen (Kortikosteroide, nichtsteroidale Medikamente),
- eine *aggressive antibiotische Behandlung* (systemisch/inhalativ),
- erhöhte *Kalorien-Zufuhr* sowie Enzym- und Vitamin-Zufuhr,
- eine frühzeitige *Sauerstoff-Langzeittherapie* bei häufigem Sauerstoffmangel bzw. bei Kohlendioxid-Anstieg über 50 mm Hg im Blut,
- *Impfungen*: konventionelle, einschließlich Grippe und Pneumokokken,
- *Sonstige Prävention*: Wohnungssanierung, besonders bezüglich feuchter Areale im Hinblick auf Aspergillus und Pseudomonas.

Eine zusätzliche Option, die allerdings nur für einen Teil der Patienten zur Verfügung steht, ist die *Lungentransplantation*. Etwa 75 % der Patienten sterben wegen des mangelnden Organangebotes auf der Warteliste.

Nachfolgend kann nur auf die wichtigsten Therapiemöglichkeiten eingegangen werden, die auch für Physiotherapeuten von zentraler Bedeutung sind.

▨ Präventive Maßnahmen

▪ Nasenatmung

Die Nase erfüllt mit der Filterung von Partikeln aus der Atemluft sowie der Anfeuchtung und Anwärmen der Einatmungsluft eine wichtige Schutzfunktion für die unteren Atemwege. Die Erhaltung oder Wiederherstellung der Nasenatmung, beispielsweise bei Nasenpolypen, ist daher eine wichtige präventive Maßnahme, zumal sie meist auch der Geruchs- und Geschmacksverbesserung dient und damit die (genussvolle) Nahrungsaufnahme unterstützt, die auch für die Atmung von großer Bedeutung ist.

▪ Sanierungsmaßnahmen in der Wohnung

Durch die Reduzierung von Tabakrauch-, Staub- und Allergenquellen (Feder- und Felltiere) lässt sich das Risiko der Irritation einer entzündeten, *hyperreagiblen Bronchialschleimhaut* mindern. Bei *Allergieneigung* sollten die gleichen Sanierungsmaßnahmen wie beim Asthma beachtet werden. Feuchte Bereiche einschließlich Hydrokulturen und Blumentopferde sollten im Hinblick auf das bei fortschreitender Lungenmanifestation erhöhte Risiko einer *bronchopulmonalen Aspergillose* auf das unumgängliche Maß beschränkt werden. Auch ein enger Tierkontakt ist aus diesem Grund kritisch zu sehen. Tierfutter (auch Fischfutter) ist ebenfalls ein bedeutsames Reservoir für Aspergillus.

Pseudomonas-Prävention

Pseudomonas aeruginosa ist wie die meisten respiratorisch pathogenen Erreger ein typischer Feuchtkeim. Feuchtes Milieu, insbesondere Blumentopferde, Hydrokulturen, feuchter Boden, verrottetes Holz u. Ä., sollte daher soweit wie möglich vom CF-Patienten gemieden und aus der Wohnung entfernt werden. Die Wirksamkeit von Siphon-Heizungen ist strittig.

Merke:
Wichtigster Übertragungsmechanismus ist die Schmierinfektion.

Dementsprechend muss im Rahmen der Physiotherapie darauf geachtet werden, dass die Geräte nach Benutzung durch einen CF-Patienten gereinigt und getrocknet, glatte Flächen desinfiziert bzw. Bezüge von Matten etc. gewechselt werden.

Die *Pseudomonas-Impfung* ist über das klinisch-experimentelle Stadium noch nicht hinausgelangt. Nach vorsichtigen Schätzungen wird von einer Schutzwirkung in der Größenordnung von ca. 65 % ausgegangen.

Mukolytika und antiobstruktive Therapie

Mukolytika sind Schleimlöser, deren zentrales Ziel es ist, die *Sekretretention* und die damit zusammenhängenden Folgeerscheinungen zu verhindern. Weder die beschriebene Basisstörung, die einen Wasserverlust des Bronchialsekrets und eine initial erhöhte Viskoelastizität zur Folge hat, noch die Erhöhung der Sekretzähigkeit

durch Entzündungskomponenten lassen sich bisher ausreichend medikamentös beeinflussen.

Auch eine *Obstruktion der Bronchien* durch Entzündungsprozesse (Schleimhautschwellung) und Bronchokonstriktion kann für eine Sekretretention verantwortlich sein. Aus diesem Grunde muss auch eine bronchospasmolytische und entzündungsdämpfende Behandlung in Erwägung gezogen werden.

Beim einzelnen CF-Patienten können *mehrere Komponenten* zur erhöhten Viskoelastizität des Sekrets und zur bronchialen Obstruktion beitragen. Dementsprechend kann eine Kombination verschiedener medikamentöser und physiotherapeutischer Maßnahmen erforderlich sein, um eine optimale Sekretmobilisation und -elimination zu erreichen.

Inhalationstherapie

Da die Inhalation auch zum Aufgabenbereich der Physiotherapeuten gehört, wird nachfolgend etwas ausführlicher darauf eingegangen.

Besondere *Vorteile* liegen in der *lokalen Anwendung*. Dadurch wird eine hohe lokale Konzentration der Medikamente in den Bronchien und im Sputum erreicht (bei Antibiotika 100- bis 1000-mal höher als bei intravenöser Verabreichung), wobei die Nebenwirkungen für den ganzen Körper gering sind.

Nachteilig ist, dass die Medikamente mit wenigen Ausnahmen schlecht ins Lungengewebe eindringen, da sie über den Blutweg nicht ausreichend dorthin gelangen (niedrige Blutkonzentrationen). Eine effiziente Therapie ist demzufolge bei einer schweren Pneumonie nicht zu erwarten.

Die Ablagerung der Partikel ist von der Teilchengröße, vom Einatmungsvolumen und vom inspiratorischen Atemstrom abhängig. Daher sind an ein geeignetes Inhalationsgerät Anforderungen zu stellen, die in der Regel nur von guten Düsenverneblern erfüllt werden.

Bei flacher, hochfrequenter und erschwerter Atmung (Tachydyspnoe) gelangt nur wenig Inhalat in die kleinen Bronchien, wo man sich normalerweise die größte Wirkung erhofft. Bezirke, die von der Ventilation nicht erreicht werden, profitieren naturgemäß nicht vom inhalierten Medikament (Abb. 1.**4**).

Eine gute Inhalationstechnik seitens des Patienten ist notwendig, damit eine optimale Ausnut-

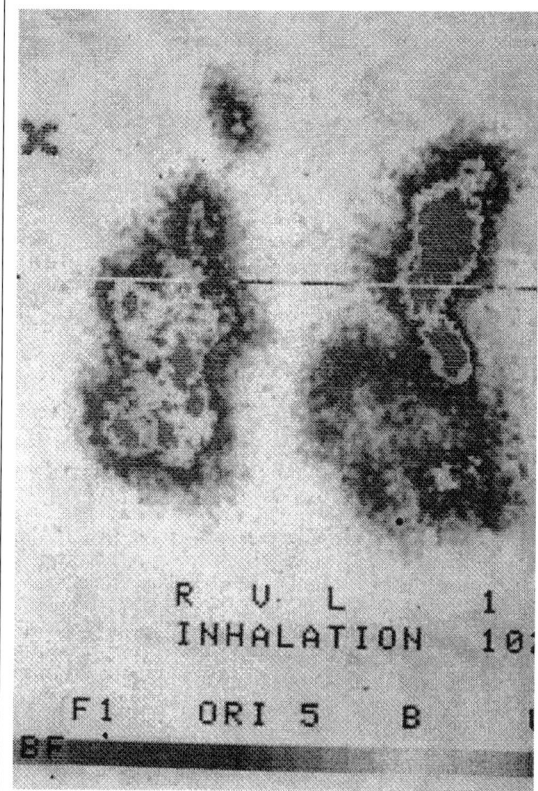

Hindernisse für die Inhalation:

Unterschiede in der Belüftung

Inhalations-Szintigraphie
(CF-Patientin 15 J.)

gute Belüftung:
rote Markierung

schlechte Belüftung:
dunkelblaue Farbe

fehlende Belüftung:
blasse Farbe

Abb. 1.**4** Inhalationsszintigraphie bei einem 16-jährigen Mädchen mit Mukoviszidose: Die inhomogene Belüftung bei der CF-Patientin ist eindrucksvoll dargestellt.

zung des verabreichten Medikamentes gewährleistet ist.

 Merke: In Verbindung mit einer Inhalationstherapie ist die Physiotherapie während oder im Anschluss an die Inhalation durchzuführen. Dabei gilt folgende Reihenfolge:
- Bronchospasmolytikum,
- Antibiotikum,
- DNase.

Antibiotische Behandlung

Die wichtigsten Keime sind Staphylococcus aureus, Haemophilus influenzae und Pseudomonas aeruginosa. Letzterer neigt zur Anheftung (Adhäsion) und Besiedelung (Kolonisation) auf vorgeschädigter Schleimhaut. Als besondere *Problemkeime* gelten wegen der Resistenzsituation Burkholderia (früher Pseudomonas) cepacia und methicillinresistente Staphylokokken. Tuberkulose, Erkrankungen durch atypische Mykobakterien, Klebsiellen und andere seltene Keime dürfen nicht außer Acht gelassen werden.

Bei der antibiotischen Prävention bzw. Therapie gibt es noch kein einheitliches Vorgehen, obwohl sich in letzter Zeit eine Annäherung zwischen den Therapeuten abzeichnet. Einig ist man sich über ein prinzipiell aggressives Regime. Es gibt unterschiedliche Strategien, die oft in Kombination miteinander angewendet werden:

– Eine *intermittierende Therapie,* möglichst entsprechend dem Keimnachweis und Antibiogramm, wird bei akuten Infektionen für 2-3 Wochen empfohlen. Bei milder Infektion kann eine orale antibiotische Behandlung versucht werden, meist unterstützt durch ein inhalatives Antibiotikum.

Wegen der zum Teil beeinträchtigten Aufnahme bei oraler Verabreichung sowie dem erschwerten Eindringen des Inhalats in das Sputum und durch die Schleimkapsel bei bestimmten Keimen (Pseudomonas etc.) werden bei CF-Patienten meist beträchtlich höhere Dosen als üblich benötigt.

Bei unbefriedigendem Verlauf und bei gesicherter Pseudomonasinfektion ist eine intravenöse Applikation empfehlenswert.

– Von einigen Therapeuten wird eine *präventive kontinuierliche orale staphylokokkenwirksame* Therapie von Geburt an empfohlen. Wahrscheinlich wird damit allerdings eine frühe Pseudomonas-Besiedelung des Respirationstraktes gebahnt.

– Von etwa 50 % der deutschen CF-Zentren wird nach dänischem Vorbild bei chronischer Pseudomonas-Besiedelung eine *regelmäßige präventive i. v.-Therapie* alle 3 bis 4 Monate für jeweils 2 bis 3 Wochen durchgeführt. Ein solches Vorgehen ist aufwändig, beeinträchtigt die Lebensqualität der Patienten, die ca. 2 Jahre pro Lebensjahrzehnt stationär aufgenommen sind und fördert u. U. eine schnellere Resistenzentwicklung.

– Eine Alternative zur Prävention der durch Pseudomonas bedingten Infektionsschübe wird seit einiger Zeit in einer *inhalativen Langzeittherapie mit einem Antibiotikum* gesehen (vorzugsweise Colistin oder Tobramycin). Es ist inzwischen unstrittig, dass man damit das Risiko eines Krankheitsschubs mindert.

– Die *intravenöse antibiotische Heimtherapie* kann bei milder pulmonaler Problematik auch zu Hause durchgeführt werden, zumal neue Reservoirsysteme die intravenöse Applikation erleichtern. Sie gibt den Patienten mehr Bewegungsfreiheit und spart die Kosten einer stationären Versorgung. Der Gewinn an Lebensqualität begünstigt einen früheren Beginn der i. v.-Therapie, die sonst vom Patienten gern verzögert wird.

■■■■ **Ernährung**

Der *Kalorienbedarf* ist bei CF-Patienten u. a. infolge der durch die Ventilationsstörung vermehrten Atemarbeit sowie bei fieberhaften Erkrankungen erhöht. Daher muss die Nahrungszufuhr deutlich über das normale Maß hinaus gesteigert werden. Eine *fettreiche Kost* ist daher anzustreben, zumal sie mit einem günstigen respiratorischen Quotienten einhergeht.

Auf eine ausreichende *Enzym-* und *Vitaminzufuhr,* besonders der *fettlöslichen Vitamine* während der Nahrungsaufnahme ist zu achten; sie lässt sich anhand von Serum-Spiegel-Kontrollen überwachen. Zunehmend wird auch auf eine Substitution von *Spurenelementen* wie Zink, Selen und Magnesium Wert gelegt.

1.1.5 Prognose

Lebensqualität und *Lebenserwartung* sind deutlich gestiegen. Letztere wird bei CF-Patienten, die heutzutage geboren werden, auf ca. 40 Jahre geschätzt. Daran haben zum einen eine verbesserte medikamentöse und physiotherapeutische Behandlung großen Anteil. Zum anderen hat eine engere Kooperation der Betreuer (Ärzte, Physiotherapeuten, Pflegepersonal, psychosoziale Betreuer) untereinander sowie zu den Patienten, Familienangehörigen und Selbsthilfegruppen wesentlich dazu beigetragen.

Neue Therapie-Ansätze werden zu einer weiteren Verbesserung der Prognose beitragen. Sie konzentrieren sich u. a. auf:

– eine wirksamere Sekretverflüssigung (mit NAC-Lysin, Gelsolin etc.),
– ein aktives Training der Atemmuskulatur und der Belastbarkeit,
– die wirksamere Hemmung von Entzündungsprozessen,
– die Impfung gegen Pseudomonas aeruginosa,
– die Behebung der Funktionsstörung des Chloridkanals durch direkte pharmakologische Beeinflussung,
– die Genkorrektur von Körperzellen.

1.2   Grundlagen der Atemphysiologie und -mechanik

Hermann Lindemann

1.2.1   Einleitung

Die *äußere Atmung* umfasst alle Vorgänge, die den Atemvorgang betreffen: die zentrale Atemregulation, den Lufttransport bis zu den Alveolen (Ventilation), den Gasaustausch in der Lunge (Diffusion) und die Durchblutung der Lunge (Perfusion). Bei CF-Patienten stehen Störungen der Ventilation und Perfusion im Vordergrund.

1.2.2   Ventilation und ihre Störungen bei CF

Voraussetzung für die Atemmechanik ist der *Atemapparat*, der sich zum einen aus dem knöchernen Gerüst des Thorax, bestehend aus Rippen, Wirbelsäule, Brustbein, und zum anderen aus den muskulären Komponenten Zwerchfell, Brust-, Bauch-, Rücken-, Atemhilfsmuskulatur zusammensetzt.

Die Einatmung oder *Inspiration* kommt bei Gesunden dadurch zustande, dass durch die Thoraxbewegung nach außen und die Bewegung des Zwerchfells nach unten in der Lunge ein Unterdruck gegenüber der Umgebungsluft erzeugt wird (Abb. 1.**5**). Dabei wird die am Thorax anset-

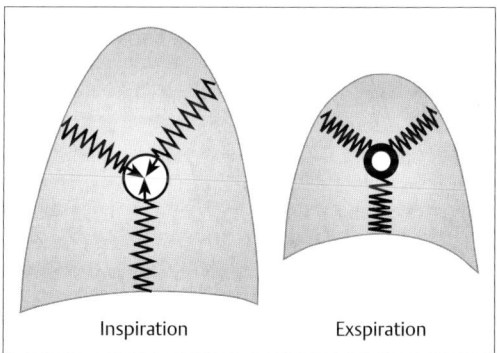

Abb. 1.5 Auswirkung von Inspiration und Exspiration auf den Durchmesser der Bronchien. Die elastischen Anteile der Lunge üben einen ständigen Zug auf den Thorax aus, der bei der Inspirationsstellung größer als in der Exspirationsstellung ist. Dies hat entsprechende Kaliberschwankungen der Bronchien zur Folge.

zende Einatmungsmuskulatur aktiv zur Überwindung der viskösen Widerstände, also der Trägheitswiderstände des Lungengewebes, der Atemwege und des Thorax sowie der elastischen Kräfte der Lunge eingesetzt. Bei Lungenentzündungen (Pneumonie) oder -verhärtungen (Fibrose) wird die Einatmung durch die Atemhilfsmuskulatur unterstützt und der Unterdruck verstärkt, so dass u. a. thorakale Einziehungen und verstärkte Thoraxbewegungen (Thorax-Exkursionen) zu erkennen sind.

Für die Ausatmung oder *Exspiration* ist ein erhöhter Druck in den Bronchien Voraussetzung. Die Exspiration erfolgt bei Gesunden passiv durch die elastischen Rückstellkräfte der Lunge (Retraktionskräfte), die den Thorax in Ruhelage zurückziehen und durch Entspannung des Zwerchfells. Bei Atemwegseinengungen wird die Ausatmung mit Unterstützung der Bauchmuskulatur zu einem aktiven Vorgang. Erstes klinisches Zeichen für eine Behinderung der Ausatmung ist die Aktivierung der Bauchmuskulatur bei jedem Atemzug. Erst später kommt die Atemhilfsmuskulatur zum Einsatz.

Ein wichtiger Faktor bei der Ventilation sind die *Weitenschwankung der Bronchien*. Diese Kaliberschwankungen bedeuten Engstellung bei der Ausatmung und Weitstellung bei der Einatmung. Sie kommen dadurch zustande, dass die Lunge und damit die Bronchien im Thorax verspannt sind. Zwischen Lungenfell (Pleura visceralis) und Rippenfell (Pleura parietalis) ermöglicht ein Verschiebespalt, der mit einem dünnen Flüssigkeitsfilm gefüllt ist (Pleuraspalt), eine reibungslose Bewegung der Lunge und die Druckübertragung zwischen Thorax und Lunge. Lunge und Atemwege sind in einem ständigen Spannungsgleichgewicht. Die momentane Atemlage ist das Ergebnis der Kräfte des knöchernen Thorax, der in einer bestimmten Position verharren will, und der elastischen Kräfte, die in Richtung Lungenwurzel (Hilus) ziehen. Diese gegensätzlichen Kräfte kommen beim Lungenriss (Pneumothorax) zum Tragen. Gelangt Luft in den Pleuraspalt, so entfällt die Zugwirkung des Thorax und die Lunge zieht sich zusammen, die Bronchien werden enggestellt. Atmung und Gasaustausch sind in dem betroffenen Lungenbereich erschwert oder sogar ausgeschaltet.

Die Kaliberschwankungen sind für die Physiotherapie von großer Bedeutung. Auf diese Weise wird der Schleimtransport zum Mund hin durch jeden tiefen Atemzug unterstützt.

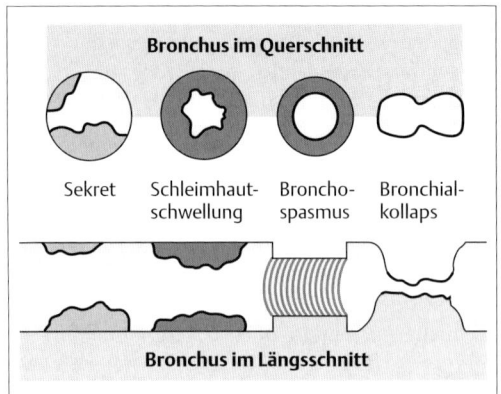

Abb. 1.**6** Krankhafte Veränderungen an der Bronchialschleimhaut: Sekretansammlung, Schleimhautödem, Bronchospasmus und Bronchialkollaps.

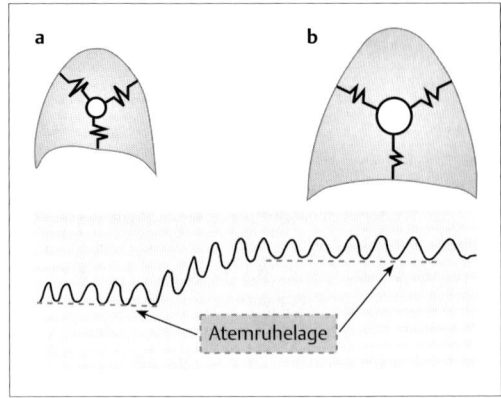

Abb. 1.**7a** u. **b** Auswirkung einer Anhebung des Atemniveaus auf die Weite der Bronchien (z. B. bei einer Überblähung); **a** normale Atemruhelage; **b** Anhebung der Atemruhelage bei einer Überblähung.

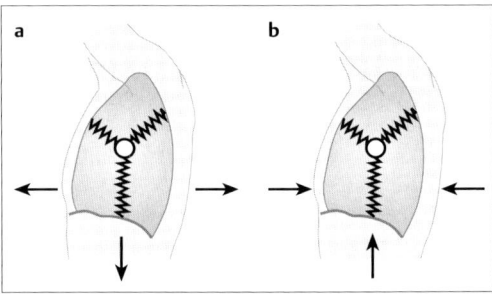

Abb. 1.**8a** u. **b** Zwerchfell- und Thoraxbewegung bei Emphysem mit Vorwölbung des Sternums im Sinne einer Kielbrust und Kyphose. Die Kaliberschwankungen der Bronchien sind deutlich vermindert (s. auch Abb. 1.5); **a** Einatmung; **b** Ausatmung.

Die wichtigste Störung der Ventilation bei CF ist auf eine Einengung der Bronchien, eine *bronchiale Obstruktion,* zurückzuführen. Sie kann durch den zähen Schleim, eine Schleimhautschwellung (Ödem), einen Bronchospasmus oder einer Kombination aller dieser Faktoren, ggf. auch durch einen Bronchialkollaps bedingt sein (Abb. 1.**6**).

Dadurch kommt es nicht nur zu einer Behinderung der Ausatmung (d. h. einem erhöhten Atemwegswiderstand) und des Sekrettransports, sondern infolge einer Luftansammlung auch zu einer Überblähung, da die Bronchien bei der Ausatmung enger sind als bei der Einatmung (Ventilmechanismus). Die *Überblähung* ist kurzfristig sinnvoll und hilfreich, weil durch Anhebung der Atemlage die Bronchien weiter gestellt werden, die Atemarbeit vermindert und einem Bronchialkollaps entgegengewirkt wird (Abb. 1.**7**).

Mittel- und langfristig besteht aber die Gefahr eines Überwiegens der Einatmungsstellung und einer Thoraxdeformierung. Diese Veränderung geht mit einer Erhöhung des Muskeltonus der Thorax- und Rückenmuskulatur, sowie insbesondere mit einem erhöhten Tonus des Zwerchfells und einem Zwerchfelltiefstand einher (Abb. 1.**8**).

Es entwickelt sich die bekannte Vorwölbung des Sternums, eine Brustkyphose und ein Zwerchfell-Thoraxwand-Antagonismus, bei dem die untere Thoraxapertur nach innen gezogen wird, ein Emphysemthorax entsteht (Abb. 1.**9**).

Bei erstarrtem Thorax sind ferner die oben beschriebenen Kaliberschwankungen deutlich vermindert und die Reinigungsprozesse der Lunge beeinträchtigt. Dieser ungünstigen Entwicklung

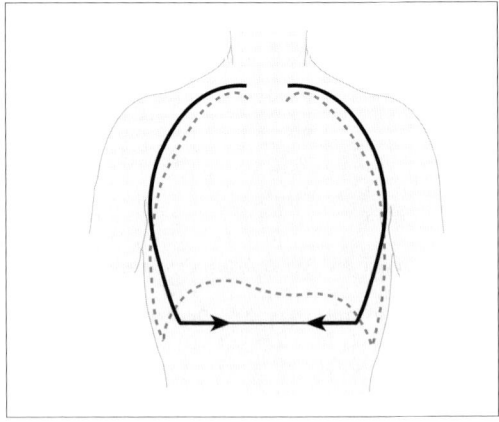

Abb. 1.**9** Zwerchfell-Thoraxwand-Antagonismus (nach Siemon/Ehrenberg).

muss frühzeitig durch Dehnung und Entspannung der Muskulatur und durch Mobilisationsübungen entgegengewirkt werden.

Ferner ist bei CF-Patienten als Folge der rezidivierenden Infektionen oft eine bronchiale Überempfindlichkeit, eine *Hyperreaktivität* zu finden. Unspezifische Reize wie kalte Luft, Anstrengung etc., die dem Gesunden nicht schaden, lösen bei vielen CF-Patienten eine Verengung der glatten Bronchialmuskulatur, also eine Bronchokonstriktion oder einen Bronchospasmus aus (s. Abb. 1.**6**). Beide Faktoren sind für eine mechanische Behinderung des Schleimtransports verantwortlich.

Eine besondere Form der Belüftungsstörung ist der *Bronchialkollaps*. Er tritt auf, wenn der (erhöhte) Druck im Thorax zur Überwindung einer bronchialen Einengung den Druck innerhalb der Bronchien übersteigt und die Bronchialwände durch chronische Entzündung geschädigt sind, so dass sie dem Druckgefälle entsprechend zusammenfallen (Bronchialkollaps). Dieser Vorgang ist besonders bei vertiefter und forcierter Ausatmung zu beobachten, seltener bei ruhiger spontaner Ausatmung. Abb. 1.**10** zeigt, dass im Übergangsbereich der intrathorakale und intrabronchiale Druck gleich groß sind. Dieser Punkt wird als

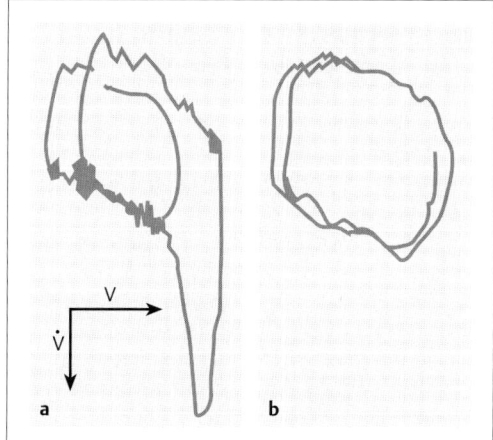

Abb. 1.**11a** u. **b** Fluss-Volumen-Diagramme; **a** Bei forcierter Atmung mit Veränderungen, die für einen Bronchialkollaps charakteristisch sind; **b** Bei spontaner ruhiger Atmung mit nur geringer Flussverringerung ohne Bronchialkollaps.

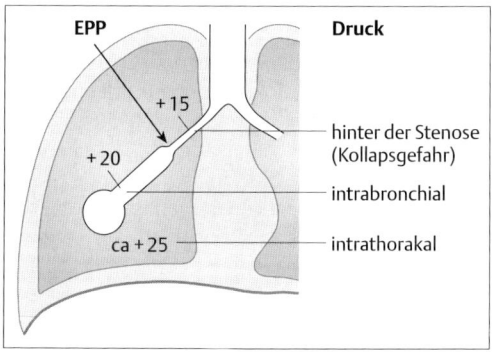

Abb. 1.**10** Druckverhältnisse während der Ausatmung bei einer Bronchialstenose. Ein intrabronchialer Druckabfall an der Stenose ist dafür verantwortlich, dass in dem oralwärts der Stenose gelegenen Bronchialbereich der intrabronchiale Druck geringer ist als der intrathorakale Druck. In Abhängigkeit von der Schädigung der Bronchialwand bzw. vom Tonusverlust der Bronchialmuskulatur kann es vor allem bei forcierter Ausatmung und beim Husten zum Bronchialkollaps kommen (s. auch Abb. 1.15). Im Übergangsbereich sind intrathorakaler und intrabronchialer Druck gleich groß. Dieser Punkt wird als equal pressure point (EPP) bezeichnet.

equal pressure point (EPP) bezeichnet. Ziel ist es, den EPP im Rahmen der Physiotherapie durch Einsatz von Stenosen, z.B. der Lippenbremse, durch Erhöhung des intrabronchialen Drucks nach oralwärts in die großen stabilen Atemwege zu verlagern („zentralisieren"), um dem Bronchialkollaps entgegen zu wirken. Abb. 1.**11** zeigt in diesem Zusammenhang zwei aufschlussreiche Fluss-Volumen-Diagramme.

1.2.3 Gasaustausch und seine Störungen bei CF

Jede Körperzelle benötigt Sauerstoff zur Energiegewinnung. Der Sauerstoff wird mit der Atmung über die Lunge aufgenommen, in den Lungenbläschen (Alveolen) gegen Kohlendioxid ausgetauscht und über die Schlagadern (Arterien) in alle Organe transportiert.

Sauerstoffmangel trägt wesentlich zur Steuerung der Atmung bei. Bei Sauerstoffmangel wird die Atmung tiefer oder/und schneller. Bei chronischem Sauerstoffmangel verengen sich die Lungenarterien und setzen dem Herzen bei der Durchblutung mehr Widerstand entgegen. Es entwickelt sich ein Lungenhochdruck, dem man meist durch regelmäßige Sauerstoffgabe begegnen kann.

Verhältnis von Belüftung und Durchblutung

Ob sich Blutgefäße weiten oder verengen, hängt von folgenden lokalen Druckverhältnissen ab:
- Druck in den Lungenarterien und -venen,
- Druck in den Alveolen,
- Druck im Zwischenzellgewebe (Interstitium).

Einen wesentlichen Einfluss hat der durch die Haltung beeinflusste hydrostatische Druck, der auf dem intraarteriellen Druck aufbaut. Im Liegen reicht dieser Druck in der Regel zur Durchblutung der Lunge aus, im Sitzen oder Stehen aber unter Umständen nicht (Abb. 1.**12**).

In der Lunge können sehr unterschiedliche Situationen nebeneinander bestehen, so dass erhebliche Ventilations-Perfusions-Verteilungsstörungen auftreten können. Ist der intraalveoläre Druck (P_{alv}) größer als der intraarterielle Druck (P_{art}) und der Druck in den Lungenvenen (P_{ven}), so findet in diesem Bereich keine Durchblutung statt. Dies kann beispielsweise unter Ruhebedingungen im Stehen im Bereich der Lungenspitzen der Fall sein.

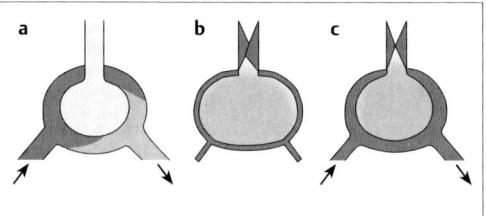

Abb. 1.**13 a–c** Wechselbeziehung zwischen Durchblutung und Belüftung der Alveolen; **a** Lungenbezirke sind gut belüftet und durchblutet; **b** die Perfusion nicht belüfteter Bezirke wird gedrosselt (funktionierender Euler-Liljestrand-Mechanismus); **c** nicht ventilierte Gebiete sind gut perfundiert. Folge: funktioneller Rechts-links-Shunt mit sauerstoffarmem Blut.

Ist P_{art} größer als P_{ven} und dieser größer als P_{alv}, so findet keine Belüftung statt (s. Abb. 1.12 und Abb. 1.**13**).

Ist der intrathorakale Druck höher als der Druck in den Gefäßen, kommt es zu einem venösen Rückstau, der an gestauten Hals- und Hautvenen zu erkennen sein kann.

Prinzipiell ist der menschliche Organismus bemüht, die Durchblutung der Lungengefäße an die Belüftung der Lunge anzupassen. Dies ist normalerweise durch den Euler-Liljestrand-Reflex gewährleistet. Bei regionalem Sauerstoffmangel (Hypoxämie) kommt es zur Engstellung der Gefäße und zu einer Reduzierung der Perfusion. Dieser Reflex kann gestört sein, wodurch Lungenbezirke nicht mehr belüftet aber noch durchblutet werden. Es gelangt dann sauerstoffarmes und kohlendioxidreiches Blut in den Hauptkreislauf (s. Abb. 1.13). Dies kann zur Zyanose führen, obwohl noch genügend funktionstüchtiges Lungengewebe vorhanden ist.

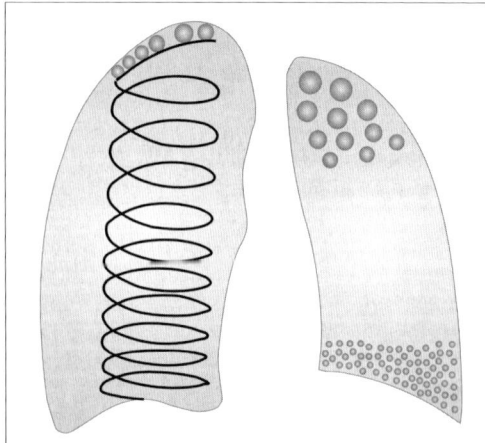

Abb. 1.**12** *Rechte Lunge*: Bessere Belüftung (Ventilation) der Lungenspitze gegenüber der Lungenbasis aufgrund des höheren hydrostatischen Drucks in den basalen Lungenpartien in sitzender oder stehender Position.
Linke Lunge: gute Belüftung der ganzen Lunge bei tiefer Einatmung aufgrund der erhöhten Spannung der gesamten Lunge (s. Abb. 1.5).

Gasaustauschstörung

Je nach Ausmaß der Lungenveränderungen kommt es bei CF zu einer vorübergehenden oder bleibenden Gasaustauschstörung, zu einer *respiratorischen Insuffizienz*. Diese äußert sich primär in Sauerstoffmangel, der zu einer Gegenregulation durch die Atemtätigkeit führt. Die Atmung wird beschleunigt (Tachypnoe) und vertieft. Dadurch soll der Sauerstoffmangel behoben werden; allerdings wird dadurch verstärkt Kohlendioxid abgeatmet. Es kommt zu einer partiellen respiratori-

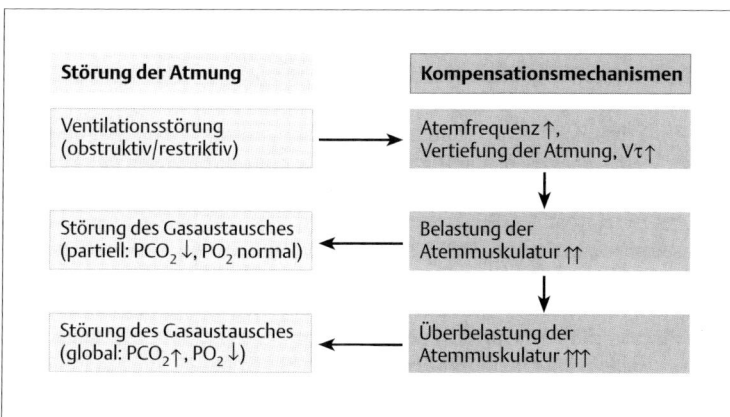

Abb. 1.**14** Folgen der zunehmenden Beanspruchung der Atemmuskulatur bei persistierender Gasaustauschstörung (Af: Atemfrequenz; V_T: Atemzugvolumen).

schen Insuffizienz, bei der die Atemmuskulatur stärker beansprucht wird (Abb. 1.**14**).

Bleibt diese Situation lange bestehen, wird die Atemmuskulatur langfristig überfordert. Der Organismus versucht anfangs, diese Belastung durch eine raschere Atmung (wie beim Fahrradfahren in den Bergen) und später durch eine Schonung der Atemmuskulatur zu kompensieren. Dadurch steigt die Kohlendioxidspannung im Blut an, es kommt zur globalen respiratorischen Insuffizienz. Unter diesen Umständen ist dringend eine Entlastung der Atemmuskulatur erforderlich (z. B. durch Sauerstoff-Langzeittherapie oder nicht-invasive Beatmung).

Klinische Zeichen einer chronischen Störung des Gasaustausches sind Zyanosekomplex-Zeichen wie Uhrglasnägel, Trommelschlegelfinger und -zehen.

1.2.4 Reinigungsmechanismen der Atemwege

Neben den beschriebenen Ventilations- und Perfusionsstörungen kann die Funktionsstörung zweier weiterer wichtiger Mechanismen zu einer Verschlechterung der Ventilation und des Gasaustausches bei Mukoviszidosepatienten führen: die mukoziliare und die Hustenclearance. Beide Mechanismen dienen der Entfernung von Fremdkörpern, Schadstoffen und Sekret aus den Atemwegen.

Mukoziliare Clearance: Die koordinierte Aktivität von 200-300 Zilien pro Flimmerzelle sowie der Zilien verschiedener Zellen untereinander sorgt für einen zum Munde hin (oralwärts) gerichteten Transport von Partikeln. Der Flüssig-

keitsfilm über dem Epithel besteht aus einer dünnflüssigen Solphase, in die die Zilienspitzen hineinragen, und einer dickflüssigen Gelphase, die primär für die viskoelastischen Eigenschaften des Bronchialsekretes verantwortlich sind. Eine geringe Elastizität und eine niedrige Viskosität des Sekrets (Mukus) sind gute Voraussetzungen für den Sekrettransport.

Hustenclearance: Entscheidend für die Effektivität des Hustenstoßes ist die Höhe des intrathorakalen Druckes (bis zu Werten von 100 mmHg)

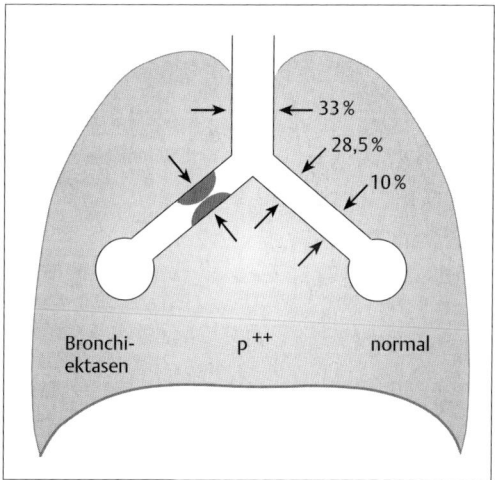

Abb. 1.**15** Auswirkungen des Hustens (mit sehr hohem intrathorakalen Druck = p ++): *Mäßige* Einengung der durch Knorpelspangen relativ stabilen gesunden Trachea und Bronchien (Angaben in % des Durchmessers); *Hochgradige* Einengung von Bronchien mit vorgeschädigter Bronchialwand (Bronchiektasen).

und die Komprimierbarkeit der Atemwege. Die dynamische Kompression der Atemwege führt zur Einengung des Bronchialquerschnittes und gleichzeitig zu einer enormen Erhöhung der lokalen Flussgeschwindigkeit (bis zu 300 km/h). Dies ist für das Abscheren von Mukus von der Bronchialwand sowie den Transport entscheidend. Wird der Querschnitt der Atemwege durch exspiratorische Kompression beispielsweise nur um 20 % verringert, so steigt dadurch die Flussgeschwindigkeit um über 500 % (Abb. 1.**15**)

▬▬ Störungen der Reinigungsmechanismen bei CF

Mit dem in Kapitel 1.1.1 erwähnten zunehmenden DNA-Gehalt im Sputum von CF-Patienten erhöht sich die Viskoelastizität. Dadurch wird nicht nur die mukoziliare Clearance negativ beeinflusst, sondern auch die Effektivität der Hustenclearance wird vermindert und kann sogar völlig verloren gehen. Keimansammlungen im Sputum (z. T. über 100.000 Keime pro Gramm) begünstigen akute bronchopulmonale Infektionen und leisten chronischen Infektionen mit Ansammlung von Entzündungszellen Vorschub, wodurch zunehmend zilientragende Zellen zugrunde gehen. Sie werden zum einen durch Becherzellen, also se-

kretbildende Zellen, ersetzt. Zum anderen verlieren die noch vorhandenen Zilien durch Verklumpung im zähen Schleim und Entzündungsprozesse an Wirksamkeit.

Auf die Beeinträchtigung der Reinigungsmechanismen durch verminderte bronchiale Kaliberschwankungen bei starrem Thorax wurde bereits hingewiesen.

Auch ein Bronchialkollaps bei einer tiefgreifenden Schädigung der Bronchialschleimhaut der Mukosa beeinträchtigt den oralen Sekrettransport in der Ausatmungsphase unter Umständen beträchtlich. Ein Bronchialkollaps kann auch bei exzessivem Husten auftreten, wenn die Bronchien unter gewaltigen intrathorakalen Drücken verengt werden oder ganz kollabieren (s. Abb. 1.15).

Eine Übersicht über die wichtigsten Störungen bei CF-Patienten in den verschiedenen Bereichen des Respirationstraktes ist Abb. 1.**16** zu entnehmen.

1.3 Lungenfunktion

H. Lindemann

Lungenfunktionsuntersuchungen bei CF dienen dazu, die krankheitsbedingten Störungen in der Belüftung (Ventilation), Durchblutung (Perfusion)

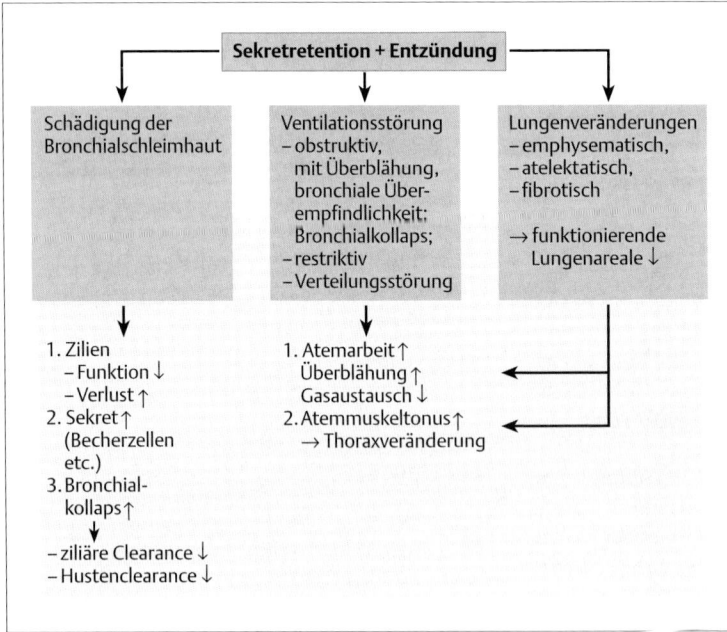

Abb. 1.**16** Übersicht über die wichtigsten Pathomechanismen des Respirationstrakts bei CF.

Tabelle 1.**2** Die wichtigsten Lungenfunktionsuntersuchungen und ihre Aussagekraft

Messmethode	Wichtigste Information
statische Spirometrie	• Ausmaß der Kooperation, • verminderte Vitalkapazität infolge einer Überblähung oder infolge eines vorübergehenden Ausfalls von Lungenteilen (z. B. Pneumonie, allergische Aspergillose) oder eines endgültigen Lungengewebsverlustes durch Atelektase oder Narbenbildung (Fibrosierung)
dynamische Spirometrie • Peak-Flow-Messung • Einsekundenwert • Fluss-Volumen-Diagramm	• Ausmaß der Kooperation, • Atemstrom (Flow) ist vermindert auf verschiedenen Volumenniveaus bzw. in unterschiedlichen Zeitabschnitten
Bodyplethysmographie (Ganzkörperplethysmographie)	• erhöhter Atemwegswiderstand, • Überblähung bzw. emphysematische Veränderungen
Blutgasanalyse unter Ruhebedingungen • Sauerstoffsättigung (SO_2) • Sauerstoffpartialdruck (PO_2) • Kohlendioxidpartialdruck (PCO_2)	• SO_2- bzw. PO_2-Abfall: Sauerstoffmangel (z. B. Pneumonie) • PCO_2-Anstieg über 50 mmHg: Zeichen der Überbelastung der Atemmuskeln
Blutgasanalyse unter körperlicher Belastung	• SO_2- bzw. PO_2-Abfall: versteckte (latente) Störung des Gasaustausches, die nur bei Anstrengung auftritt

sowie der aktuellen und chronischen Beanspruchung der Atemmuskulatur zu erfassen.

Die Einschätzung nach dem äußeren Erscheinungsbild bzw. klinischen Befund trügt oft. Selbst der Auskultationsbefund mit dem Stethoskop lässt den Untersucher häufig im Stich. Auch bei guter Kooperation sind die Atemgeräusche in den Bronchien nur bis zur 10.-12. Bronchusaufzweigung zu hören (von insgesamt 23), weil der Atemstrom in den kleinen Bronchien sehr langsam (laminar) ist. Daher sind objektive Messgrößen erforderlich, die die Lungenfunktionsdiagnostik liefert.

Die komplexen Lungenfunktionsstörungen bei Mukoviszidose (CF) sind nicht durch einen einzelnen Test, sondern nur durch eine Vielzahl von Messverfahren angemessen zu beurteilen. Eine Auswahl der wichtigsten ist in Tabelle 1.**2** aufgelistet.

1.3.1 Bedeutung der Lungenfunktion für die Physiotherapie

Für die praktische Arbeit des Physiotherapeuten mit dem Patienten ist es von entscheidender Bedeutung, die aktuelle Situation der respiratorischen Funktionen zu kennen und den Patienten durch die Physiotherapie nicht zu überfordern.

Eine erste wichtige Orientierung ohne Geräte bieten die Bestimmung der *Atemfrequenz* unter Ruhebedingungen und Hinweise für eine Behinderung der Einatmung (thorakale Einziehungen) oder Ausatmung (Bauchmuskulatur bei jedem Atemzug aktiv, Einsatz der Atemhilfsmuskulatur, Zyanose). Chronische Zeichen der Atembehinderung bzw. einer langfristigen Sauerstoffmangelsituation (Hypoxämie, Zyanose) sind u. a. ein Fassthorax, Trommelschlegelfinger und Uhrglasnägel.

Die wichtigsten Risikosituationen während der Physiotherapie sind in Tabelle 1.**3** aufgeführt.

Tabelle 1.**3** Wichtige Risikosituationen während der Physiotherapie

• Auslösung eines Bronchospasmus bei bekannter bronchialer Überempfindlichkeit (Asthmakomponente, allergische bronchopulmonale Aspergillose). Die Gefahr ist besonders groß bei Inhalation von Antibiotika (Colistin, Tobramycin, auch bei phenolfreiem Tobramycin) und Antimykotika (z. B. Amphotericin B) sowie von hypertoner Kochsalzlösung (zur Gewinnung von induziertem Sputum).
• Kreislaufprobleme im Rahmen einer viralen oder bakteriellen Infektion.
• Überforderung einer bereits im Grenzbereich arbeitenden Atemmuskulatur durch zu hohe Belastung.
• Sauerstoffmangelsituation durch zu hohe körperliche Belastung.

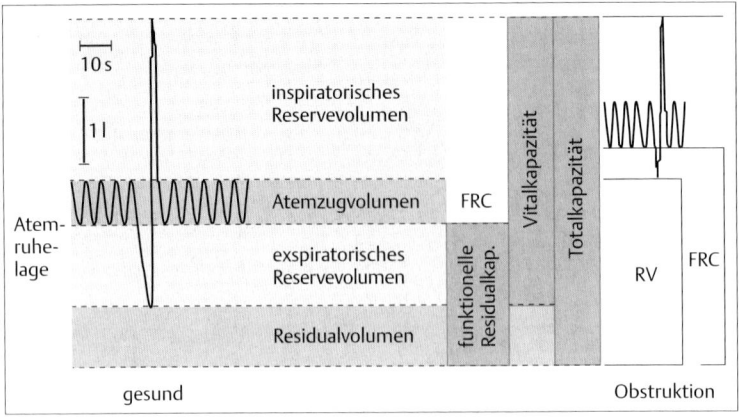

Abb. 1.**17** „Statische" Spirometrie: Aufzeichnung des Volumens gegen die Zeit bei langsamer Atmung.
Links: Volumina bei einem Gesunden.
Rechts: Einfluss einer bronchialen Obstruktion auf das Atemniveau und die Atemvolumina.

Sofern ein Physiotherapeut nicht eng mit einem Lungenfunktionslabor zusammenarbeitet, ist eine eigene Mindestausstattung mit einem *Pulsoximeter* und einem *Spirometer* anzustreben, das die Registrierung eines Fluss-Volumen-Diagramms zulässt. Die damit möglichen Messvorgänge werden nachfolgend kurz skizziert.

Im Rahmen der *statischen Spirometrie* werden die für die Atmung verfügbaren (ventilierbaren) Lungenvolumina gegen die Zeit aufgezeichnet (Abb. 1.**17**). Eine Verminderung der Vitalkapazität kann bei Anhebung der Atemruhelage durch eine Überblähung verursacht werden. Diese Volumeneinschränkung lässt sich allerdings nicht von einer Verringerung des Volumens durch Verlust an Lungengewebe abgrenzen, wenn man sich ausschließlich der Spirometrie bedient. Unter diesen Bedingungen sind ergänzende Messungen mit einem Ganzkörperplethysmographen (Bodyplethysmographen) erforderlich, die u. a. über das Ausmaß einer Überblähung informieren.

Bei der *dynamischen Spirometrie* wird das Ausatmungsvolumen während forcierter Exspiration gegen die Zeit bzw. gegen den Atemstrom (Flow) aufgezeichnet (s. Abb. 1.**18** u. 1.**19**).

▬ Messgrößen

Der *maximale exspiratorische Atemstrom* (PEF = Peak Expiratory Flow) lässt sich zum einen aus dem Fluss-Volumen-Diagramm ermitteln, zum anderen stehen billige Peak-Flow-Meter zur Bestimmung nur dieser einen Messgröße zur Verfügung. Diese Geräte haben den Nachteil, dass sie nicht präzise den Atemstrom messen, zumal

sie nicht eichbar sind. Andererseits sind die damit ermittelten Werte beim einzelnen Patienten gut reproduzierbar.

Aussagekraft: Ein erniedrigter PEF-Wert lässt Rückschlüsse auf einen verminderten Atemstrom in den großen Bronchien bzw. auf eine nachlassende Atemmuskelkraft zu. Bei CF-Patienten mit einer ausgeprägten Asthmakomponente kann es sinnvoll sein, PEF-Messungen zu Hause durchführen zu lassen.

Der *Einsekundenwert* (FEV$_1$) ist das in der ersten Sekunde der forcierten Exspiration ausgeatmete Volumen und informiert vorrangig über eine Obstruktion der größeren und mittleren Bronchien (Abb. 1.**18**). Der FEV$_1$-Wert ist international sehr gebräuchlich, da er gut reproduzierbar ist. Seine Empfindlichkeit (Sensitivität) ist jedoch nur mäßig. Bei prozentualem Bezug auf die Vitalkapazität wird er als *Tiffeneau-Test* bezeichnet.

Die Aufzeichnung des *Fluss-Volumen-Diagramms* (Abb. 1.**19**) ist besonders aufschlussreich, weil damit die Kooperation der Patienten gut zu beurteilen ist. Die Messgeräte sind eichbar, die Werte von anderen Physiotherapeuten und Lungenfunktionslabors sind also vergleichbar. Die Auswertung erfolgt in der Regel elektronisch. Wichtig zu wissen ist allerdings, welche Sollwerte dieser Auswertung zugrunde liegen. Diese können von Gerät zu Gerät unterschiedlich sein, so dass Absolutwerte übereinstimmen, nicht aber die Angaben in Prozent der Sollwerte. Unabhängig davon ist die optische Analyse des Diagramms von großem Wert.

Aussagekraft: Beurteilung einer Einengung der Atemwege, Hinweise auf einen Bronchialkollaps (Abb. 1.**20a–c**). Ist nach Inhalation mit einem

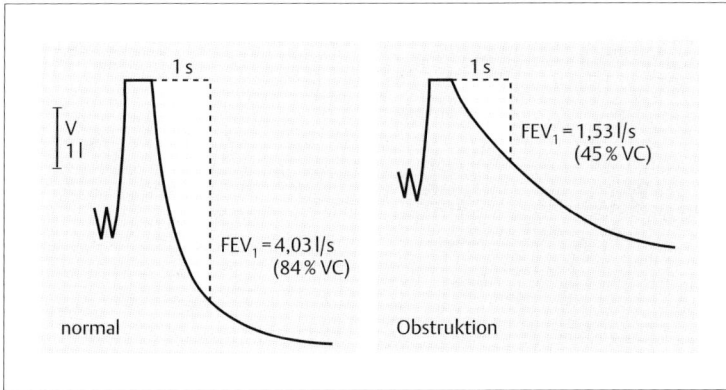

Abb. 1.**18** Einsekunden-wert bei maximal forcier-ter Ausatmung nach opti-maler Inspiration
Links: bei einem Gesunden; *Rechts*: bei einem Patien-ten mit obstruktiver Ventilationsstörung (Ein-engung der Bronchien). VC = Vitalkapazität (s. auch Abb. 1.**19**)

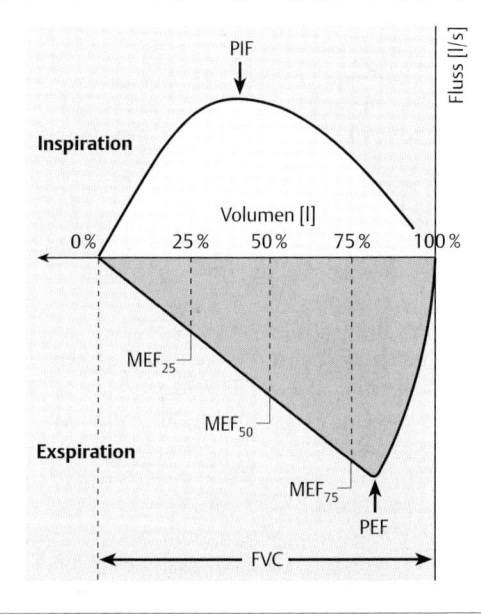

Abb. 1.**19** Messgrößen, die aus dem Fluss-Volu-men-Diagramm ermittelt werden können:
PEF: Peak Expiratory Flow,
FEV1: forciertes exspiratorisches Volumen in 1 Se-kunde („Einsekundenwert"),
MEF75/50/25: Maximaler exspiratorischer Fluss bei 75/50/25 % der Vitalkapazität,
FVC: forcierte Vitalkapazität,
PIF: Peak Inspiratory Flow (maximaler inspiratori-scher Atemstrom).

Bronchospasmolytikum im Rahmen eines *Bronchospasmolyse-Tests* eine deutliche Verbes-serung zu erkennen, lässt dies auf eine vorherige Bronchokonstriktion und insgesamt auf eine bron-chiale Überempfindlichkeit schließen.

Bei labilem Bronchialsystem mit Neigung zum Bronchialkollaps bei forcierter Atmung sind er-gänzende Funktionsuntersuchungen während spontaner ruhiger Atmung wichtig (z. B. Messung der oszillatorischen oder bodyplethysmographi-schen Resistance). Ein Teil der Kollapsphänomene stellt sich dann häufig als wenig bedeutsam he-raus. Dies ist immer der Fall, wenn der Druck in den Bronchien den Druck im Brustkorb übertrifft. Wenn allerdings ein Bronchialkollaps nachweis-bar ist, sollte vor allem bei tiefen Ausatmungs-manövern während der Physiotherapie ein höhe-rer intrabronchialer Druck aufgebaut werden (mittels Lippenbremse, Ausatmung durch einen Strohhalm, PEP-Atmung etc.).

Die *Vitalkapazität* (VC) wird mit dem gleichen Messgerät wie das Fluss-Volumen-Diagramm be-stimmt. Die Messung der VC erfolgt bei maxima-ler Ausatmung (Exspiration) nach vorheriger ma-ximaler Einatmung (Inspiration) oder umgekehrt (zur Aussagekraft s. Tabelle 1.2).

Bei guter Mitarbeit und Neigung zum Broncho-spasmus oder Bronchialkollaps liegen die inspira-torisch erzielten Messergebnisse (IVC) meist deutlich höher als die exspiratorischen Messwerte und sind daher für die Volumenbestimmung ver-lässlicher. Bei der unter forcierter Exspiration er-zielten Vitalkapazität (FVC), die in angloame-rikanischen Ländern bevorzugt wird, wirkt sich dementsprechend eine bronchiale Obstruktion besonders nachteilig aus.

Bei der *Pulsoximetrie* erfasst ein Pulsoximeter über einen Infrarotsender und -empfänger bei be-stimmten Wellenlängen pulssynchrone Volumen-änderungen, die u. a. von der Sauerstoffsättigung abhängig sind. Diese werden in Prozent angege-

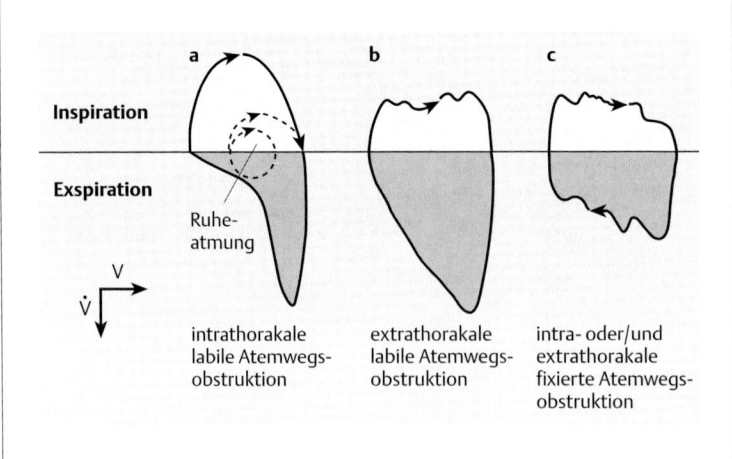

Abb. 1.**20 a–c** Typische Fluss-Volumen-Diagramme (V: Volumen, V̇: Fluss); **a** mit konkaver Deformierung des exspiratorischen Schenkels bei bronchialer Obstruktion und optimaler Kooperation ohne Einschränkung des Peak-Flow-Wertes (PEF), typisch für einen Bronchialkollaps; der inspiratorische Fluss ist unbeeinträchtigt; **b** inspiratorischer Fluss vermindert, Exspiration unauffällig; **c** inspiratorischer und exspiratorischer Fluss deutlich eingeschränkt.

ben. Die Werte werden als Mittelwert über mehrere Sekunden berechnet. Daher kommt es zu einer Anzeigeverzögerung, die auch von der Messstelle (Entfernung von der Lunge) abhängt. Die Fehlerbreite liegt bei durchschnittlich 2,4%.

Bei der Messung ist darauf zu achten, dass der Empfänger dem Sender genau gegenüber platziert ist und gegen Umgebungslicht geschützt wird. Bei der Fixierung darf nicht zu viel Druck auf den Sensor ausgeübt werden. Eine weitere wichtige Fehlerquelle sind Bewegungsartefakte (unruhige Patienten, Muskelzittern).

Der Sollwertbereich liegt bei älteren Säuglingen und Kleinkindern bei 97-100%, bei Atempausen selten unter 90% (zur Aussagekraft s. Tabelle 1 ?)

1.4 Besonderheiten bei Erwachsenen

C. Smaczny

1.4.1 Einleitung

Mukoviszidose oder Cystische Fibrose (CF) ist die häufigste, genetisch bedingte Stoffwechselerkrankung in der weißen Population, die trotz des medizinischen Fortschritts ihren letalen Ausgang beibehalten hat. Das National Cystic Fibrosis Registry der Cystic Fibrosis Foundation (1996) weist jedoch auf die eindeutige Erhöhung des durchschnittlichen Sterbealters in den letzten Jahrzehnten hin (Abb. 1.**21**) Das mediane Überleben von kaum sechs Lebensmonaten im Jahr 1940 änderte sich im Verlauf der Zeit sehr eindrucksvoll und stieg auf 31 Jahre im Kalenderjahr 1996. Die Steigerungstendenz hält weiter an.

Diese sehr positive Entwicklung führt dazu, dass nicht nur die Pädiatrie, sondern auch die Erwachsenenmedizin mit diesem Krankheitsbild konfrontiert wird. Mittlerweile können Unterschiede zwischen der Erwachsenen-CF und der Mukoviszidoseerkrankung im Kindesalter erkannt werden. Diese sollten bei der Behandlung der erwachsenen CF-Patienten berücksichtigt werden. Beim Vergleich der CF im Kindes- und Erwachsenenalter fällt zunächst auf, dass die *Art* der Problematik vergleichbar ist. Die medizinischen CF-Probleme zeigen jedoch unter den betroffenen Erwachsenen eine deutlich höhere Prävalenz und Inzidenz. Die Multimorbidität und die Letalität sind im Vergleich zu CF-Kindern deutlich höher (Abb. 1.**22**). Für die Problembehebung stehen häufig keine zufriedenstellenden Therapieoptionen zur Verfügung.

Wie bei CF-Kindern stützt sich die Behandlung auf drei weltweit anerkannte Therapiesäulen: Antibiotikatherapie, Ernährungstherapie und Physiotherapie, jeweils durch eine entsprechende psy-

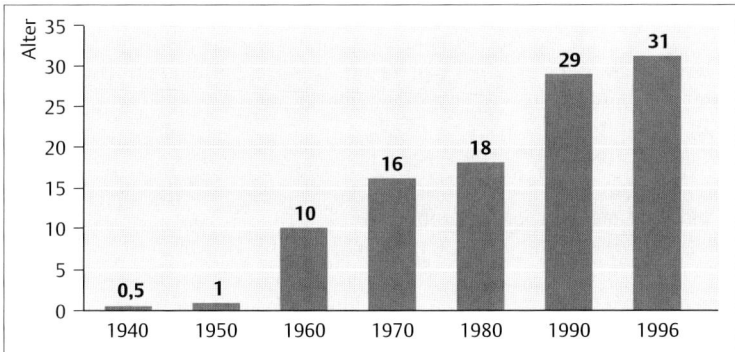

Abb. 1.**21** Medianes Überleben von CF-Patienten.

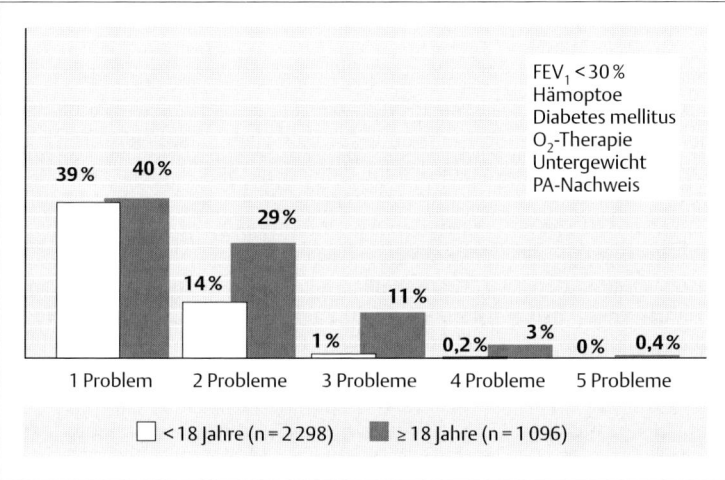

Abb. 1.**22** Multiproblematik bei CF-Patienten. (Nationale CF-Register 2000)

chosoziale Betreuung ergänzt. Dieser Beitrag wird insbesondere auf die medizinischen, CF-spezifischen Probleme eingehen, die für den Einsatz einer optimalen Physiotherapie relevant sind.

Die medizinische Problematik eines Mukoviszidosepatienten betrifft
– die Lungen und die Atemwege,
– den Bewegungsapparat,
– die Leber, Pankreas und Milz,
– die Schwangerschaft.

1.4.2 Lunge und Atemwege

Physiotherapeuten werden bei der CF-Behandlung häufig mit pulmonalen Problemen ihrer Patienten konfrontiert, da die Erkrankung der Lunge und der Atemwege im Vordergrund der Problematik steht. Eine *respiratorische Insuffizienz* stellt den häufigsten lebenslimitierenden Faktor

bei der Mukoviszidoseerkrankung dar. Ein Großteil der Patienten wird im Krankheitsverlauf sauerstoffbedürftig. Auf einen Sauerstoffmangel können Beschwerden wie Kopfschmerzen, Schlafstörungen, Abnahme der körperlichen Leistungsfähigkeit, eine Zyanose o. a. hinweisen. Regelmäßige Kontrollen der Sauerstoffsättigung mittels Pulsoxymetrie und Blutgasanalysen (in Ruhe, unter Belastung oder auch nachts) lassen eine genaue Beurteilung der respiratorischen Insuffizienz zu. Die Dosisempfehlung bei einer Sauerstofftherapie resultiert aus Blutgasanalysen, die unter Sauerstoffgabe durchgeführt werden. Der zusätzliche Sauerstoffbedarf wird zunächst nachts und während einer körperlichen Belastung erforderlich, was bei der Physiotherapie oder beim Sport zu berücksichtigen ist. Im fortgeschrittenen Krankheitsstadium ist Sauerstoffgabe auch in Ruhe und tagsüber notwendig. Eine *Sauerstofftherapie* stellt keine Kontraindikation für die

Durchführung einer angemessenen Physiotherapie dar.

Die Lungenerkrankung eines Mukoviszidosepatienten gehört in die Gruppe der chronisch *obstruktiven Veränderungen* mit einer häufig sehr ausgeprägten *pulmonalen Überblähungsproblematik*. Die Physiotherapie ist eine wichtige Ergänzung der antiobstruktiven Behandlung; sie hilft, eine progressive Überblähungsentwicklung zu vermeiden.

Bluthusten, Lungenblutung, auch *Hämoptoe* genannt, oder ein Lungenriss, *Pneumothorax* gehören zu den Komplikationen, mit welchen die Behandler in 5 % (bei Kindern) bis 15 % (bei Erwachsenen) der CF-Fälle konfrontiert werden.

In Abhängigkeit von der abgehusteten Blutmenge wird Bluthusten als *Hämoptyse* (blutig tingiertes Sputum) oder als *Hämoptoe* (Abhusten von großen Blutmengen) bezeichnet. Als massive Hämoptoe wird eine pulmonale Blutung bezeichnet, die zu einem Hämoglobinabfall führt. Ein Blutverlust von etwa 250 ml in 24 Stunden, aber auch rezidivierende, kleinere Blutungen von 100 ml in 24 Stunden an mehreren aufeinanderfolgenden Tagen können einen Hämoglobinabfall zur Folge haben. Leichteres, nicht behandlungsbedürftiges Bluthusten tritt bei ca. 60 % der CF-Patienten auf. Ein massiver Bluthusten wird bei 5 % der Patienten beobachtet. In Einzelfällen kann es zu einer lebensbedrohlichen Lungenblutung kommen. In so einem Fall muss der Patient notfallmäßig bronchoskopiert werden, um die Blutung zu lokalisieren und entsprechende Therapiemaßnahmen einzuleiten (lokale Tamponade, Bronchialarterienembolisation, Lungenteilresektion).

Bei einer leichteren bis mittelschweren Lungenblutung sowie auf dem Transportweg zur Bronchoskopie bei einer schweren Hämoptoe kann eine Auswahl bzw. sollten alle der folgenden Behandlungsmaßnahmen eingesetzt werden:

– Patienten beruhigen und auf der betroffenen Seite mit erhobenem Kopfteil lagern. CF-Patienten können häufig selbst die blutende Seite lokalisieren.
– Vorübergehende Gabe von Antitussiva, um Hustenattacken zu vermeiden.
– Vorübergehende Inhalation mit einer Adrenalin-Lösung (z. B. dreimal täglich 1 Amp. Infectokrupp).
– Vorübergehendes Absetzen von inhalativen Medikamenten, die bei dem betroffenen Patienten bekannterweise einen Hustenreiz verursachen (z. B. Antibiotikainhalation).
– Gezielte intravenöse Antibiotikatherapie, ggf. i. v.-Gabe von Vitamin K.

Nach dem akuten Blutungsereignis sollte eine vorsichtige Physiotherapie schnell wieder aufgenommen werden.

Unter erwachsenen CF-Patienten ist das Auftreten von Bluthusten mindestens dreimal häufiger als bei CF-Kindern. Mukoviszidosepatienten neigen zu einer großen Sputumproduktion, wodurch die abgehustete Blutmenge manchmal über- aber auch unterschätzt wird. Zu einer Hämoptyse oder Hämoptoe kann es unabhängig von Körperlage und körperlicher Anstrengung kommen. Eine massive Hämoptoe kann auch in völliger Ruhe auftreten.

Mit dem Begriff *Pneumothorax* wird eine Luftansammlung im Intrapleuralspalt bezeichnet. Bei CF-Patienten handelt es sich meistens um einen Spontanpneumothorax (im Gegensatz zum traumatischen Pneumothorax). Die Häufigkeit eines Pneumothorax bei CF-Patienten liegt bei 5 %. Bei Patienten über 18 Jahren ist mit dem Auftreten dieser Komplikation in bis zu 20 % der Fälle zu rechnen.

Die Pneumothoraxrezidivrate ist bei Mukoviszidosepatienten besonders hoch.

Sowohl bei einer Hämoptoe als auch bei einem Pneumothorax ist die Weiterführung einer angemessenen Physiotherapie nicht nur erlaubt, sondern dringend erforderlich. Eine Ausnahme stellt nur das akute Ereignis dar.

Bei ca. 80 % der erwachsenen Patienten mit Mukoviszidose kommt es zu einer dauerhaften Besiedlung der Atemwege mit dem Keim *Pseudomonas aeruginosa*. Von der Keimbesiedlung und der Resistenzentwicklung hängt der weitere Krankheitsverlauf ab. Da ein Keimaustausch unter Patienten mittels einer Tröpfcheninfektion möglich ist, sollte eine entsprechende Hygiene beachtet werden (s. Kap. 7). Besonderes hygienisches Verhalten fordern multiresistente Pseudomonaskeime, aber auch *Burkholderia-cepacia-* und multiresistente *Staphylococcus-aureus-* (MRSA)-Keime. Die erforderliche Keimzahlreduktion und Schleimmobilisation kann nicht nur durch den Einsatz einer medikamentösen Behandlung, sondern erst im Zusammenspiel mit der Physiotherapie effektiv erreicht werden.

Im Zeitalter der Transplantationen müssen sich die Behandler neuen Herausforderungen stellen.

Tabelle 1.**4** Lunge und Atemwege

Medizinisches Problem	Hinweise für den Physiotherapeuten und seine Aufgaben
obstruktive Ventilationsstörung	• antiobstruktive Behandlung, • Einsatz von Techniken zur Sekretmobilisation (z. B. Atemtherapie, autogene Drainage, Lippenbremse, Inhalationstechniken, PEP, Flutter)
Lungenüberblähung und Fassthorax	• Vorbeugung der Entstehung und Zunahme einer Überblähung (z. B. Thoraxbänder, Vibrationen, Lippenbremse)
respiratorische Insuffizienz Sauerstofftherapie	• Physiotherapie/Sport (auch bei erforderlicher O_2-Therapie), • Pulsoxymetrie (SaO_2-Kontrolle) während der Physiotherapie/Sport, • frühzeitig ($PO_2 < 90$ mmHg) O_2-Gabe bei Physiotherapie, Muskel- und Konditionstraining
Hämoptoe und Pneumothorax	nur das akute Ereignis ausgenommen ist Physiotherapie dringend erforderlich: • vorsichtige Physiotherapie mit angemessener körperlicher Anstrengung, • Atemtherapie, • effektiver Husten mit schonender Schleimelimination und Hustenvermeidungstechnik („Hustenschule") beugen akuten Infektionen vor, • O_2-Gabe (1 bis 2 l/min) erhöht die Pneumothoraxresorbtion
Besiedlung der Atemwege mit Pseudomonas aeruginosa (PA), Burkholderia cepacia, methacillinresistenter Staphylococcus aureus (MRSA)	• bei einer antibiotischen PA-wirksamen i. v.-Therapie vor allem die Schleimmobilisation unterstützten, • Hygienemaßnahmen einhalten, • getrennte Behandlung von: – PA-positiven und PA-freien Patienten, – Patienten mit multiresistenten und Patienten mit sensiblen Keimen, – Patienten mit besonderen Keimen (MRSA, Burkholderia cepacia) und mit diesen Keimen nicht besiedelten Patienten
Z. n. Lungentransplantation	• Atemtherapie, • Muskel- und Konditionstraining, • Sport *Achtung: bei immunsupprimierten Patienten einer Keimübertragung vorbeugen.*

Die Mukoviszidose gehört zu den häufigsten Indikationen für eine bilaterale *Lungentransplantation*, somit kommen auch für die Physiotherapeuten neue Aufgaben hinzu: Erstens die Vorbereitung eines Patienten auf eine Transplantation und zweitens die Nachbetreuung der lungentransplantierten Patienten (Tabelle 1.**4**).

1.4.3 Bewegungsapparat

Neuere Erkenntnisse über die Mukoviszidose weisen auf ein gravierendes Problem, die *Osteoporose* hin. Als Vorstufe für die Osteoporose setzt eine Osteopenie (Abnahme an Knochengewebe) ein. Stoffwechsel-, Resorptionsstörungen und bei einigen Patienten zusätzlich eine systemische Cortisonlangzeittherapie werden für die Komplikation verantwortlich gemacht. Neben der medikamentösen Behandlung und einer Ernährungstherapie

gehört die Physiotherapie zu den wichtigsten Vorbeugungs- und Behandlungsmaßnahmen. Spontanknochenbrüche, vorwiegend Hustenfrakturen der Rippen, sind bei erwachsenen CF-Patienten keine Seltenheit. Weitere Folgen wie Rückenschmerzen und Wirbelsäulenverkrümmung, *Skoliose*, die auch durch eine Fehlhaltung entstehen, stellen für die Physiotherapie weitere Behandlungsbereiche dar. Aus einer unter CF-Patienten nicht selten beobachteten Bewegungsarmut resultiert eine *Muskelschwäche*, die bis hin zum Muskelschwund führen kann.

Die mehr sporadischen *Arthritiden* sind in der Regel mit nicht-steroidalen Antirheumatika behandelbar und die Physiotherapie spielt hier eher eine untergeordnete Rolle (Tabelle 1.**5**).

Tabelle 1.5   Bewegungsapparat

Medizinisches Problem	Hinweise für Physiotherapeuten
Osteoporose	• Steigerung der körperlichen Aktivität und Mobilität, • Muskelkräftigung, • Sport, • Rückenschule, Haltungsschulung, • Hustenschule
Skoliose	• Haltungsschulung, • Muskeltraining
Arthritis	• Gelenkentlastung und -schonung in Akutphasen, • Erhalt einer guten aktiven und passiven Gelenkbeweglichkeit, • Steigerung der körperlichen Aktivität

Tabelle 1.6   Leber, Pankreas, Milz und Schwangerschaft

Medizinisches Problem	Hinweise für Physiotherapeuten
Leberzirrhose	• mögliche zusätzliche restriktive Ventilationsstörung durch Zwerchfellhochstand (Hepatomegalie, Aszites): Atemtherapie, vor allem eine optimale Lungenbelüftung
Milz	• angemessene sportliche Aktivität (Splenomegalie, Gefahr einer Milzruptur)
Diabetes mellitus	• Hypoglykämie, • periphere Durchblutungsstörungen
Schwangerschaft	• Infektvermeidung: Atemtherapie, vor allem eine effektive Schleimmobilisation, • Unterstützung der Mobilität, • mögliche zusätzliche restriktive Ventilationsstörung durch Zwerchfellhochstand: Atemtherapie, vor allem Verbesserung der Lungenventilation und -perfusion, • Vorbereitung auf Spontanentbindung

1.4.4   Leber, Pankreas und Milz

Für den Physiotherapeuten sind eine Leberzirrhose mit portaler Hypertonie, Aszites, Splenomegalie und Diabetes mellitus für die Behandlungsdurchführung von Bedeutung. Diese Problematik nimmt mit dem Alter der CF-Patienten zu. Aus physiotherapeutischer Sicht sind hierbei keine besonderen Therapiemaßnahmen einzusetzen. Bei der Anwendung und Durchführung der physiotherapeutischen Techniken müssen jedoch bestimmte Vorsichtsmaßnahmen getroffen werden, um Komplikationen vorzubeugen (Tabelle 1.6).

1.4.5   Schwangerschaft

Die Betreuung einer schwangeren CF-Patientin ist kein Einzelfall mehr. Der Physiotherapeut muss bei der Anwendung seiner Behandlung die entsprechende Schwangerschaftswoche berücksichtigen und die CF-Physiotherapie mit der Schwangerschaftsgymnastik koordinieren. Eine Zusammenarbeit der zuständigen Physiotherapeuten ist von großer Bedeutung (Tabelle 1.6).

1.4.6   Schlussfolgerungen

Wie bereits in der Einleitung betont, stellt die Physiotherapie einen wichtigen Bestandteil der Mukoviszidosebehandlung dar und ist aus dem Konzept einer guten CF-Betreuung nicht weg zu denken. Bei der Behandlung darf der kompetente Physiotherapeut nicht fehlen. In Zusammenarbeit mit dem Arzt sollten individuell angepasste Behandlungsverfahren aus dem physiotherapeutischen Bereich an den Patienten herangetragen werden.

Das Übermitteln einer guten Inhalationstechnik, das Vermitteln und regelmäßige Überprüfen von physiotherapeutischen Techniken und die Auswahl der richtigen Hilfsmittel mit optimaler Anleitung sind wichtige Aufgaben der Physiotherapeuten.

Die Betreuung der erwachsenen CF-Patienten fordert vom Physiotherapeuten ein umfangreiches und vielseitiges Wissen.

Literatur

App EM, Wunderlich MO, Lohse P, King M, Matthys H. Oszillierende Physiotherapie bei Bronchialerkrankungen – rheologischer und antientzündlicher Effekt. Pneumologie 1999; 53: 348-359.

Arbeitskreis Physiotherapie des Mukoviszidose e. V. Physiotherapie bei Mukoviszidose. Leitfaden der krankengymnastischen Techniken für Patienten, Eltern, Krankengymnasten und Ärzte. 3. Auflage. Bonn: Mukoviszidose e. V., 1997.

Conway SP et al. Osteoporosis and osteopenia in adults and adolescents with cystic fibrosis prevalance and associated factors. Thorax 2000; 55(9): 798-804.

Criée CP, Laier-Groeneveld G. Die Atempumpe – Atemmuskulatur und intermittierende Selbstbeatmung. Stuttgart: Thieme, 1995.

Cystic Fibrosis Foundation. National Cystic Fibrosis Registry. Bethesda, Maryland, 1996.

Deutsches CF-Register, Ärztekammer Niedersachsen, 1999.

Dockter G, Lindemann H (Hrsg.). Mukoviszidose. 3. Auflage. Stuttgart: Thieme, 2000.

Döring G, Conway SP, Heijerman HGM, Hodson ME, Hoiby N, Smyth A, Touw for the Consensus Committee. Antibiotic therapy against Pseudomonas aeruginosa in cystic fibrosis: a European consensus. Eur Respir J 2000; 16: 749-767.

Hüls G, Lüdtke S, Lindemann H, Füssle R, Schiefer HG. Zur Wartung von Inhalationsgeräten im ambulanten Anwendungsbereich. Monatsschr. Kinderheilkd. 1994; 142: 209-214.

Jong W de et al. Inspiratory muscle training in patients with cystic fibrosis. Respir Med. 2001; 95(1): 31-6.

Köhler D, Fleischer W. Theorie und Praxis der Inhalationstherapie. München: Arcis, 2000.

Lindemann H, Leupold W, Niggemann B. Lungenfunktionsdiagnostik bei Kindern. Stuttgart, Köln: Kohlhammer, 1997.

Prasad SA et al. Physiotherapy in cystic fibrosis. J R Soc Med. 2000; 93 Suppl. 38: 27-36.

Siemon G, Ehrenberg H (Hrsg). Leichter atmen – besser bewegen. Erlangen: Perimed, 1985.

Spector ML et al. Pneumothorax in cystic fibrosis: a 26-year experence. Am Thorac Surg. 1989; 47(2): 204-7.

Tubbs D et al. Pseudomonas aeruginosa in cystic fibrosis: cross-infection and the need segregation. Respir Med. 2001; 95(2): 147-52.

Voshaar T, Köhler D. Physiologie und Pathologie der bronchopulmonalen Reinigungsmechanismen. Medikamentöse und physikalische Behandlungsmöglichkeiten. Internist. prax. 1992; 32: 487-498.

Weibel E. Morphometry of the human lung. Heidelberg: Springer, 1963.

www.med.uni-giessen.de/zkh/pneumologie – unter „Laien"- bzw. „Arztinformationen" Stichwort „Mukoviszidose", Schleimlösende Behandlung und Physiotherapie (mit Bronchoskopie-Film) etc.

2 Physiotherapeutische Untersuchung

H. Saemann

Beim chronisch kranken CF-Patienten mit seinem Bild der Multiorganerkrankung, der schon vom Säuglingsalter an in unserer Behandlung ist, muss der Befund wiederholt überprüft werden. Die Behandlung richtet sich nach dem aktuellen Zustand des Patienten und wird individuell angepasst. Ziel der Untersuchung ist das Erkennen der funktionellen Probleme des Patienten. Für eine erfolgreiche befundbezogene Physiotherapie werden Hypothesen zur Ursache der Symptome gebildet, ein Behandlungsplan und Behandlungsziele werden erstellt.

Typische Befundergebnisse:
- vermehrtes, zähes und schwer zu expektorierendes Sekret,
- überblähte Lungenbezirke,
- Atelektasen,
- Instabilität und Hyperreagibilität des entzündeten Bronchialsystems,
- erhöhte Atemarbeit mit Ermüdung der Atemmuskulatur,
- häufiger, teilweise ineffektiver Husten,
- Haltungsveränderungen mit starken Fehlbelastungen und Schmerzen im arthromuskulären System,
- Veränderungen der Ventilations- und Perfusionsverhältnisse,
- Hämoptoe, Pneumothorax, gastroösophagealer Reflux,
- Verminderung der Vitalfunktionen,
- Narbenprobleme nach Mekoniumileus oder Gallensteinoperationen,
- Verlust der Entspannungsfähigkeit.

Untersuchung des Säuglings (SG) und Kleinkindes (KK):
- Die **Untersuchung der Atmung** erfolgt beim SG/KK durch eine spielerische Kontaktaufnahme (Spielzeug, Strampelspiele etc.) und durch das Gespräch mit den Eltern. Das Verhalten des Kindes kann dabei beobachtet und die Atmung, Thoraxform und der motorische Entwicklungsstand untersucht werden.
- Das **Wohlbefinden** kann bei einem SG oder KK nicht fragend ermittelt werden. Es äußert sich für uns in uneingeschränkter körperlicher Aktivität, rosiger Gesichtsfarbe und einem guten Appetit. Schlechtes Befinden äußert sich dagegen durch Müdigkeit, Unlust, Konzentrationsschwäche oder auch durch Unruhe. Gesichts-, Körper- und Gliedmaßenfarben verändern sich. Besonders das Mund-Nasen-Dreieck und die rosige Lippenfarbe kann blasser oder sogar bläulich werden.
- Ist die **Belastbarkeit** der Kleinkinder vermindert, so wollen sie nicht mehr draußen spielen, vermeiden alle körperliche Bewegung, und wollen viel getragen werden. SG schlafen mehr, das Schreien ist nicht mehr so kräftig und beim Trinken machen sie öfters Pausen. Die körperliche Belastbarkeit ist im Säuglings- und Kleinkindalter sehr wichtig und kann meist nur ermittelt werden über das Stellen von altersgerechten motorischen Aufgaben. Die subjektive Befragung (Fragebogen) der Eltern ist ein wichtiges Instrument, um die Belastbarkeit des Kindes einschätzen zu können, besonders wenn eine akute Atemnot besteht und die Belastbarkeit zu diesem Zeitpunkt nicht getestet werden kann.
- Schulkinder und Erwachsene können **nach ihrer Atemnot und subjektiven Beschwerden/Einschränkungen befragt werden.** Säuglinge sind bei beeinträchtigter Atmung unruhig, verspannt, quengelig und finden sehr schwer in den Schlaf.

- Da die Lunge beim SG noch nicht voll ausgereift ist, sind die **Zeichen der Atemnot** schneller zu sehen.
- Aufgrund der kleinen, engen Atemwege kommt es auch beim SG/KK im Gegensatz zum Schulkind/Erwachsenen durch Sekret, Schleimhautschwellung oder Spasmus zu einer Atemwegsverengung, die zu einer verhältnismäßig starken Einschränkung der Atmung führt (Anstieg des Atemwegswiderstandes). Atemgeräusche sind beim SG/KK damit schneller zu hören. Wichtigstes Zeichen der Kompensation ist ein deutlicher **Anstieg der Atemfrequenz**, sie erfolgt früher als beim Erwachsenen.
- Die **Atelektase** ist im Kleinkindalter eine häufige Komplikation von Erkrankungen der unteren Atemwege, da die Entwicklung der kollateralen Ventilationswege erst im Verlauf der späten Kindheit abgeschlossen ist.
- Da die isolierte **Dehnfähigkeit** einzelner Muskeln/WS-Abschnitte beim Säugling nicht befundet werden kann, spielt die Beurteilung der therapeutischen Körperstellungen und die Bewegungsform im Alltag eine größere Rolle.
- Aufgrund des weichen und noch verformbaren Brustkorbs kommt es beim SG auch zu **Einziehungen des Sternums**. Beim schwerkranken Erwachsenen ist dagegen, bezogen auf das Brustbein, lediglich eine Einziehung an der Sternumspitze zu sehen.
- Beim SG/KK wird das **Sekret** nicht abgehustet, sonder geschluckt. Aufgrund eines Hustenanfalls kann das Sekret über den Würgereflex evtl. eliminiert werden. In der Säuglings- und Kleinkindzeit muss jedoch in der Regel auf die Bewertung des Sekrets noch verzichtet werden.
- Bei ständig erschwerter Atmung kommt es auch beim SG und KK zu **Muskelverspannungen** und zu einem Schulterhochstand. Durch die Überblähung steht der Brustkorb in Einatemstellung. SG und KK können zudem mit einem Zwerchfelltiefstand und mit einer Überstreckung der Wirbelsäule reagieren, um die Atemwege weit zu stellen d. h. **die Atemmittellage wird ins Inspirium angehoben.** Hierbei ist zu bedenken, dass der junge Säugling physiologisch noch eine horizontale Einstellung der Rippen hat und sich die Rippenstellung erst im Verlauf der Vertikalisierung ändert.

- Im Vergleich zu Erwachsenen haben Säuglinge und Kleinkinder einen höheren Sauerstoffverbrauch und Kohlendioxidausstoß pro Kilogramm Körpergewicht. Bei Säuglingen haben wir deshalb eine deutlich **höhere Atemruhefrequenz von 40 Atemzügen pro Minute.** Beim Kleinkind ist es immer noch doppelt so hoch wie bei Erwachsenen.
- **Säuglinge atmen durch die Nase**, so dass jede Verengung der kleinen Nasenlöcher z. B. durch einen Schnupfen zu einer Beeinträchtigung der Atmung führt.
- Im Kleinkindalter ist die **Luftröhre noch kurz und gedrungen** und somit besteht ein kürzerer Weg für Bakterien und Reizstoffe, die Lunge zu erreichen.

▰▰▰ Untersuchungsprotokoll

Die folgende Systematik der Untersuchung wurde für ein umfassendes Untersuchungsprotokoll (S. 28) ausgearbeitet.

Hinweis: Die Kurzform, der **Kurzbefundbogen** ist über den Mukoviszidose Bundesverband e.V. (http://www.mukoviszidose-ev.de/root-13/ uploads/media/Befundbogen.pdf zu beziehen.

Standardisierte und einfach auszufüllende Befundblätter sparen Zeit und sind eine Erinnerungshilfe für den Therapeuten.

Viele Untersuchungsgänge lassen sich in die Therapie integrieren. So kann z. B. die erste Kontaktaufnahme mit dem Prüfen der Gewebswiderstände durch Ausstreichungen der Interkostalräume verbunden werden. Der Kontakt zu neuen Patienten lässt sich sehr gut mittels Kontaktatmung herstellen, gleichzeitig kann der Therapeut die Atembewegungen beurteilen.

Wichtig ist, die Patienten bzw. die Eltern in die regelmäßige Befundaufnahme einzubeziehen und frühzeitig Möglichkeiten der Selbstkontrolle zu vermitteln. Das fördert die Eigenverantwortung und die Einsicht zur Therapie.

Bei Patienten in unterschiedlichen Altersgruppen gelten dieselben Untersuchungskriterien, es unterscheidet sich lediglich das Prozedere der Befundaufnahme. Während bei Kleinkindern Werte sehr spielerisch ermittelt werden müssen und Schulkinder durch zeitliche Begrenzungen (z. B. so lange bis ein Wecker klingelt) motiviert werden, erstrecken sich auch die Befundaufnahmen bei Er-

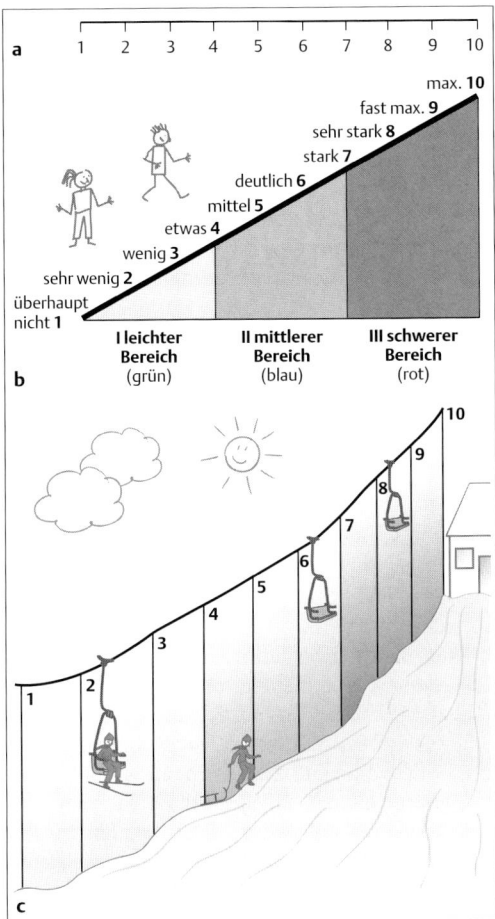

Um subjektive Einschätzungen des Patienten zu dokumentieren, empfiehlt sich die Visuelle Analogskala (VAS) oder die Borg-Skala. Der Patient trägt seine Empfindungen auf einer Skala von 1-10 ein (bedeutet keinen Befund). Die VAS eignet sich besonders für die Einschätzung der Atemnot oder der Schmerzen. Aber auch alle anderen Fragen lassen sich damit *sichtbar* beantworten: Wohlbefinden, Unterschiede zwischen zwei Behandlungen usw.

Für Kinder kann eine vereinfachte spielerische Form der Borg-Skala „erfunden" werden. In unserem Beispiel malen die Kinder eine Sesselbahn, die den Berg hoch fährt. Mit diesem Bild können auch Kinder ihre Belastung einschätzen. Sie gehen an der Seilbahn entlang bergauf. Mit jedem Pfeiler wird der Weg anstrengender (Abb. 2.**1**).

An die physiotherapeutische Untersuchung (Untersuchungsprotokoll, Punkt I–III) schließen sich die folgenden Punkte (IV–XI) an:

IV. Zusammenfassung der Untersuchungsergebnisse

– Wichtige und vorrangig behandlungsbedürftige Untersuchungsergebnisse chronologisch auflisten.
– Übersichtliche Zusammenstellungen z. B. in Tabellen erleichtern das Festlegen weiterer Schritte.

V. Funktionelle Probleme

4 Beispiele zeigen die Verschiedenartigkeit funktioneller Probleme bei CF-Patienten:

– Kurzatmigkeit bei geringer körperlicher Belastung. Belastungseinheiten im Schul- oder Vereinssport können nicht mehr absolviert werden.
– Uneffektives Abhusten des Sekretes mit 10 bis 15 Hustenstößen und mangelnde Hustenvermeidungstechniken. Eine effektive Sekretelemination z. B. im Rahmen der abendlichen Physiotherapie ist nicht mehr möglich. Als Folge des Hustenreizes treten Durchschlafschwierigkeiten auf.
– Allgemeiner Verlust der Entspannungsfähigkeit führt vor allem zu einer unkonzentrierten Ausführung der Autogenen Drainage und zu Einschlafschwierigkeiten.
– Die Rückendrehdehnlage kann nicht optimal eingenommen werden. Die Zwerchfellatmung wird unzureichend aktiviert. Zeitsparende Kombinationsübungen (z. B. Schraube mit In-

Abb. 2.1 a–c a Visuelle Analog Skala (VAS), **b** Borg-Skala: ist der Patient im Bereich von 1-3, kann er mühelos sprechen, die Belastung wird nicht als Anstrengung empfunden. Der Bereich 4-6 ist ein Übergangsbereich, in dem der Patient eine deutliche Belastung empfindet, im Bereich 7-10 wird eine hohe Belastung empfunden. **c** Die „Seilbahn", eine kindgerechte Umsetzung der Borg-Skala.

wachsenen oft über mehrere Behandlungseinheiten, in denen selbstverständlich auch therapiert wird.

Aus dem umfangreichen Untersuchungsprotokoll lassen sich einzelne Teile (z. B. Belastungstest) herauslösen. Es empfiehlt sich, für die schriftliche Dokumentation gebräuchliche Abkürzungen zu verwenden und die Wertung wie folgt vorzunehmen:
+++ = stark ,++ = mäßig, + = leicht, – = fehlt, o. B. = ohne Befund.

halation) sind deswegen und wegen des verstärkten Hustenreizes nicht mehr möglich.

VI. Hypothese

Die Untersuchungsergebnisse und die ärztlichen Befunde sind Grundlage der Hypothesenbildung. Erklärt werden atemphysiologische, arthromuskuläre oder sensomotorische Defizite, die für die funktionellen Probleme verantwortlich sein können. Zu beachten sind dabei die motorische Planungsfähigkeit (Geschicklichkeit), Angst, Motivation und Compliance des Patienten.

Hypothese zu den o. g. 4 Beispielen:
- Starke Obstruktion und verminderte Atemmuskelkraft.
- Mangelnde Hustendisziplin durch unzureichende Anleitung oder schlechte Compliance, da der Patient nicht alle Hustentechniken kennt.
- Krise durch eine bevorstehende Trennung vom Lebenspartner. Eine psychologische Beratung ist noch nicht erfolgt.
- Verminderte Beweglichkeit der Rotation der Brustwirbelsäule bei Veränderungen an den Facetten- und Rippenwirbelgelenken und durch starke Verhaftungen der Haut und des Bindegewebes.

VII. Soziale Auswirkungen
- Die Partizipation am öffentlichen Leben kann vermindert sind. Der Patient kann z. B. der starken Obstruktion und der mangelnden Hustendisziplin wegen nicht mehr am Vereinssport teilnehmen.
- Oder die Aktivitäten des täglichen Lebens sind eingeschränkt, so wird z. B. der Haushalt nicht mehr bewältigt.

VIII. Behandlungsziel
- Hauptziel der Physiotherapie: Erreichen bzw. Erhalten des bestmöglichen pulmonalen Zustandes in Ergänzung zur medikamentösen Behandlung.
- Prinzipiell wird eine Lebensverlängerung mit/ bei guter Lebensqualität angestrebt.

IX. Behandlungsplan

Geplant wird der Behandlungsaufbau über mehrere Behandlungen, um das Ziel zu erreichen. Welche Untersuchungswerte müssen verbessert werden? Beispiel eines obstruktiven Patienten mit starker Sekretproduktion, bei einer schlechten Entspannungsfähigkeit und einem steifen Brustkorb mit starken Verspannungen im Haut-, Binde- und Muskelgewebe.

Die Sekretmobilisation/-elimination kann bei diesem Patienten über folgenden Behandlungsaufbau erreicht werden:
1. Fördern der allgemeinen Entspannungsfähigkeit.
2. Verbessern der Thoraxbeweglichkeit.
3. Reduzieren der erhöhten Gewebswiderstände in Haut, Bindegewebe und Muskulatur.

X. Behandlungsgesichtspunkte, Techniken/Maßnahmen
- Die schriftliche Zusammenstellung der Gesichtspunkte mit den möglichen Techniken und Maßnahmen hilft dem noch nicht so erfahrenen Therapeuten, den Überblick zu behalten. Eltern und Patienten erkennen die Ziele der Physiotherapie und verstehen, dass viele Techniken bzw. Maßnahmen die selben Ziele erreichen. Eigenverantwortlichkeit und Motivation steigen, wenn Eltern und Patienten in die Ausarbeitung einbezogen werden.

Die allgemeinen Behandlungsgesichtspunkte sind:
1. Sekretmobilisation und -elimination aus den Bronchien.
2. Verbessern der Ventilation und Perfusion.
3. Verbessern der Atemmuskelkraft und Atemmuskelkoordination.
4. Vermitteln von verschiedenen Atemtechniken.
5. Erhalten und Verbessern der Thoraxmobilität.
6. Erlernen einer guten Hustentechnik.
7. Hilfen bei erschwerter Ein-/Ausatmung in Ruhe und Belastung.
8. Angstminderung bei Atemnot.
9. Förderung der Entspannungsfähigkeit und allgemeine Stressbewältigung.
10. Förderung der motorischen Entwicklung.
11. Vermitteln von Bewegungsfreude und Koordinationsförderung.
12. Haltungsschulung/Muskelkräftigung und Rückenschulprogramm.

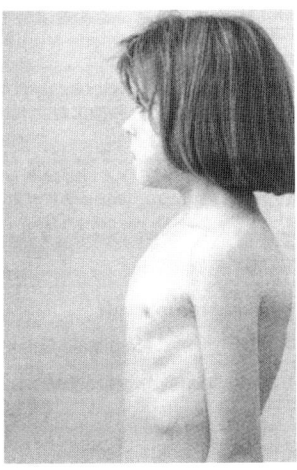

Abb. 2.**2** 11-jährige CF-Patientin. Thorax ist in Überblähungsposition. Das Brustbein ist vorgewölbt, der sagittale Brustkorbdurchmesser vergrößert, Kyphose und Fassthorax. HWS ist etwas überstreckt und erscheint kürzer.

13. Erhalten/Verbessern der Ausdauerleistung entsprechend der kardiopulmonalen Belastbarkeit und Hinführung zum Sport.
14. Anleitung der Eltern, Partner oder des Pflegepersonals
a) zur Begleitung entsprechender therapeutischer Maßnahmen/Hilfe zur Selbsthilfe,
b) zum richtigen Einsatz der entsprechenden Therapiegeräte.

Die Behandlungsgesichtspunkte richten sich nach dem Alter des Patienten und nach dem Schweregrad seiner Erkrankung. Dadurch können sich eine unterschiedliche Gewichtung und Reihenfolge ergeben (s. Kap. 4).

– Ein reduzierter und gezielter Einsatz von effektiven Techniken ist einer unübersichtlichen Therapieflut grundsätzlich vorzuziehen.
– In Kapitel 3 werden Techniken und Maßnahmen ausführlich beschrieben.

XI. Retesting
Retests müssen einfach, schnell durchführbar, standardisiert und quantifizierbar sein. Ihre Ergebnisse sollen messbar sein (cm, Sek, kp, Winkelgrade usw.).
– Dauer der Ein- bzw. Ausatmung vor/nach Behandlung.
– Hörbare Atemgeräusche vor/nach einer Behandlung.
– Messung der Thoraxumfangmasse vor/nach Behandlung.
– Abgehustete Sekretmenge innerhalb einer Therapiestunde.
– O_2-Messung durch Pulsoximeterkontrolle vor/nach Behandlung.
– „Lufu" vor/nach Behandlung in der Klinik.
– Neue Befundergebnissen erfordern Anpassungen des Therapieplans.

Die Patienten erhalten über das Retesting ein Feedback und die Möglichkeiten zur Selbstkontrolle.

Beim chronisch kranken CF-Patienten lässt sich oft erst nach mehreren Behandlungen eine messbare Verbesserung der Befunde erreichen. Bei den schwer erkrankten Patienten ist das Therapieziel erreicht, wenn sich der Zustand nicht oder nur sehr langsam verschlechtert.

Der effektive Einsatz und der Umfang des Retesting sowie das Bewerten der Ergebnisse ist für Physiotherapeuten, die neu mit CF-Patienten arbeiten, oft schwierig. Das Retesting erfordert viel Erfahrung.

I Patientendeckblatt

Untersuchungsprotokoll

Beachte: Hinweise und Beispiele in kursiv

Name/Vorname	geb.
Adresse	Tel.
Beruf/Schultyp	Arbeitgeber Schule
Name und Adresse der Eltern Vater Mutter	geb. geb.
Krankenkasse	
CF-Ambulanz	Tel.
CF-Arzt	
CF-Physiotherapeutin	
Kinderarzt/Hausarzt	Tel.
Hilfsmittel *(z. B. Pezziball, Trampolin, Anzahl der Inhaletten?* *Stehen die Geräte für die tägl. PT zur Verfügung?)*	

II Anamnese

Diagnose	
Nebendiagnose/Allergie	
Schweißtest/Genetik	
Lungenfunktion	
Blutgasanalyse	
Sauerstoffzufuhr	in Ruhe: bei Belastung:
Bakteriologie	
Schwangerschaft *Informationen über den Schwangerschaftsverlauf und die Geburt erklären manche Befundsituationen und Complianceprobleme*	
Mekoniumileus	
Operationen/PEG/Nasensonde/Port	
Klinikaufenthalte, i.v.-Therapien, Kuraufenthalte *Fehlzeiten durch Klinik- und Kuraufenthalte im Kindergarten bzw. im Beruf beeinflussen die Lebenssituation der Patienten, besonders ihre soziale Integration.*	
Fehlzeiten im Kindergarten/Schule/Beruf	
Sportliche Betätigung wie lange? wie oft pro Woche? seit wann? Ist die sportliche Betätigung ausreichend (qualitativ und im zeitlichen Umfang) und kann der Umfang der Physiotherapie dadurch reduziert werden?	
Hobby/Freizeitgestaltung *Intensive „passive" Hobbys kosten Zeit, evtl. zu Ungunsten der täglichen PT.*	

Medikamente (oral, inhalativ, i.v.-Therapie)

Datum	Medikamentenname *Medikamente, die der Patient einnimmt oder inhaliert, über einen längeren Zeitraum dokumentieren. Bei Medikamentenwechsel können sich Sekretmenge oder -konsistenz ändern.*	Dosierung/Besonderheiten *z. B. Anpassen der Therapie: Wird Pulmozymen inhaliert und das Sekret dadurch sehr verflüssigt, sollte die Sekretmobilisation intensiviert werden.*

III Physiotherapeutische Untersuchungen beim CF-Patienten

A Beschwerden gegenwärtig/früher (subjektive Angaben des Patienten bzw. der Eltern)

Atemnot *z. B. Ruhedyspnoe*	akut *z. B. Asthma*	chronisch *z. B. Fibrosen*
Häufigkeit	Dauer	Schwere
Auslösende Faktoren *z. B. Rauch, Angst*		
Zeitpunkt *ständig, anfallsweise*	Beschwerden *inspiratorisch/exspiratorisch*	
Asthmaanfall *leicht, mittel, schwer*	wie oft	wann
Wie ist das Intervall? *beschwerdefrei, immer Symptome*		
Husten *ja/nein*	Zeitpunkt	
Häufigkeit	Dauer	Schwere
produktiv: Sekret ist die Ursache/ unproduktiv: andere Ursache, *z. B. Rauch*	effektiv: hustet Sekret ab/ ineffektiv: hustet Sekret nicht ab	
Reizhusten	Psychogener Husten	
Sekret *ja/nein*	Menge *z. B. 1 x tägl. 1 Euro-Stück groß*	Farbe *z. B. gelblich* / Konsistenz *fest, zäh, klebrig*
Zeitpunkt des Abhustens größter Sekretmenge		
Gefühl beim Atmen *z. B. Reifen um die Brust*		
Schmerzen beim Atmen	wann *Ruhe, Belastung*	wo / Erleichterung
Herzbeschwerden		
Belastbarkeit/subjektive Einschränkung im Alltag *beim Anziehen, bei der Körperpflege, ...*		
Gehstrecke	Stockwerke	
Einnehmbare Positionen *BL, Stand, Sitz*	wie lange	

B Allgemeinbefund

Bewusstseinszustand *zeitl., örtl., Aufmerksamkeitsbereitschaft, müde, somnolent*	
Affektlage *apathisch, depressiv, aggressiv*	**Gesichtsausdruck** *gespannt, entspannt*
Gesprächsaufnahme *mitteilsam, offen, zurückhaltend,*	**Mund/Lippenstellung** *normal, gepresst, tonuslos*
Allgemeine motorische Entwicklung *z. B. Verzögerung durch häufige Infekte*	
Krankheitseinsicht *gute / mangelhafte Krankheitsverarbeitung*	
Therapieeinsicht/Compliance/Adherence *z. B. kooperativ, unzuverlässig*	
Selbstständigkeit	
Gewicht, Ernährungszustand, Körpergröße *normal/Untergewicht/Übergewicht*	
Kräftezustand *gut, mäßig, schlecht*	
Körperbau *Leptosom, Pykniker, Astheniker*	
Hautfarbe *z. B. blass, marmoriert, auffällige Venenzeichnung*	
Zyanose *Lippen, Gesicht, Mund-Nasen-Dreieck, Extremitäten, Nägel*	
Pulsfrequenz (Schläge pro Minute) Ng.<150, Sg.<140, Kk<120, Sk.<100, über 14 J.<80/min	
Füllung *gut, mäßig, schlecht*	**Rhythmus** *regelmäßig, unregelmäßig*
Temperatur	**RR** *abhängig von Alter u. Geschlecht, Systole über 14 J. ca. 105-150, Diastole ca. 60-95 mmHg*
Bewegungen *angemessen, hastig, schnell, verlangsamt*	**Besonderheiten**

C Atemform / – muster

Aufgrund bestimmter Zeichen am Brustkorb und der Atmung wird die momentane Atemmöglichkeit (Atemform) beurteilt.

Ausgangsstellung in Ruhe, in Belastung: *wichtige Befunde ergeben sich unter Belastung*		
Atemweg: *Nase – Nase, Nase – Mund, Mund – Mund*		
Atemfreqenz in Ruhe: *Baby 40–60/Min.; 1 Jahr 38/Min.; 6 J. 25/Min.; 15 J./Erw. 10–20/Min.; Sportler 6–8/Min.; Tachypnoe >20; pathologisch ab 24 Min.*		
Atemrhythmus: *unauffällig, verlängerte AA, viele Seufzer, stakkatoartige EA,*		
Atemtiefe: *normal, vertieft (z. B. verstärkte Thoraxexkursionen)*		
Atemzeitquotient: *Quotient aus Inspiration/Exspirationsdauer, Beispiel: 3 Sek./5 Sek. = 0,6) Säugling: 0,9, 6 Jahre: 0,6, Erwachsener: 0,4, bei Asthma bes. infolge der verlängerten AA vermindert*		
Atembewegungen (RL, BL, Stand) *Wertung: + gering, ++ mäßig, +++ gut, – fehlt*		

kostosternal	kostoabdominal	RL Stand (unkorrigiert) BL
kranial	ventral	*Bewegungen beobachtbar und*
dorsal	lateral	*mit der Hand spürbar*
ventral	dorsal	
lateral	kaudal	

Welche Atembewegung steht im Vordergrund?		
Welche findet nicht statt?		
Ändert sich die Atmung beim korrigierten Stand?		
Nachschleppen einer Seite: *z. B. kostosternal lateral links beginnt die Ausatembew. später*		
Ursache: *z. B. Thoraxdeformität, Pleuritis, Pneumothorax (einseitig)*		
Nasenflügelverhalten: *normal; sich den Atemzügen anpassend („Nasenflügeln"), tonuslos weit*		
Inspiratorischer Atemhilfsmuskeleinsatz: *M. sternocleidomastoideus, M. serratus anterior, M. pectoralis minor und major*		
Exspiratorischer Atemhilfsmuskeleinsatz: *alle Bauchmuskeln, M. transversus thoracis, Mm. subcostalis, M. serratus posterior inferior, M. latissimus dorsi (alle anderen Atemhilfsmuskeln sind in ihrer Wirkung vernachlässigbar gering)*		
Inspiratorische Einziehungen: *infra-, supraklavikular, interkostal, sternal, Fossa jugularis, Zwerchfellthoraxwandantagonismus*		

D Akustische Beurteilung

Atemgeräusche
exsp. „Giemen" evtl. Pfeifen (enges Lumen, vor allem der kleinen Atemwege)
kann auch mal bei der Inspiration auftreten,
exsp. „Brummen" (Hinweis auf Verengung der größeren Bronchien),
[Giemen/Brummen sind allg. Zeichen der bronchialen Obstruktion, z. B. Asthma]
insp. „Stridor" (Enge oberhalb des Kehlkopfes z. B. beim Krupp),
insp. + exsp. „Rasseln" (Hinweis auf lockeres Sekret in den Atemwegen)

Sprechdauer | Sprechrhythmus
(die verfügbare Luftmenge ist zu erkennen) normal; verkürzt; abgehackt; mit Räuspern;
mit Einsatz der Bauchmuskelpresse.

Schleicher Atemzähltest (Schnelltest im Retesting)
notwendige Atemzüge während des Zählens von 21 bis 80
(nach tiefer Insp. 2 bis 6 A-züge; >20 = Insuffizienz)

Stimme | Schreien beim Baby
gepresst, leise, heiser, belegt, kurzes Schreien, Wimmern.
Beim Sprechen und an der Stimme lässt sich die verfügbare Luftmenge erkennen.
Ein Säugling, der laut und ausdauernd schreit, ist in der Atmung nicht wesentlich behindert.

E Husten

Dauer *1-3 oder 4-6 Hustenstöße*	**Schwere** *leicht, mäßig, stark*	**Häufigkeit** *15–20 mal pro Tag; 5-6 mal in der Therapie*
produktiv/unproduktiv *Sekret ist die Ursache/andere Ursache, z. B. Rauch*	**effektiv/ineffektiv** *hustet ab/hustet nicht ab*	
Häufigkeit tagsüber	nachts	
Zeitpunkt *während oder nach Belastung, während der Inhalation, in bestimmten Lagen*		
Reizhusten *z. B. wegen Kälte, Parfüm*	**Psychogener Husten** *ja/nein*	**Abhilfe** *z. B. Saft trinken, Lagewechsel, flacher atmen*

F Sputum

Menge *kann in der Größe von Geldstücken angegeben werden; 1, .., 10 mal täglich, in unterschiedlichen Intervallen*
Farbe *weißlich, grau, gelblich–gelb, grünlich–grün, blutig, Je nach Bakterienbefall verfärbt sich das Sekret. Eine grüne Farbe kann z. B. für Pseudomonas-Bakterien sprechen.*
Konsistenz *flüssig, schaumig, zäh, fest, klebrig, am Sputumgefäß haftend oder fließend*
Lage des Sekretes *Sekret kann beobachtet unter der Hand am Brustkorb gespürt werden*
Zeitpunkt größter Sekretexpektoration *z. B. beim Inhalieren oder nach der Mobilisation, beim Sport, morgens*

G Sichtbefund (Wertung: + leicht, ++ mäßig, +++ stark, – fehlt)

Haltung				
dorsal ventral		lateral links	lateral rechts	von hinten oben gesehen
frontale Ebene		sagittale Ebene		transversale Ebene

Die Veränderungen der Atemwege und die erschwerte Atemarbeit beeinflussen die Haltung des Patienten. Das Zeichnen eines Strichmännchens ermöglicht einen raschen Überblick.

I. *Schultern durch Einsatz der Atemhilfsmuskulatur nach vorne oben gezogen.*
II. *Am auffälligsten ist die Ausdehnung des Thorax in Überblähungspositionen. Das Brustbein ist vorgewölbt, der sagittale Brustkorbdurchmesser ist vergrößert. Kyphose und Fassthorax (Abb. 2.2).*
III. *Zwerchfell als Folge einer Überblähung abgeflacht, Abdomen vorgewölbt.*
IV. *Abstand der unteren Rippenränder zueinander: schmal (durch den ständigen exsp. Bauchmuskeleinsatz).*
V. *HWS überstreckt, erscheint kürzer.*
VI. *Muskelungleichgewicht als Folge der Fehlhaltung mit statischen Veränderung bis hin zum Knickfuss.*

Thoraxform: *unauffällig, Fassthorax, Glockenthorax, Thorax piriformis, Asymmetrie, thorakale Skoliose, sagittaler und frontaler Durchmesser*

Rippenverlauf: *normal, in Einatemstellung, in Seitenvergleich asymmetrisch*

Epigastrischer Winkel: *größer, enger (Zwerchfelltiefstand → Vorwölbung des Abdomens)*

Trommelschlegelfinger/Zehen und Uhrglasnägel: *Zeichen einer O_2-Minderversorgung.*

Gelenke: Schmerzen, chronische, symmetrische Schwellungen an Knie-, Hand-, Sprunggelenk des CF-Patienten gehören wie Trommelschlegelfinger und Uhrglasnägel zum Krankheitsbild der hypertrophen pulmonalen Osteoathropathie

Kehlkopfmitbewegungen *Glottis wird bei AA in Sinne einer Stenose unbewusst enggestellt; Kehlkopf tritt sichtbar nach kranial*

H Haut und Bindegewebe

Konsistenz der Haut, Abhebeproben
Schon beim Säugling können Veränderungen vorliegen.
Beim Kind und beim Erwachsenen durch erschwerte Atemarbeit und Körperfehlhaltungen deutliche Defizite

Interkostalräume
Tonus, bindegewebige Reflexzonen, Periostzonen

Rollproben
Verschieblichkeit: Haut/Unterhaut; Unterhaut/Muskulatur

Verschieblichkeit von Haut und Bindegewebe
Narben im Bauchraum (z. B. Zustand nach Mekoniumileus) und/oder Obstipation (z. B. DIOS = distales intestinales Obstruktionssyndrom) können zur Tonuserhöhung aller Gewebestrukturen im Bauchraum führen.
Folgen: Funktionseinschränkung der Verdauung, Beeinträchtigung der kostoabdominlen Atembewegung.

I Muskelverspannungen/Druckdolenzen

Hochgezogene Schultern und Verspannungen in der Schultermuskulatur behindern die Weitstellung der unteren Thoraxapertur und damit die optimale Zwerchfellspannung bei der Einatmung.
Aufgrund der Fehlhaltungen und der häufigen Hustenattacken kommt es zu erheblichen Befunden im Bereich des Schultergürtels. Das Segment C3/C4 gehört zur Reflexzone vieler innerer Organerkrankungen, das Zwerchfell ist der Kennmuskel für das Segment C4. Ist der Schultergürtel verspannt, ist auch das Zwerchfell verspannt.

J Sternaler Palpationskreis

Vor allem bei Jugendlichen und Erwachsenen kann so eine Schulterproblematik umfassend beurteilt werden.
Beweglichkeitsbefunde und isometrische Muskeltests werden im Zusammenhang mit dem Ergebnis des Palpationskreises ausgewertet.

K Dehnfähigkeit

Verspannte und verkürzte Oberbauchmuskeln erschweren z. B. die Einatmung. Muskeln des Rumpfes und der Gliedmaße werden auf Verkürzung getestet.

L Allgemeine Entspannungsfähigkeit

Voraussetzung für einen gelösten Atemfluss ist die psycho-physische Gelöstheit des Patienten. Sie kann über die Muskelspannung befundet werden.
Weitere Kriterien: z. B. Stressanfälligkeit, Umgang mit subjektiver Angst vor Atemnot, vor Tod.

M Muskeltest

Muskel	Muskelwert links	Muskelwert rechts	Muskel	Muskelwert links	Muskelwert rechts

Asymmetrie?
Die Kraft der Interkostalmuskeln kann beim Singen getestet werden. Wie lange kann ein Ton gehalten werden ohne nachzupressen?

N Thoraxbeweglichkeit

Thoraxbeweglichkeit (manuelle Kompression/Vibration) alle Thoraxabschnitte im Seitenvergleich testen.

Umfangmaße *Ruheatmung in allen 4 Ebenen sollten 0,3–1 cm Differenz gemessen werden.*											
	Achsel			Sternumspitze			5-8 cm unter Sternum			Höhe Nabel	
Datum	Insp.	Exsp.	Diff.	Insp.	Exsp.	Diff.	Insp.	Exsp.	Diff.	Insp.	Exsp.	Diff.
	max. I.	max. E.	Diff.	max. I.	max. E.	Diff.	max. I.	max. E.	Diff.	max. I.	max. E.	Diff.

Bei maximaler Atembewegung sollten in allen 4 Ebenen 5-6 bis max. 12 cm (Sportler) Differenz gemessen werden (beim 6 jährigen Kind 3-4 cm).

Thoraxbeweglichkeit/Rippenbeweglichkeit (manualtherapeutische Tests)

Bei Jugendlichen und Erwachsenen sind außer den muskulären auch kapsuläre Veränderungen zu finden.

O Aktive und passive Beweglichkeit   Endgefühl

aktiv	WS	passiv	
aktiv	Flexion	passiv	
aktiv	Extension	passiv	
aktiv	L.-flex. re.	passiv	
aktiv	L.-flex. li.	passiv	
aktiv	Rot. re.	passiv	
aktiv	Rot. li.	passiv	Neben der
aktiv	**HWS**	**passiv**	Wirbelsäule
aktiv	Flexion	passiv	werden immer auch
aktiv	Extension	passiv	die Hüft- und
aktiv	L.-flex. re.	passiv	Schultergelenke
aktiv	L.-flex. li.	passiv	getestet.
aktiv	Rot. re.	passiv	
aktiv	Rot. li.	passiv	
re.	**Schultergelenk**	**li.**	
aktiv	Ext./Flex.	aktiv	
passiv		passiv	
aktiv	ABD/ADD	aktiv	
passiv		passiv	
aktiv	AR/IR	aktiv	
passiv		passiv	
re.	**Hüftgelenk**	**li.**	
aktiv	Ext./Flex.	aktiv	
passiv		passiv	
aktiv	ABD/ADD	aktiv	
passiv		passiv	
aktiv	AR/IR	aktiv	
passiv		passiv	

P Bewertung der erlernten Techniken

1. Atemtechniken

max. Inspiration	max. Exspiration
„Flutter" (VPR$_1$)	
RC-Cornet	
Blubbern	*Dosierung je nach Krankheitszustand, momentaner körperlicher Belastbarkeit, Alter und Entwicklungs-*
Lippenbremse	*zustand, Konzentrationsfähigkeit und Entspannungs-fähigkeit.*
Hauchen	*Anleiten und regelmäßiges Üben verändern die Qualität der Ausführung der Atemtechniken,*
Kontaktatmen	*das ist bei der Beurteilung zu beachten.*
Ausführung der AD	
Schnupperndes EA	*Ist das Zwerchfell gut ansprechbar, weitet sich z. B. beim Schnuppern die Rumpfmitte.*
Inhalation	*Werden die Schultern dabei hochgezogen, muss die Ursache gesucht werden, warum das Zwerchfell*
Hustentechnik	*„festgehalten" wird.*
Huffing	
PEP	

2. Mobilisation/Th. Körperstellungen   links   rechts

„Mond" (Sichellage)	*Die Einnahme der therapeutischen Körperstellungen ist*
„Schraube" (Rückendrehdehnlage)	*von vielen Faktoren (Rippengelenkbeweglichkeit, Haut-und Bindegewebeverschieblichkeit, Koordination und*
„Bauchschraube" (Bauchdrehdehnlage)	*Gleichgewicht, Muskelkraft usw.) abhängig.*
„Giraffe"	*Im Seitenvergleich beurteilen.*
„kleine Giraffe"	*Die Beurteilung der therapeutischen Körperstellungen hilft dem Patienten seine Beweglichkeit selbstständig*
„Rutsche vorwärts"	*einzuschätzen.*
„Rutsche rückwärts"	
„Krebs"	
... etc.	

3. Atemerleichternde Stellungen *Welche Stellungen kennt der Pat. u. kann er sie in Situationen der Atemnot alleine einnehmen?*

Q Allgemeine Bemerkungen/Psychosoziale Situation

Eine psych. belastende familiäre und/oder berufliche/schulische Lebenssituation kann sich negativ auf die Therapieeinsicht, die Motivation und die Konzentration während der PT auswirken. Krisensituationen und das Trotzalter oder die Pubertät beeinflussen u. U. nicht nur die Ausdrucksatemform, sondern in ihrer Folge auch die Erfordernisatemform der Patienten. In diesen Fällen ist eine psychologische Beratung oder eine Therapie unbedingt erforderlich.

R Belastungstest / Beurteilung der Atemform / -muster unter Belastung

Belast.-Art	Datum	Pulsfr.	A-Freq.	RR	Dyspnoe	Zyanose	Husten	Atemform	Bemerkung
In Ruhe									→ **Belastbarkeit vom Arzt klären lassen**, z.B. Fahrradergometrie.
bei .... Min. Belast.									→ Als **Belastungsformen** werden Gehen im Tempo 60-80-100-120 Schritte/min., Treppensteigen im Tempo 2 Stufen/sec. oder Trampolinspringen bzw. der 6-Minuten Gehtest ausgewählt.
bei .... Min. Belast.									
Ges.belast...... Min.									
Nach .... Min. Pause									→ **O_2-Gabe unter Belastung** ärztlich abklären lassen.
Nach .... Min. Pause									→ **vor, während und nach der Belastung Kontrolle von**
In Ruhe									• Atemfreq., Pulsfreq., RR,
Bei .... Min. Belast.									• Atemrhythmus, Atemwege, Atemrichtungen,
Bei .... Min. Belast.									• uneffektiver Husten , Zyanose, Gesichtsausdruck.
Ges.belast....... Min.									→ subjektive Angabe des **Anstrengungsempfinden** mittels VAS bzw. Borg-Skala (0-10). Bei Kindern u. ungeübten Pat. erfahrungsgemäß besser ermitteln mit „leicht", „mittel", „schwer", und „sehr schwer."
Nach .... Min. Pause									
Nach .... Min. Pause									
In Ruhe									→ **Pulsoximeterkontrolle** ist vor allem ab einem bestimmten Krankheitszustand mit schlechten O_2-Werten angebracht. Der Einsatz eines Herzfrequenzmessgerätes ist für jedes Ausdauertraining sinnvoll.
bei .... Min. Belast.									
bei .... Min. Belast.									
Ges.belast....... Min.									
nach .... Min. Pause									→ regelmäßige **Fahrrad/ Laufbandergometriekontrolle** in der CF-Ambulanz. Die Aufnahme und Gestaltung eines Ausdauertrainings kann dadurch befundbezogen mit dem Arzt abgesprochen werden.
nach .... Min. Pause									
In Ruhe									
bei .... Min. Belast.									→ Unter Belastung kann es bei einigen Patienten auch zu einer <u>Verbesserung des Allgemeinbefindens</u> kommen.
bei .... Min. Belast.									
Ges. belast....... Min.									
Nach .... Min. Pause									
Nach .... Min. Pause									
In Ruhe									
Bei .... Min.Belast.									
Bei .... Min.Belast.									

3 Behandlungsprinzipien, Wirkungen, Maßnahmen

3.1 Ventilationsstörungen bei Mukoviszidose

H. Saemann

Eine zunehmende obstruktive und restriktive Ventilationsstörung kennzeichnet die cystische Fibrose. Im Vordergrund der Physiotherapie steht die Behandlung der gestörten Atemmechanik.

Atemmechanik: Druck-Volumen-Beziehung, die für das Strömen eines Luftvolumens in die und aus der Lunge erforderlich ist (Ehrenberg 2001).

Das dabei bestehende Atemmuster des Patienten bezeichnet man als *Erfordernisatemform.*

Merke: Die Erfordernisatemform ist die momentane Atemmöglichkeit des CF-Patienten bei einer obstruktiven und restriktiven Ventilationsstörung. Sie beschreibt, wie die Atmung geleistet wird. Sie wird nach Atemfrequenz, -rhythmus, -weg, -bewegungen, Atemhilfsmuskeleinsatz etc. beurteilt.
Die Patienten atmen nicht „falsch", sondern wie die Erkrankung es fordert.
Es lassen sich 2 krankheitsbedingte, typische Atemmuster unterscheiden: Obstruktion und Restriktion.

3.1.1 Obstruktive Ventilationsstörung

Eine Obstruktion (Einengung) der Atemwege erhöht die Strömungswiderstände in der Lunge. Der Atemwegswiderstand ist durch eine Einengung im Inneren der Atemwege oder durch eine Kompression der Atemwege von außen erhöht. Die Luftströmung in den Atemwegen ist behindert.

In der Behandlung werden 2 Formen der Atemwegsobstruktion unterschieden:
- *Endobronchiale (volumenabhängige) Atemwegsobstruktion:* Die Atemwege sind von innen durch Sekret, Schleimhautschwellung oder einen Bronchospasmus eingeengt (außer bei CF z. B. bei Asthma bronchiale, chronischer obstruktiver Bronchitis, obstruktivem Lungenemphysem). Bei der Mukoviszidose liegt die Ursache vorwiegend bei Hyperkrinie (vermehrtes zähes Bronchialsekret), rezidivierende Infektionen können zusätzlich zu eine asthmatischen Komponente führen.
- *Exobronchiale (druckabhängige) Atemwegsobstruktion:* Die Atemwege, die durch häufige Entzündungen und Hustenattacken instabil wurden, werden durch hohen intrathorakalen Druck komprimiert. Diese Einengung von außen führt zum Bronchialkollaps. Der hohe intrathorakale Druck entsteht bei aktiver und forcierter Ausatmung. Die Anspannung der Ausatemmuskulatur von Thoraxwand und Abdomen baut ihn auf (z. B. bei langen Lach- und Sprechphasen, beim Husten, aber auch beim Ausatmen gegen einen zu hoch gewählten Ausatemwiderstand (Stenose) in der Therapie).

Erfordernisatemform bei schweren obstruktiven Ventilationsstörungen

- Hohe Atemarbeit mit in- und exspiratorischem Atemhilfsmuskeleinsatz in Ruhe und bei Belastung. Die erhöhten Widerstände in den mit Sekret verlegten Atemwegen erfordern für das Ein- und Ausströmen der Luft viel größere intraalveoläre Druckunterschie-

de. Dies führt zu verstärktem Atemmuskelein-
satz.
– Atemfrequenz: in Ruhe leicht erhöht, starke
   Zunahme bei Belastung.
– Inspiratorische Einziehungen durch hohen in-
   spiratorischen Unterdruck.
– Geringe abdominale Atembewegungen. Durch
   die Überblähung steht das Zwerchfell in Ein-
   atemstellung und ist wenig verschieblich.
   Dies erklärt geringe abdominale Atembewegungen und das Auftreten des Zwerchfell-
   Thoraxwand-Antagonismus.
– Verstärkte kostosternale Atembewegungen
   nach ventral, kranial, dorsal durch die eingeschränkte abdominale Atembewegung.
– Wechsel von thorakalen und abdominalen
   Atembewegungen: Die ermüdenden Muskeln
   erholen sich durch abwechselnde Kontraktio-
   nen (respiratorische Alternanz).
– Typische Atemnebengeräusche (exspiratorisches Giemen, Pfeifen, Brummen), Zeichen
   einer langanhaltenden bronchialen Obstruktion.
– Vom Patienten empfundene Ruhe- und Belastungsdyspnoe, die vom Einsatz der Atemhilfsmuskulatur abhängt. Die Ruhedyspnoe erfordert meist eine aufrechte Position.

3.1.2 Restriktive Ventilationsstörung

Es besteht eine verminderte Lungen- und Thorax-
dehnbarkeit. Die erforderliche Atemoberfläche
der Lunge ist verkleinert, eingeschränkt, restriktiv
(vgl. Lungenfibrose, Skoliose). Die fibrotischen
Veränderungen der Lunge führen allmählich zu
einer Versteifung des Lungengewebes. Die elastischen Widerstände in der Lunge erhöhen sich
und sekundär wird der gesamte Brustkorb unelas-
tisch. Das führt zu kleinen Atemzugvolumen, die
Atemfrequenz in Ruhe und besonders bei Belastung erhöht sich, um den Sauerstoffbedarf des
Körpers zu decken und um das erforderliche
Atemminutenvolumen zu erreichen. Der Patient
entwickelt seine Erfordernisatemform.
   Es werden 3 Formen unterschieden:
– leichte Form: keine Atemfrequenzsteigerung
   in Ruhe oder Belastung,
– mittlere Form: Atemfrequenzsteigerung bei
   Belastung,
– schwere Form: Atemfrequenzsteigerung in
   Ruhe.

„Die benötigte Arbeit zur Überwindung der elastischen und der Reibungswiderstände wird –
gemäß dem physikalischen Begriff von Arbeit als
Produkt aus Kraft und Weg – als Atemarbeit bezeichnet, wobei Kraft mit Druck und Weg mit Volumen gleichgesetzt wird" (Ehrenberg 2001).
   Unter *elastischen Widerständen* versteht man
die Gewebewiderstände in Haut, Muskulatur etc.
Reibungswiderstände in den Atemwegen entstehen durch die Reibung der Luftmoleküle beim
Strömen und durch das Reiben der Gewebe von
Lunge und Thorax bei den Atembewegungen an-
einander. Beim gesunden Menschen ist die Atemarbeit in Ruhe gering. Sie nimmt zu bei körperlicher Belastung, Fieber, nach operativen Eingrif-
fen im thorakalen Bereich und bei Störungen der
Atemmechanik (Ehrenberg 2001).

▪▪▪ Erfordernisatemform bei schwerer restriktiver Ventilationsstörung

– Kleines Atemzugvolumen,
– hohe Atemfrequenz (24–40 Züge/Min.) in
   Ruhe und besonders bei Belastung,
– Gefühl der Atemnot bei geringster körperlicher Anstrengung infolge hoher Totraumventilation.

▪▪▪ Ausdrucksatemform

Durch psychische Spannung (z. B. Angst oder
Schmerzen) kann die Erfordernisatemform des
Patienten durch die Ausdrucksatemform über-
lagert werden.
   Kennzeichen der Ausdrucksatemform:
– erhöhte Atemfrequenz, die sich z. B. durch
   Entspannung oder Massage mindern lässt,
– Überwiegen der thorakalen Atembewegun-
   gen, hochgezogene Schultern,
– häufige Seufzer,
– Gefühl der Beklemmung auf der Brust,
– Gefühl, nicht durchatmen zu können.

In der Planung der Behandlung muss zwischen Er-
fordernis- und Ausdrucksatemform unterschieden
werden.

3.2   Wirkungen physiotherapeutischer Techniken

A. Dautzenroth

Die therapeutischen Techniken basieren auf einem oder mehreren Wirkprinzipien. Sie zu kennen, ist die Voraussetzung für deren effektive Nutzung.

3.2.1   Atemsynchrone Bronchialkaliberschwankungen

Die Durchmesser der Bronchiallumina verändern sich mit der Ein- und Ausatmung. Bei der Einatmung sind die Bronchiallumina weit, bei der Ausatmung eng. Die Weitenschwankungen werden als atemsynchrone Bronchialkaliberschwankungen bezeichnet. Bei der Dehnung der Bronchialwand (Einatmung) löst sich Sekret durch Scherkraftwirkung. Während der Ausatmung wird es zum Mund transportiert.

Alle Techniken mit vertieften Atemzügen basieren auf diesem Wirkprinzip (z. B. Autogene Drainagen).

3.2.2   Lageveränderungen des Körpers

Die Durchblutung der Lunge ist von der Schwerkraft abhängig. Räumlich tiefer liegende Lungenpartien sind stärker mit Blut gefüllt als oben liegende Abschnitte. Die Belüftung der Lunge verhält sich gegensinnig: Obenliegende Partien weisen eine höhere Lufthaltigkeit auf als tiefer liegende. Jeder Lageveränderung des Körpers folgt eine Veränderung der Durchblutung und der Belüftung.

Einzelne Lungenabschnitte können gezielt angesprochen werden. Nach Lageveränderungen können Patienten Sekret besser abhusten. Man kann vermuten, dass sich der Lagewechsel günstig auf den Sekrettransport auswirkt.

Alle Techniken mit Lageveränderungen basieren auf diesem Wirkprinzip.

3.2.3   Oszillationen

Oszillationen im Atemstrom reduzieren die Sekretviskosität und Sekretadhäsion. Die rasch aufeinanderfolgenden Druckschwankungen im Rhythmus der Oszillationen haben schnell aufeinanderfolgende Bronchialkaliberschwankungen zur Folge. Beim Einsatz des VRP1 schert das Sekret durch den ständigen Wechsel von laminarer und turbulenter Strömung (Stop-and-go-Mechanismus) leichter von der Bronchialwand ab.

3.2.4   Exspiratorische Stenosen

Sie halten den Druck in den zentralen Atemwegen länger hoch und wirken gegen einen Bronchialkollaps (Verschiebung des Equal Pressure Points von peripher nach zentral). Dieses Prinzip wird z. B. bei der Lippenbremse und bei PEP genutzt.

3.2.5   Mobilisation

Gedehnte Haut und Muskulatur sowie mobile Gelenke besonders im Bereich des Brustkorbs sind eine Voraussetzung zur Durchführung für vertiefter Atemzüge. Techniken zur Sekretmobilisation sind nach Mobilisationen effektiver.

3.3   Effektive Therapiegestaltung

A. Dautzenroth

▬▬   Raumgestaltung

Der Behandlungsraum soll gut gelüftet, altersentsprechend warm und hell sein. Er muss ausreichend Platz zum Bewegen, eine gute Ausstattung mit Therapiegeräten (Matte, Sprossenwand, Keil, Pezziball) und Spielzeug für verschiedene Altersstufen bieten.

Kindgerechte Räume nicht zu reizintensiv gestalten, die kleinen Patienten müssen sich konzentrieren können. Abgegrenzte Räume sind für pubertäre Patienten und Erwachsene erforderlich. Die Patienten müssen sich entkleiden und sollen ohne Hemmungen Sekret abhusten.

Äußere Störfaktoren wie z. B. das Klingeln des Telefons sollen vermieden werden. Spielgeräte, alle Atemtherapiegeräte sowie Cremedosen, Reinigungsmittel etc. sollen in abschließbaren Schränken vor dem Einstauben und dem unerwünschten Zugriff vor allem von kleinen Patienten aufbewahrt werden.

▰ Behandlungsaufbau

Die Techniken werden nach ihrer Wichtigkeit für den Patienten in ihrem Umfang bemessen. Hat ein Kind viel Sekret, nimmt die Sekretmobilisation den größten Raum während der Behandlung ein.

Es können nie alle Gesichtspunkte während einer Behandlung berücksichtigt werden, der Therapeut legt vor Beginn sein Konzept fest, orientiert an den Zielen und dem Zustand des Patienten. Spielzeug, Lagerungsmaterial und Atemtherapiegeräte werden entsprechend vorbereitet. Das Gespräch mit den Eltern und mit dem Patienten kann zu Beginn der Therapie dringende Fragen und Wünsche klären und am Ende soll noch Zeit für offene Fragen bleiben.

▰ Behandlungsgestaltung

- Wenn immer möglich die natürlichen Bedürfnisse (z. B. Laufen, Anfassen, Sehen, Riechen, Recken und Strecken) des Kindes für die Therapie nutzen.
- Puste- und Blasespiele und entsprechende Atemtherapiegeräte bieten Abwechselung und ein breites Anwendungsspektrum.
- Musik und altersentsprechende Instrumente wirken entspannend und beeinflussen die Stimmung positiv.
- Bilder und Geschichten veranschaulichen, motivieren und erleichtern das Lernen.
- Mit- und Vormachen fördern besonders bei Kindern bis zum 8. Lebensjahr das Nachahmen und Lernen.
- Selbstständigkeit und Eigenerfahrungen fördern die Wahrnehmungsfähigkeit des Patienten.
- Unermüdliches Wiederholen ist für die dauerhafte Speicherung von Bewegungsmustern im Gehirn unbedingt erforderlich.

Zur Motivation müssen alle Antriebe, die dem Patienten zur Verfügung stehen, positiv genutzt werden. Nur so erzielt man Lust statt Frust. Ziele müssen erreichbar sein und Lob ist wichtig. Sprache und nonverbale Signale des Therapeuten müssen übereinstimmen, das gibt dem Patienten Sicherheit.

▰ Behandlungsabstände

Die Erfahrung zeigt, dass sowohl die Compliance als auch das Beherrschen der Techniken bei *regelmäßiger* Physiotherapie deutlich besser sind.

Säuglinge und Kleinkinder fühlen sich in bekannter Umgebung und bei vertrauten Personen wohl. Sie sind dann zu enormen Leistungen bereit. Eltern werden durch regelmäßiges Anleiten zur Durchführung von Techniken sicherer und kompetenter. Therapeuten, die Mut machen, loben und mit neuen Ideen aufwarten, motivieren Eltern und Patienten.

Die Physiotherapie hat Erfolg, wenn es dem Therapeuten gelingt, den Patienten zu Folgendem zu motivieren:

- selbstständiges Durchführen der Physiotherapie,
- regelmäßiges Wahrnehmen der Therapietermine und effektive Durchführung der Therapie in unterschiedlichem Umfang je nach Zustand,
- Integration der Therapie als normaler Bestandteil in das alltägliche Leben.

Dafür benötigt der Therapeut neben seiner Fachkompetenz Liebe, Geduld, Verständnis, Disziplin, Konsequenz und die Einsicht der Betroffenen.

Anmerkung: Berufsanfänger und unerfahrene Therapeuten sollten stets den Rat erfahrener Kollegen suchen und sich um die berufliche Weiterqualifikation bemühen, z. B. in vom Arbeitskreis Mukoviszidose e. V. angebotenen Fortbildungen.

3.4 Sekretmobilisation

3.4.1 Modifizierte Autogene Drainage (AD)

A. Dautzenroth

Die Autogene Drainage wurde von dem Physiotherapeuten J. Chevaillier in Zusammenarbeit mit Ärzten in einer Rehabilitationsklinik für Kinder mit Atemwegserkrankungen im belgischen De Haan entwickelt. 1984 wurde sie von deutschen Physiotherapeuten übernommen. Die praktische Durchführung der AD in beiden Ländern ist ähnlich. Die dazugehörigen Theoriemodelle unterscheiden sich aber deutlich, deshalb wird die deutsche Autogene Drainage als modifizierte AD bezeichnet.

Die AD ist eine Selbsthilfetechnik. Der CF-Patient lernt eine Atemtechnik, mit deren Hilfe er sein Sekret auch ohne fremde Hilfe aus der Lunge entfernen kann.

Die Ausführung der AD basiert auf der physiologischen Atmung. Ihr Wirkmechanismus beruht auf den atemsynchronen Bronchialkaliberschwankungen. Die in Abhängigkeit von Ein- und Ausatmung auftretenden Lumenschwankungen der Bronchien bewirken eine Sekretlösung und einen Sekrettransport auch gegen die Schwerkraft. Während der langsamen und vertieften Einatmung werden die Bronchien erweitert und das an der Bronchialwand anliegende Sekret kann weniger gut haften. Durch die Retraktionskraft der Lunge kommt es während der passiven Ausatmung zu einer raschen Luftströmung (Wirkung von Scherkräften) und damit zu einem Sekrettransport Richtung Mund. Bei der aktiven Ausatmung werden durch den Einsatz der Ausatemmuskeln die Bronchien verengt und pressen den Schleim wie „Wasser aus einem Schwamm" von den kleinen in die größeren Bronchien. Bei jeder Ausatmung wird das Sekret weiter mundwärts transportiert.

Die Einführung der AD in Deutschland bedeutete international eine „echte Revolution". Man ging bis dahin davon aus, dass die Schwerkraft für den Sekrettransport eine bedeutende Rolle spielt. Das extrem zähe Sekret von CF-Patienten lässt sich nachweislich allein durch Schwerkraftwirkung nicht oder kaum bewegen (Reagenzglastest).

Das Verstehen des Wirkmechanismus der AD hat sich auf andere Techniken positiv ausgewirkt. Heute weiß man, dass eine entspannte, vertiefte Atmung positiv auf den Sekrettransport wirkt und die Atemwege schont. Vom passivem Abklopfen zur Sekretmobilisation werden Patienten heute verschont.

▰▰ Voraussetzungen für die AD

- mobiler Brustkorb,
- Fähigkeit, ruhig zu sitzen,
- Fähigkeit der Konzentration,
- Fähigkeit, entspannt zu atmen,
- Fähigkeit, Sekret wahrzunehmen.

Geeignete Ausgangsstellungen
(Reihenfolge entspricht der Häufigkeit der Anwendung, siehe Abb. 3.**1 a-d**):
- Sitz angelehnt oder frei,
- Rückenlage auf dem Keil,
- Rückenlage in horizontaler Lage,
- jede andere Ausgangsstellung.

▰▰ Durchführung

- Gegebenenfalls freimachen der oberen Atemwege (Nase, Rachenraum) durch Nase putzen und einmaliges Räuspern.
- Der Patient beginnt in angenehmer Lage mit einer ruhigen, entspannten Atmung.
- Es folgen zunehmend vertiefte Atemzüge im Bereich des in- und exspiratorischen Reservevolumens.
- Die Tiefe der Atemzüge richtet sich z. B. nach der Menge und Lokalisation des Sekrets.
- Einatmung: möglichst durch die Nase, langsam und tief.
- Nach einer endinspiratorischen Pause von 2-3 Sek., in der die Luft besser in den obstruierten Atemwegen verteilt wird, erfolgt eine bewusst verlängerte Ausatmung.
- Ausatmung: zunächst passiv, ohne Ausatemmuskulatur, dann aktiv (Abb. 3.**2**).
- Bei der aktiven Ausatmung dürfen keine zu hohen intrathorakalen Drücke entstehen. Diese führen zu Kollapsphänomenen und behindern den Sekrettransport und das Ausströmen der Luft.
- Eine enggestellte Glottis während der passiven Ausatmung bremst die schnelle Luftströmung und behindert den Sekrettransport ebenso wie ein zu früher und zu starker Einsatz der Ausatemmuskulatur.

Bausteine der AD (Abb. 3.**3**):
- langsame, vertiefte Einatmung,
- Atempause,
- lange Ausatmung: erst passiv, dann aktiv.

Schon im Kleinkindalter werden diese Bausteine bewusst gemacht und einzeln spielerisch geübt (Abb. 3.**4**). Der Effekt beruht auf der Summation vieler einzelner Atemzüge in Kombination mit Bewegung. Nur wenige Kinder können vor dem Schulalter die AD über längere Zeit konzentriert anwenden.

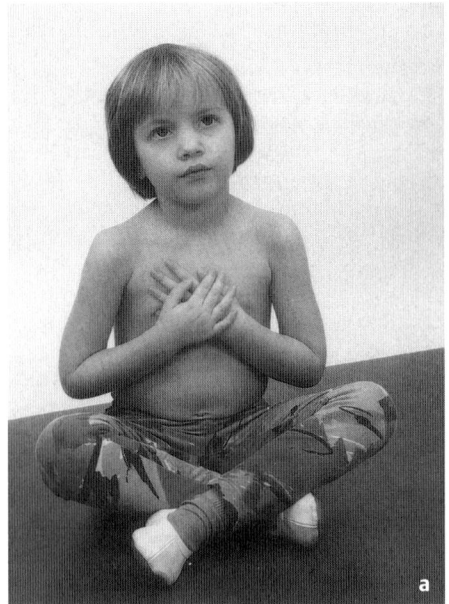
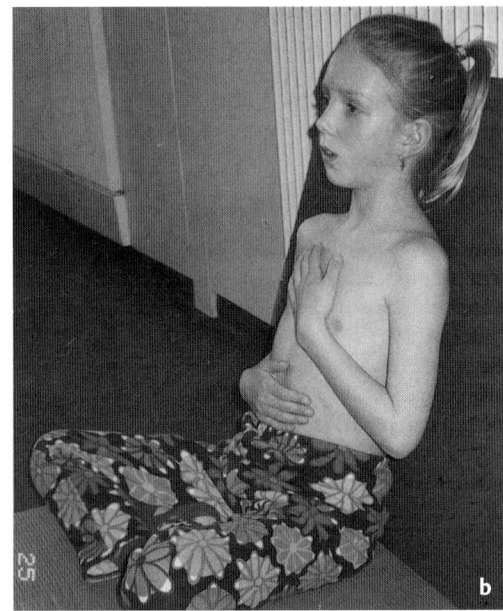
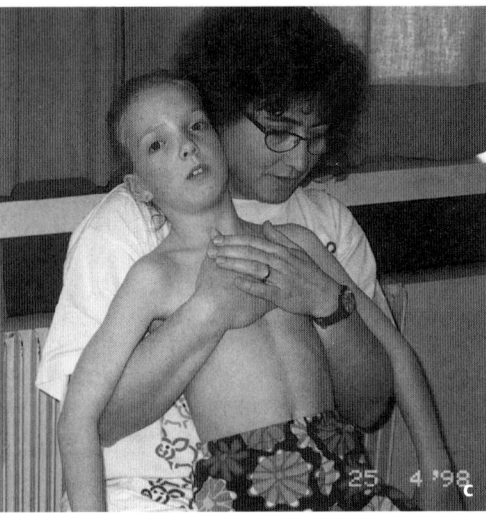
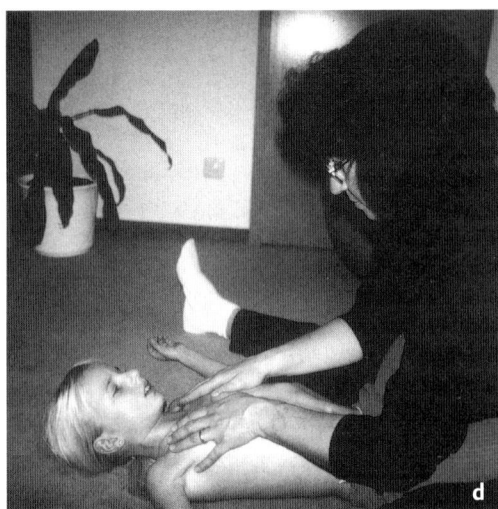

Abb. 3.**1** Autogene Drainage; **a** eines vierjährigen Mädchens; **b** eines neunjährigen Mädchens; **c** gemeinsame Durchführung mit der Physiotherapeutin; **d** im Liegen mit geschlossenen Augen unter Anleitung der Physiotherapeutin

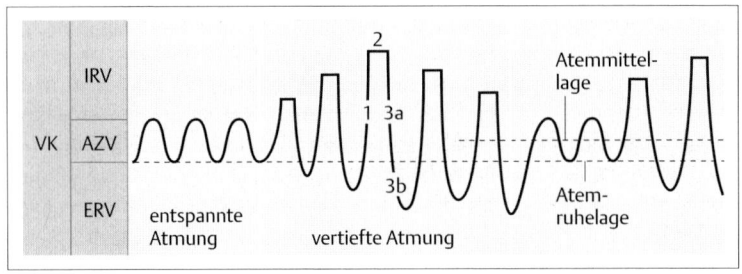

Abb. 3.**2** Schematische Darstellung der Atmung zur Autogenen Drainage (AD):
1 Einatmung,
2 Atempause,
3a passive Ausatmung,
3b aktive Ausatmung

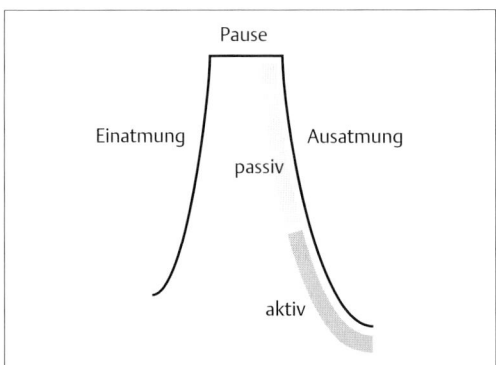

Abb. 3.**3** Bausteine der Atmung zur Autogenen Drainage

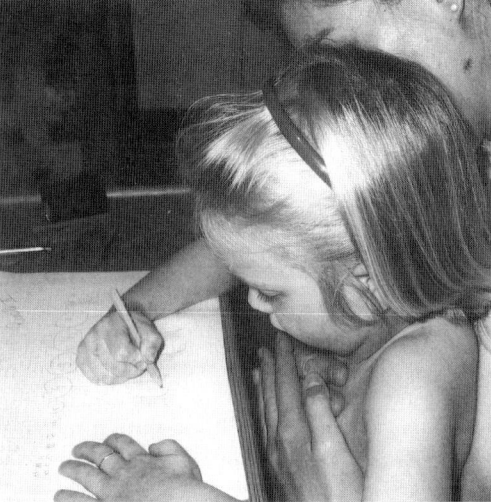

Abb. 3.**4** Kindgerechtes Erlernen der Autogenen Drainage mithilfe des Malens

Die AD wird mittels kostoabdominaler und kostosternaler Atmung durchgeführt. (Grundlage ist die Atemmechanik des Gesunden.) Initial beginnt die Einatmung mit dem Zwerchfell, die Bewegungen des Brustkorbes folgen in harmonischer Weise. Der Patient nimmt diese Bewegungen durch Handkontakt am Bauch und Brustkorb wahr. Das erleichtert ihm die Ausführung.

Die vertieften Atemzüge führen zu atemsynchronen Bronchialkaliberschwankungen. Der Sekrettransport von den kleinen in die großen Atemwege bis in die Trachea beginnt. Man hört das Sekret nicht nur, es ist auch als feines Kribbeln unter den Händen zu spüren.

Lokalisation des Sekretes:
- hörbar zu Beginn der Ausatmung: in den oberen Atemwegen,
- hörbar in der Mitte der Ausatmung: in den kleineren Atemwegen,
- hörbar am Ende der Ausatmung: in den tiefer gelegenen Atemwegen.

Sekret weit oben in den Atemwegen kann nach 1-2 Atemzügen am besten durch Räuspern entfernt werden. Sitzt es tiefer, muss der Patient so lange mit der AD fortfahren, bis es nach ganz oben (große Atemwege, Trachea) gelangt ist. Ziel ist, das Sekret so weit als möglich mit der Atmung ohne zu husten nach oben zu transportieren. Es erfordert vom Patienten sehr viel Beherrschung, den Hustenreiz, den das sich bewegende Sekret auslöst, zu unterdrücken.

Die Geräusche geben Auskunft über die Konsistenz des Sekretes: Lockeres Sekret rasselt, lässt sich leichter transportieren, zähes Sekret erzeugt ein knatterndes Geräusch, es ist schwieriger zu transportieren und nimmt mehr Zeit für die AD in Anspruch. Sekret, das sich ganz in der Tiefe der Lunge befindet oder Sekret, das sich nicht bewegt, hört man nicht. Patient und Therapeut haben dann kein Feedback über den Effekt der AD.

Obwohl die Theorie der Autogenen Drainage einfach zu verstehen ist, ist ihre Durchführung oft schwierig. Es soll möglichst viel Sekret mobilisiert, gesammelt und schonend entfernt werden. Der Patient „sucht" nach seinem Sekret während er bewusst und entspannt atmet. Hört er das Sekret während der Ausatmung, muss er es mit jedem Atemzug Richtung Mund transportieren. Oft dauert es lange bis sich Sekret löst und zu hören ist. Die Anwendung der AD kann 20 bis 40 Min. dauern, sie kann mit der Inhalation kombiniert werden. Nicht selten wird das mobilisierte Sekret erst nach der Therapie oder auf dem Heimweg abgegeben.

Nach einer Sekretabgabe oder bei langer Dauer der AD sollen immer wieder Pausen mit entspannter Atmung folgen. Der Patient erholt sich und kann sich danach wieder besser konzentrieren. In der Pause kann eine Körperstellung eingenommen werden, passive Techniken (z. B. Packegriffe, Hautrollungen) sind effektive Ergänzungen.

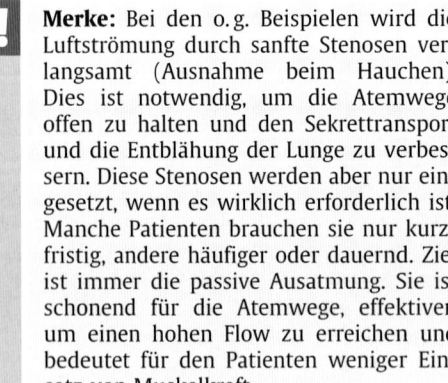

Fehler während der AD

– *Bei der Einatmung:* zu kurz, zu schnell, ungleichmäßig; Nase verstopft; zu geringer Zwerchfelleinsatz; zu geringe Brustkorbbewegungen.
– *In der Atempause:* zu kurz, gepresst; keine Pause (Scheinpause).
– *Bei der Ausatmung* (schwierigster Teil): keine passive Ausatmung wegen z. B. enggestellter Glottis, Bronchialkollaps, fehlender Entspannung, Hustenreiz; passive Ausatmung ist zu kurz; aktive Ausatmung beginnt zu früh, ist zu forciert, zu kurz, zu lang.

Bei der AD ist der hohe Flow während der passiven Ausatmung wichtig für einen effektiven und schonenden Sekrettransport. Sind die Atemwege zu eng oder kollabieren sogar, ist es nötig, den intrathorakalen Druckabfall während der Ausatmung zu verlangsamen.

Merkmale der Atemwegsenge:
– während der Ausatmung hörbares Giemen,
– fehlendes Absinken des Brustkorbs bei der Ausatmung,
– Anheben des Brustkorbs bei der Ausatmung.

Mögliche Hilfen:
– Einsatz der Lippenbremse,
– Ausatmen durch die locker gefaustete Hand, ein umgedrehtes Inhalationsmundstück, ein kurzes Röhrchen, einen umgedrehten Flutter (VRP1),
– Hauchen.

! **Merke:** Bei den o. g. Beispielen wird die Luftströmung durch sanfte Stenosen verlangsamt (Ausnahme beim Hauchen). Dies ist notwendig, um die Atemwege offen zu halten und den Sekrettransport und die Entblähung der Lunge zu verbessern. Diese Stenosen werden aber nur eingesetzt, wenn es wirklich erforderlich ist. Manche Patienten brauchen sie nur kurzfristig, andere häufiger oder dauernd. Ziel ist immer die passive Ausatmung. Sie ist schonend für die Atemwege, effektiver, um einen hohen Flow zu erreichen und bedeutet für den Patienten weniger Einsatz von Muskelkraft.

Je besser die Lungenfunktion und damit der pulmonale Zustand des Patienten ist, um so leichter kann er die AD erlernen. Manche Patienten erlernen sie sofort, andere brauchen Monate. Der Erfolg ist auch von der Fertigkeit des Therapeuten abhängig. Anfänger sollten sich regelmäßig mit erfahrenen Kollegen austauschen. Dabei ist der Erfolg des Patienten von der Sekretmenge abhängig. Patienten mit sehr wenig Sekret geben wenig Sputum ab und sind evtl. weniger motiviert. Es empfiehlt sich, die AD z. B. in Kombination mit der Inhalation durchzuführen und ansonsten die aktiven physiotherapeutischen Techniken anzuwenden. Auch der Zeitpunkt der Therapie ist entscheidend für den Erfolg. Manche Patienten berichten, dass sie ihre Drainage dann machen, wenn Sie merken, dass sich viel Sekret gelöst hat und sie es gut über die Atmung transportieren und entfernen können.

Variationen der AD

Autogene Drainageatmung in der Schraube

Der Brustkorb ist in Inspirationsstellung. Die Atemwege sind weitgestellt, der Atemwegswiderstand ist herabgesetzt und die Luftströmung ist bei der passiven Ausatmung hoch. Manche Patienten können in dieser Position gut Sekret mobilisieren. Der verstärkte Zwerchfelleinsatz bei Fixation des Brustkorbs in Einatemstellung wirkt sich positiv auf die Sekretmobilisation aus. Auch in der Dehnstellung muss der Patient entspannen können.

Nach der Schraube sollte wieder in die Ausatemstellung geübt werden, um die Inspirationsstellung nicht zu verstärken.

Autogene Drainageatmung in Ausatemstellung des Brustkorbs

Der Patient atmet lange und tief aus. Bei der nächsten Inspiration versucht er, den Brustkorb abgesenkt zu halten und in dieser Stellung nur mit dem Zwerchfell wenige entspannte Atemzüge durchzuführen. Die Atempause wird dabei weggelassen, wenn sie zu anstrengend ist. So lassen sich oft große Mengen Sekret mobilisieren.

Der Behandler unterstützt den Patienten. Er fixiert den Brustkorb sanft und mit viel Gefühl. Der Patient kann sich dann besser auf die entspannte Zwerchfellatmung konzentrieren, er muss keine Haltearbeit leisten und erreicht eine bessere Ausatemstellung. Kontrollmessungen mit dem Pulsoximeter zeigen, ob es dabei zu einem gravierenden Sättigungsabfall kommt. Besonders bei Patienten in schlechtem Zustand ist das zu überprüfen.

3.4.2 Lagerungen, Lagewechsel, Drainagelagerungen

In der Physiotherapie werden 8 Drainagelagerungen bei CF Patienten angewandt (Tab. 3.**1**). Grundsätzlich gilt:
- Säuglinge und Kleinkinder werden wenn möglich auf dem Schoß behandelt.
- Kleinkinder, größere Kinder und Erwachsene werden auf der Matte und mithilfe eines Lagerungskeiles (80 x 70 x 30 cm) gelagert.
- Schwerkranke und Kinder auf der Kranken-/ Intensivstation werden im Bett gelagert.
- Dauer der Lagerung: mindestens 3-5 bis zu 10-15 Minuten, danach erfolgt ein Lagewechsel. Bei Schwerkranken und Intensivpatienten kann eine Lagerung 1-2 Stunden dauern.
- Die Lagerungen müssen für den Patienten angenehm sein.

Ist die *Kopftieflage* kardial zu belastend oder liegt ein gastroösophagialer Reflux vor, kann sie nicht eingenommen werden. Die entsprechenden Brustkorbabschnitte werden dann in Hochlage oder horizontaler Lage behandelt. Die Kopftieflage hat neben den bereits genannten Wirkungen den Vorteil der Lageverschiebung innerer Organe und des Zwerchfells. Das wirkt sich günstig auf die Atmung aus.

Tabelle 3.**1** Drainagelagerungen

Ausgangs-stellung	Lage	Brustkorb-abschnitte
Rückenlage Bauchlage	Kopf hoch Kopf hoch	obere vordere obere hintere
Rückenlage Bauchlage	horizontal horizontal	mittlere vordere mittlere hintere
Rückenlage Bauchlage	Kopf tief Kopf tief	untere vordere untere hintere
Seitenlage re. Seitenlage li.	Kopf tief Kopf tief	seitliche li. seitliche re.

▰ Wirkungen

- Beeinflussen von Ventilation und Perfusion,
- Aktivieren der Zwerchfelltätigkeit,
- Unterstützen des Sekrettransports,
- Pneumonieprophylaxe.

3.4.3 Kontaktatmung

Die Atembewegungen werden mittels Handkontakt begleitet. Damit können die Bewegungen des Thorax unterstützt werden. Einzelne Thoraxabschnitte werden mit einer oder beiden Händen gleich- oder beidseitig behandelt. Der zu behandelnde Abschnitt liegt in der Regel erhöht. In der Kopfhochlage werden die oberen, in der horizontalen Lage die mittleren und in der Tieflage die seitlichen und unteren Thoraxabschnitte behandelt. Kann ein Patient eine Tief- oder Flachlage nicht einnehmen, muss variiert werden.

▰ Durchführung

Der Therapeut legt seine Hand sanft und mit gutem Hautkontakt auf den zu behandelnden Brustkorbabschnitt und folgt den Atembewegungen unterstützend, ohne den Kontakt zur Haut zu verlieren. Leichter Druck vergrößert und unterstützt die Ausatmung, in die Einatmung wird geführt (evtl. Zug). Die Kontaktatmung, die als angenehm empfunden werden muss, wird 2 bis zu 10 Minuten lang durchgeführt. Der Therapeut stellt sich auf die Atembewegungen, Atemfrequenz und den Atemrhythmus des Patienten ein. In gefühlvollem Wechselspiel zwischen Patient und Therapeut gelingt – nonverbal und verbal –, die Atmung des Patienten positiv zu beeinflussen. Bei einer Schoßbehandlung beeinflusst die Atmung des Therapeuten die des Patienten zusätzlich (Abb. 3.**5**-3.**7**).

▰ Wirkungen

- Sekretmobilisation,
- Reduzieren der Atemfrequenz,
- Verbessern der Ventilation durch Vergrößern der Atembewegung (atemsynchrone Bronchialkaliberschwankungen),

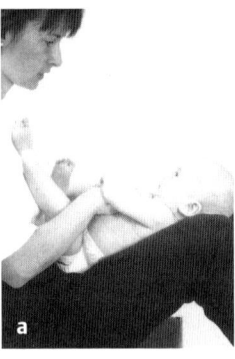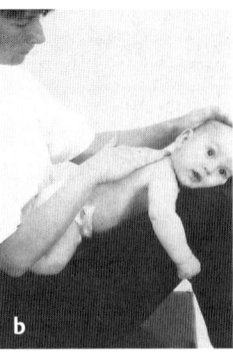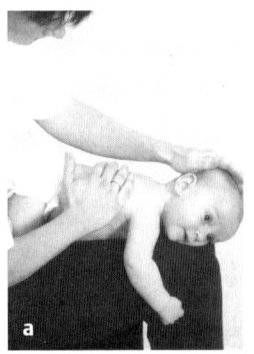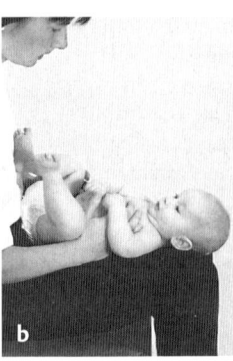

Abb. 3.**5a** Kontaktatmung Kopfhochlage 45-60°
Rückenlage: Die Hand der Therapeutin liegt unterhalb der Klavikula neben dem Sternum und begleitet die Ausatembewegung des Brustkorbs nach *kaudal*, dorsal und medial.
Abb. 3.**5b** Kopfhochlage 45–60° beim Säugling
Bauchlage: Die Hand der Therapeutin liegt zwischen Schulter und Nacken oberhalb des Schulterblattes und begleitet die Ausatembewegung des Brustkorbs nach *kaudal* und ventral

Abb. 3.**6a** Kontaktatmung horizontale Lage
Bauchlage: Die Hand der Therapeutin liegt auf dem mittleren Brustkorbabschnitt und begleitet die Ausatembewegung nach *ventral*, lateral und kaudal
Abb. 3.**6b** Horizontale Lage beim Säugling
Rückenlage: Die Hand der Therapeutin liegt im Brustbereich und begleitet die Ausatembewegung des Brustkorbs nach *dorsal*, medial, kaudal

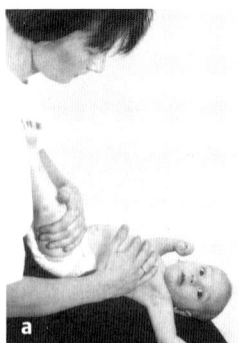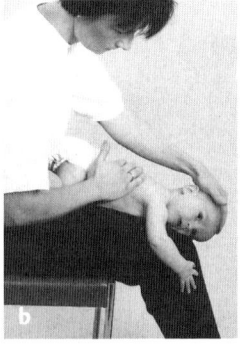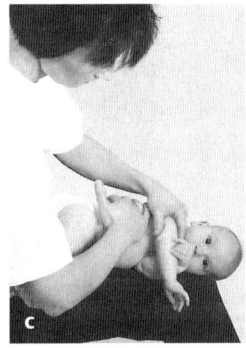

Abb. 3.**7a** Kontaktatmung Kopftieflage 40-45°
Rückenlage: Die Hand der Therapeutin liegt auf dem unteren Brustkorbabschnitt und begleitet die Ausatembewegung des Brustkorbs nach *medial*, kaudal und dorsal
Abb. 3.**7b** Kopftieflage 40–45° beim Säugling
Bauchlage: Die Hand der Therapeutin liegt auf dem unteren Brustkorbabschnitt und begleitet die Ausatembewegung des Brustkorbs nach *ventral*, kaudal und lateral

Abb. 3.**7c** Kopftieflage 40–45° beim Säugling
Seitenlage links: Die Hand der Therapeutin liegt auf dem seitlichen Brustkorbabschnitt und beleitet die Ausatembewegung des Brustkorbs nach *kaudal*, medial und ventral. Für den linken seitlichen Brustkorbabschnitt wird die Behandlung in der rechten Seitenlage durchgeführt

– Reduzieren erhöhter Atemarbeit durch passive Unterstützung der Atembewegung,
– Verbessern der Thoraxmobilität,

– Verändern der Atemrichtung durch manuelle Führung,
– Entspannen durch Lockern der Muskulatur und über die Wärme der Hand des Therapeuten.

3.4.4 Manuelle Vibrationen in die Ausatmung

Die Behandlung beginnt mit der Kontaktatmung. Nach mehreren Atemzügen (Einschleichen) wird der Thorax durch Vibrationen bei der Ausatmung erschüttert. Die einzelnen Thoraxabschnitte werden in den dazugehörenden Lagerungen behandelt, Beispiele zeigen die Abbildungen 3.**8** und 3.**9**. Die Vibrationsfrequenz ist variabel (grob- bis feinschlägig), die Schwingungen müssen sich auf den Thorax und den Atemstrom übertragen. Beim lautierenden Säugling und Kleinkind ist das zu hören, beim älteren Patienten kann es mit der tönenden Ausatmung überprüft werden. Während der Vibrationen bleibt der Kontakt zur Haut bestehen. Die Erschütterungen sollen angenehm sein, andernfalls stellt sich kein Erfolg ein.

Die Kontaktatmung und die manuellen Vibrationen sind besonders in der Säuglings- und Kleinkindtherapie sowie für den schwerkranken Patienten von großer Bedeutung.

Sie dienen nicht nur der intensiven Sekret- und Thoraxmobilisation, sie schulen auch die Körperwahrnehmung des Patienten. Ob die Sekretviskosität durch Vibrationen günstig beeinflusst werden kann, müssen Studien belegen.

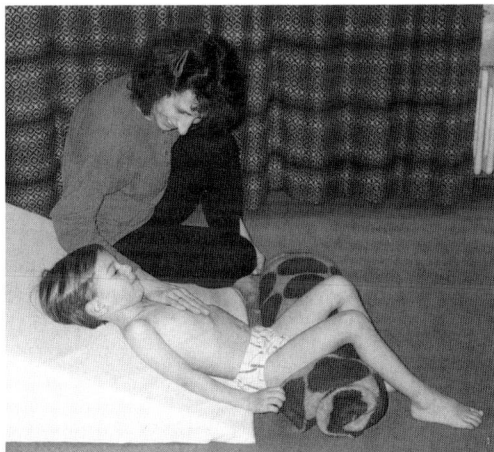

Abb. 3.**8** Vibrationen Kopfhochlage 40-65° Rückenlage: Die Hand der Therapeutin liegt unterhalb der Klavikula neben dem Sternum auf dem oberen Brustkorbabschnitt und begleitet die Ausatembewegung des Brustkorbs mit Vibrationen nach *kaudal*, dorsal und medial

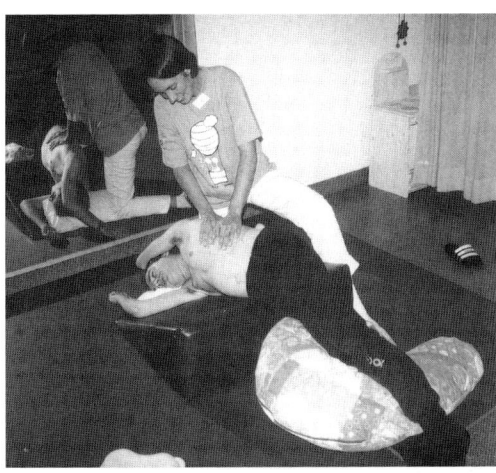

Abb. 3.**9** Vibrationen Kopftieflage 40-45° beim Erwachsenen, Seitenlage rechts: Die Hände der Therapeutin liegen nebeneinander auf dem linken seitlichen Brustkorbabschnitt und begleiten die Ausatembewegung des Brustkorbs mit Vibrationen nach *kaudal*, medial und ventral

Der Therapeut kann sehr gut Sekret tasten, Defizite in der Thoraxmobilität erfühlen und seitendifferente Thoraxbewegungen wahrnehmen, die mit der unterschiedlichen Belüftung der Lungenhälften einhergehen.

Die Kontaktatmung und Vibrationen sind eine gute Vorübung der AD und können diese gelegentlich auch ersetzen. Unerfahrene Therapeuten lernen diese Techniken leichter als die AD.

▬ Wirkungen

Siehe Kontaktatmung und intensive Sekretmobilisation durch Erschüttern des Thorax und die Oszillationen des Atemstroms.

3.4.5 Schüttelungen

Geschüttelt bzw. erschüttert werden einzelne Körperteile (Arme, Beine, Becken, Schultergürtel) oder der ganze Körper. Die Schüttelungen sind sanft, rhythmisch und dauern über eine längere Zeit. Geschüttelt wird in alle Richtungen und in allen Körperebenen (Abb. 3.**10**-3.**11**), Ziel ist stets die Auswirkung auf den Brustkorb.

Zug während der Schüttelungen von den Extremitäten wirkt sich besser auf den Thorax aus.

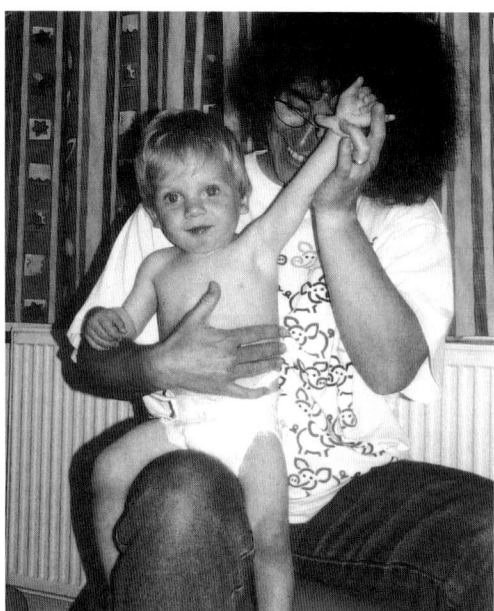

Abb. 3.**10** Armschüttelung beim Kleinkind

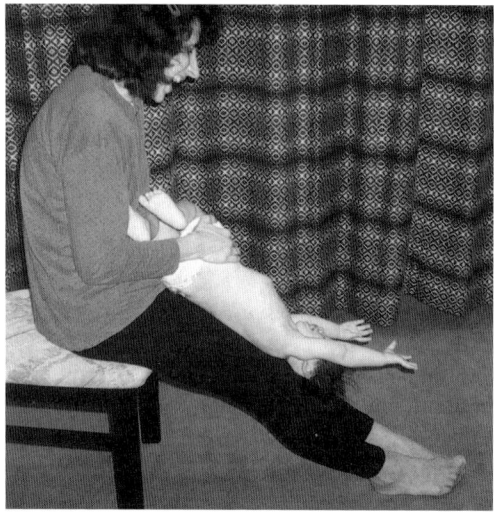

Abb. 3.**11** Schüttelungen des Beckens in die Rotation nach rechts beim Kleinkind in Kopftieflage

Schüttelungen eignen sich hervorragend für die Behandlung von Säuglingen, Kleinkindern und in der Behandlung Schwerkranker. Eltern lernen diese Technik leicht.

▬ Wirkungen

– Erschütterung des Thorax (Sekretmobilisation)
– Entspannung und Lockern der Muskeln
– Hinführen zu Lagewechsel
– Vertiefen der Atemzüge

3.4.6 Inhalation

H. Saemann

Um ca. 1940 wurden die ersten modernen Vernebler entwickelt. Ab diesem Zeitpunkt bestand die Möglichkeit, durch den Betrieb von Gas, Strom, Druck oder Ultraschall einatembare wirkstoffhaltige Inhalationslösungen als Tröpfchenaerosole für die Behandlung von Lungenerkrankungen anzubieten.

Die heutige Inhalationstherapie mit leistungsstarken Inhaliergeräten bringt Medikamente direkt in die Atemwege. Die Atemtherapie ersetzen können sie aber nicht.

▬ Feuchtinhalation, Dosieraerosol, Pulverinhalation

Die Inhalation kann mit Sprays, Pulver, Dampf oder mit Aerosolen durchgeführt werden. Die Aerosoltherapie mit pressluftgetriebenen Düsenverneblern (Nebelaerosol) steht bei der CF-Behandlung im Vordergrund. *Unter Aerosolen versteht man nahezu stabile Suspensionen fester oder flüssiger Stoffe in einem Gas.* Einer zu vernebelnden Flüssigkeit werden aus therapeutischen Zwecken Medikamente zugesetzt. Damit es zu einer Deposition der Partikel in den Bronchien, Bronchiolen und Alveolen kommt (lungengängige Aerosole), werden Tröpfchengrößen von 1-5 µm benötigt. Sind die Teilchen kleiner, können sie nicht in der Lunge deponiert werden, d. h. sie werden wieder ausgeatmet. Sind sie größer, können sie besonders die tieferen Lungenabschnitte nicht erreichen.

▬ Vorteile der Inhalationstherapie

– gezielte Depositon des Medikamentes in der Lunge,
– kaum Nebenwirkungen, weil die Medikamte topisch (örtlich) wirken,

- rasche Wirkung,
- niedrige Gesamtdosis,
- Medikamententransport über tiefe Atemzüge,
- während einer Feuchtinhalation (10-20 Min) kommt es durch die tiefen Atemzüge zusätzlich zu einem Sekrettransport.

▬ Inhalate und Zeitpunkt der Inhalation

- spasmolytische (krampflösende) Inhalate vor der Physiotherapie einsetzen, sie weiten die Bronchien und senken den Atemwegswiderstand,
- sekretolytische (schleimlösende) Inhalate mindestens eine Stunde vor dem Schlafengehen einsetzen, damit der Patient nicht mit Hustenreiz aufwacht. Inhalation von DNase (Pulmozyme) verflüssigt das Sekret stark. Durch eine intensive Sekretmobilisation und -elimination muss gewährleistet werden, dass das Sekret nicht in die Peripherie der Lunge abfließt.
- antibiotische Inhalate am Ende der Physiotherapie nutzen, wenn die größten Sekretmengen entfernt sind, können sie besser an der Schleimhaut ansetzen.

- antiallergische und antiphlogistische (entzündungshemmende) Inhalate: Muss der Patient Bronchodilatoren und Steroide inhalieren, wird mit dem bronchialerweiternden Mittel begonnen und das Kortisonpräparat erst 5–20 Min. später inhaliert (nach Arztangabe). Der günstigste Zeitpunkt für die Inhalation von Pulmozyme ist in der Regel am Morgen. Die Patienten sollen protokollieren, in welchem Zeitintervall nach der Inhalation die stärkste Sekretverflüssigung auftritt. Danach richtet sich dann z. B. der zeitliche Abstand der Pulmozymeinhalation zur Physiotherapie. Eine Pulmozymeinhalation sollte deshalb nicht vor dem zu Bett gehen stattfinden.

Die wichtigsten medikamentösen Ansätze sind in Tabelle 3.**2** aufgelistet. Eine entsprechende Mischtabelle ist in Tabelle 3.**3** zu finden.

▬ Voraussetzungen einer effektiven Inhalationstherapie

- richtige Atemtechnik,
- die korrekte Inhalation über das Mundstück ist wesentlich effektiver als über die Maske,
- eine günstige Atemwegsgeometrie, d. h. je enger ein Röhrensystem ist, umso weniger In-

Tabelle 3.**2** Die wichtigsten medikamentösen Ansätze zur Mukolyse, Sekretentfernung (Sekreteliminabtion), Entzündungsdämpfung und zur Bekämpfung der Pseudomonasbesiedelung

Therapieprinzip	Wirkmechanismus	Besonderheiten
hypertone Kochsalzlösung (inhalativ appliziert)	Unterbrechung ionischer Verbindungen im Mukus; kurzfristige Erhöhung des Wassergehalts im Bronchialsekret; Verbesserung der Mukusclearance	Nachteil: • kurze Wirkungsdauer (15–30 min) • Irritation der Bronchialschleimhaut infolge hoher Osmolarität
Amilorid	Natriumblockade (damit Salz- und Wasserretention im Bronchialsekret); deutlich längere Wirkung im Vergleich zur Salz-Inhalation	Wirkungsdauer: ca. 4 Stunden bei ausreichend hoher Dosierung; Serumspiegel zur Überwachung möglich
N-Acetyl-Cystein (NAC) u. Ä. (meist oral verabreicht)	Spaltung von Disulfidbrücken; antioxidative Wirkung	klinische Wirksamkeit von oralem NAC im Respirationstrakt umstritten; Inhalation von NAC geht – wie hypertone NaCl-Lösung – mit einer starken Reizwirkung einher
DNase (Pulmozyme)	enzymatische Spaltung der langkettigen DNA-Moleküle: Verbesserung der Mukusclearance	in Einzelfällen: schwierige Indikationsstellung

. . . . Fortsetzung →

Tabelle 3.**2** Fortsetzung

Therapieprinzip	Wirkmechanismus	Besonderheiten
Bronchospasmolytika • β-2-Mimetikum (oral, inhalativ) • Theophyllin (oral, selten) • Anticholinergikum, z. B. Altrovent (inhalativ)	• Bronchospasmolyse • Stimulation der Zilienaktivität • Aktivierung der Chloridkanäle bei vorhandener Restfunktion (β-2-M. u. Anticholinerg.)	in Einzelfällen (vor allem bei forcierter Ausatmung) Bronchialkollaps auslösend wie oben
Kortikosteroide (vorzugsweise inhalativ; vorübergehend systemisch)	antiobstruktiv; antiinflammatorisch	vor allem bei nachgewiesener bronchialer Überempfindlichkeit (Asthma-Komponente, allergische bronchopulmonale Aspergillose)
Antibiotika • Tobramycin • Colistin Inhalativ und systemisch/i.v.-Therapie	antibiotisch	Inhalation mit einem der Antibiotika ist nur bei Pseudomonasbesiedelung sinnvoll. Es gibt verschiedene Dosierungs- und Therapieschemata, die derzeit in Diskussion sind.

Tabelle 3.**3** Mischungstabelle für Inhalationslösungen bei CF

	Kochsalz	Beta-mimetika	Kortison	DNCG	Anti-biotika	Pulmo-zyme	Amilorid
Kochsalz		ja	ja	ja	evtl.	nein	ja *)
Betamimetika	ja		ja	ja	nein	nein	z. T. **)
Kortison	ja	ja		ja	nein	nein	nein
DNCG	ja	ja	ja		nein	nein	nein
Antikiotika	evtl.	nein	nein	nein		nein	nein
Pulmozyme	nein	nein	nein	nein	nein		nein
Amilorid	ja	z. T. ***)	nein	nein	nein	nein	

*) bei Konzentrationen bis 1,8 mg/ml
**) bis 0,3 mg/ml
***) bis 0,3 mg/ml

halat gelangt in die Peripherie der Atemwege. Beim Erwachsenen kommt es also nicht nur aufgrund der Mundstückinhalation, sondern auch aufgrund der größeren Bronchialdurchmesser zu einer besseren Medikamentendeposition als beim Säugling,
– richtige und sorgfältige Desinfektion, um eine Rekontamination der nächsten Inhalationslösung zu vermeiden,
– regelmäßige Wartung der Inhaliergeräte und der Vernebler,
– fachkompetente Anleitung durch den Physiotherapeuten,
– Motivation/Compliance der Patienten und Eltern.

 Merke: Bei vielen Inhalationslösungen muss die Inhalation bei den pressluftgetriebenen Düsenverneblern und bei den Ultraschallverneblern vollständig zu Ende geführt werden, da die Endkonzentration des Medikamentes im Medikamentenbehälter sehr hoch ist. Ansonsten erfolgt nur eine unzureichende Verabreichung des Medikamentes.

Inhalationsgeräte/ Inhalationssysteme

– Elektrische Vernebler
  Wässrige Lösungen oder Suspensionen werden vernebelt durch Druckluft (pressluftgetriebene Düsenvernebler z. B. der Firma PARI) oder Ultraschall (Ultraschallvernebler z. B. der Firma Schill).
– Treibgasbetriebene Dosieraerosole/Sprays
  Suspensionen bzw. Lösungen werden durch die Expansion und Verdunstung eines Treibmittels versprüht.
– Pulverinhalation
  Unter Einwirkung des inspiratorischen Atemflusses kommt es zur Verwirbelung eines mikronisierten Arzneistoffpulvers. Im Gegensatz zu den elektrischen Verneblern und den treibgasbetriebenen Dosieraerosolen (passive Aerosolerzeugung) handelt es sich bei den Pulverinhalatoren um eine aktive Aerosolerzeugung.

Elektrische Vernebler

Anforderungen an das Inhaliergerät:
– geeignete Partikelgröße (zwischen 1-5 µm),
– ausreichende Nebelmenge,
– ausreichende Nebeldichte,
– Konstanz der Dosisabgabe,
– geringe Restmenge des Medikamentes, das nach der Inhalation im Verneblersystem verbleibt und nicht für eine bronchiale Deposition zur Verfügung steht (Lindemann, 2000),
– eine auf die Inspirationsphase beschränkte Verneblung (Kosten- und Effizienzgründe),
– Dauerverneblung und Intervallverneblung (nur bei der Einatmung) muss möglich sein, vor allem für Kleinkinder und Schwerkranke,
– weiche Gesichtsmasken in unterschiedlichen Größen mit Winkelstücken für die Inhalation von Babys im Liegen,
– einfache Bedienung,
– Betriebssicherheit,
– problemlose Reinigung und Desinfektion,
– Inhalationszeit sollte 20 Min. nicht überschreiten,
– alle Medikamente und „Medikamentenmixturen" sollten vernebelbar sein,

Pressluftgetriebene Düsenvernebler

Die effektivste Form der Inhalation beim CF-Patienten wird zur Zeit mit den pressluftgetriebenen Düsenverneblern (Firma PARI/Starnberg) erreicht. Das Gerät besteht aus einem Kompressor zur Erzeugung der Druckluft, einem Schlauch, der die Druckluft zum Vernebler leitet und dem Vernebler, auch Inhalette genannt. Der Aufbau der Verneblertypen ist unterschiedlich. Der LC PLUS Vernebler besteht z. B. aus der Verneblerkammer mit integrierter Verneblerdüse und Medikamentenbecher, dem Verneblereinsatz mit aufgesetztem Einatemventil und dem Mundstück mit dem Ausatemventil.

Eine „einfache" und effektive Inhalation ist entscheidend für die Kooperation und die Compliance des Patienten. Das Inhaliergerät muss deshalb alle wichtigen Anforderungen erfüllen.

Transportable Geräte mit Akkubetrieb (z. B. PARI UNIVERSAL) sind für manche Patienten notwendig/sinnvoll und werden nach entsprechender Indikation von den Ärzten zusätzlich verschrieben. Jeder Patient besitzt *mehrere Inhaletten / Vernebler* (Mindestanzahl = Inhalationseinheiten pro Tag) und *sein eigenes Inhaliergerät*. Dies gilt auch bei einem Geschwisterpaar, das an CF erkrankt ist. In der physiotherapeutischen Praxis oder in der Klinik können mehrere Patienten einen Kompressor benutzen (Hygienerichtlinien beachten). Zur Kontrolle bzw. Anleitung der Inhalation bringt jeder Patient seine eigenen Vernebler mit in die PT-Praxis (ausschließlich zum eigenen Gebrauch!). In der Klinik werden sterilisierte Vernebler zur Verfügung gestellt. Da die meisten CF-Patienten mit den Inhaliergeräten von PARI inhalieren, werden die Kompressor- und Verneblertypen in Tabelle 3.**4** und 3.**5** kurz beschrieben.

PARI Kompressortypen:

Es gibt den PARI Master (Abb. 3.**12**), den PARI BOY N (Abb. 3.**13**), den PARI UNIVERSAL und den PARI WALKBOY.

PARI Verneblertypen:

Die Verneblertypen LC PLUS Vernebler (less components) sowie die LL Vernebler (long life) werden in Tabelle 3.**5** miteinander verglichen.

Ein spezieller Vernebler der LC Gruppe ist der LC STAR Vernebler (zu erkennen an einem roten Einsatz). Er kann nur zusätzlich bestellt werden. Die Tröpfchengröße des Verneblers ist kleiner und bei der Antibiotikainhalation führt dies theo-

Tabelle 3.**4** PARI Kompressortypen

PARI MASTER	• leistungsstärkster Kompressor, dadurch etwas kürzere Inhalationsdauer, – hat sich für den Dauerbetrieb bei CF bewährt – größer und schwerer (4,2 kg) als der PARI BOY N, – durch die kürzere Inhalationszeit sinnvoll bei häufigen Inhalationen, – mitgelieferter Vernebler ist der LL-Vernebler; es können aber auch die LC-Vernebler benutzt werden. – Aufbewahrungsbox für den Vernebler
PARI BOY N	• Den neuen PARI BOY N (seit Oktober 2001 auf dem Markt) gibt es in 4 Ausführungen/Modellen PARI JuniorBOY N, PARI TurboBOY N, PARI BOY N und PARI BOY N Senior. Alle 4 Modelle sind von der Kompressorleistung, vom Gehäuse und vom Gewicht her gleich. Es besteht nur ein Unterschied in der Gehäusefarbe und in den ab Werk mitgelieferten, teilweise unterschiedlichen LC PLUS Verneblern, bzw LL Verneblern. – Alle LC PLUS- und LL-Verneblertypen können in einer Art Baukastensystem mit jedem PARI BOY N Kompressor kombiniert werden, mit Ausnahme der LC PLUS UNIVERSAL Vernebler (ein LC PLUS Vernebler mit dem aufgesetzten speziellen Universal-Unterbrecher, der nur mit dem PARI UNIVERSAL Kompressor (Akkugerät) betrieben werden kann.) – Kompressorleistung ist besser als beim alten PARI BOY und nur noch etwas geringer als beim PARI MASTER, – kleiner und leichter (1,7 kg) als der PARI MASTER, damit z. B. besser geeignet zum Verreisen.

PARI Junior BOY N	(grün) mit LC PLUS Junior Vernebler mit einem kleineren Kindermundstück, gelbem Tieraufstecker (PARI Friend), Babymaske der Größe 2 und einem Winkel für die Inhalation im Liegen. Die Maske immer mit dem Winkel benutzen (Luftloch) und nicht direkt auf das Verneblerobertteil aufsetzen.
PARI Turbo BOY N	(anthrazit) mit LC PLUS Turbo Vernebler mit Erwachsenenmundstück.
PARI BOY N	(anthrazit) mit LL Vernebler mit Erwachsenenmundstück.
PARI BOY N Senior	(anthrazit) mit 2 LC PLUS Verneblern. Ein LC Unterbrecher für die Intervallinhalation und eine Erwachsenenmaske mit einem Halteband werden zusätzlich mitgeliefert.

PARI UNIVERSAL	• die Kompressorleistung ist etwas geringer als beim PARI BOY N, – schwerer als der PARI BOY N (2,7 kg), – Akkugerät, d. h. es kann auch ohne Stromanschluss benutzt werden, z. B. auf Reisen, – an der Steckdose auf alle weltweit gebräuchlichen Netzspannungen umschaltbar, – ein Ladezyklus reicht für 10-12 Inhalationen je 10 Min., – kann an den Zigarettenanzünder (12-V-Buchse) angeschlossen werden, – spezieller Verneblertyp LC PLUS UNIVERSAL notwendig. Dieser besteht aus einem LC PLUS Turbo Vernebler mit abnehmbarem Spezialunterbrecher, – Dauerverneblung möglich, – geeignet für die Kombination von Inhalation und Autogener Drainage, weil das Kompressorgeräusch während der Ausatmung abschaltet; so kann sich der Patient während der Ausatmung gut auf den Sekrettransport und auf die Atemnebengeräusche konzentrieren.
PARI WALKBOY	• tragbares, leichtes (760 Gramm) Inhaliergerät mit Tragegurt, – netzunabhängige Inhalation (Akkugerät), – die Kompressorleistung ist schwächer zu Gunsten des deutlich geringeren Gewichtes, – die Inhalationszeit verlängert sich dadurch, – ein Ladezyklus reicht für 4 Inhalationen von je 10 Min.mit dem mitgelieferten LC PLUS Turbo Vernebler, – einfaches und schnelles Wiederaufladen an der Steckdose (ca. 3,5 Stunden) nur mit 230/240-Volt-Anschluss (Europa), – eine optische Anzeige der Restakkukapazität bietet eine zusätzliche Sicherheit, besonders wichtig, falls LL Vernebler verwendet werden, da bei ihnen längere Inhalationszeiten als mit den LC PLUS Verneblern notwendig sind, – Inhalation und Laden des Akkus an der 12-Volt-Buchse im Auto mit dem 12-Volt-Wandler (Zubehör) möglich, – aufgrund der geringeren Kompressorleistung und des größeren Tröpfchenspektrums ist die Inhalation von Antibiotika und Pulmozyme nicht sinnvoll, – sinnvolles, tragbares Zweitgerät für die netzunabhängige Tagesinhalation z. B. bei Wanderungen und Ausflügen. Für längere Urlaubsaufenthalte, bei denen mehrmals pro Tag inhaliert werden muss, sollt der PARI MASTER oder der PARI BOY N verwendet werden.

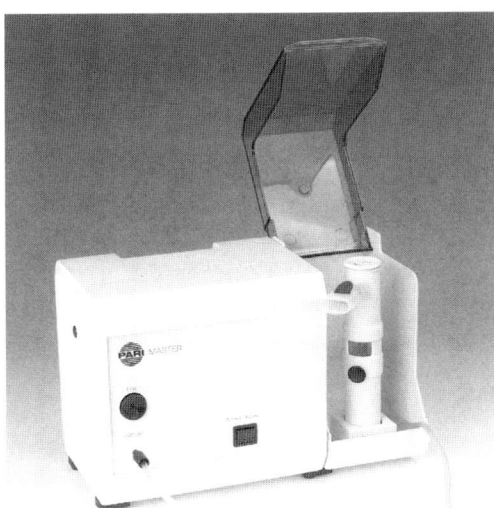

Abb. 3.**12** Pari Master

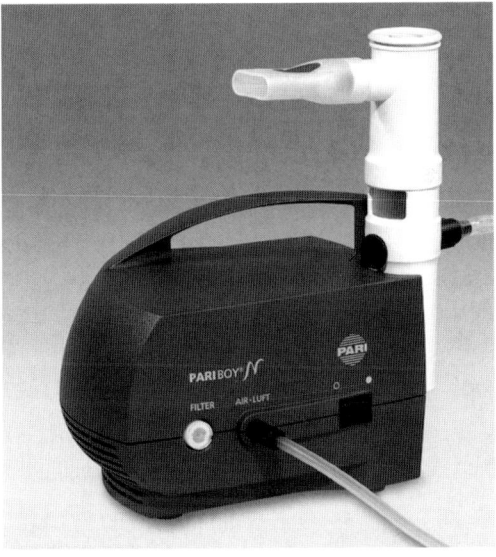

Abb. 3.**13** Pari Boy N

retisch (beim gesunden Menschen) zu einer besseren Deposition in den kleinen Atemwegen. Inwieweit das auch beim Patienten mit bronchialer Obstruktion der Fall ist, muss noch nachgewiesen werden (Lindemann 1998). Die Inhalationsdauer verlängert sich je nach Atemtechnik um 5-10 Min. aufgrund der geringeren Tröpfchengröße.

Die Weiterentwicklung und Neuentwicklung der unterschiedlichen Inhalationsgeräte/Verneb-

ler bzw. deren farbliche und namentliche Umgestaltung durch die Firmen macht es den Physiotherapeuten nicht leicht, sich immer einen Überblick über den aktuellen Stand zu verschaffen. Der Arbeitskreis Physiotherapie ist deshalb bestrebt, in Fortbildungsveranstaltungen über die neuesten Veränderungen zu berichten. Von vorschnellen positiven wie negativen Beurteilungen sollte Abstand genommen werden, solange die wissenschaftliche Überprüfung und die klinische Erprobung der Geräte an den CF-Patienten noch nicht stattgefunden hat.

Wartung: Die Wartungsrichtlinien sind der Gebrauchsanweisung zu entnehmen.

Erfahrungsgemäß achten Eltern und Patienten nicht ausreichend auf den Filter- und Schlauchwechsel, der bei den PARI Geräten 1 mal im Jahr erfolgen muss. Bei häufigem Gebrauch in der Praxis oder Klinik erfolgt der Wechsel jedes halbe Jahr (Filterwechsel spätestens nach 500 Betriebsstunden).

Auch die Inhaletten müssen regelmäßig kontrolliert werden. Damit die alten Vernebler rechtzeitig durch neue ersetzt werden können, sollten die Einzelteile des jeweiligen Verneblers mit einem wasserfesten Stift gekennzeichnet werden. Die schwarze Düse und das Luftstromsteuer („U-Metall-Teil") der LL Vernebler müssen bei Leistungsminderung als Ersatzteil bei der Firma PARI nachbestellt werden. Beim Zusammenbauen sind die verschiedenen Einzelteile der Verneblertypen untereinander austauschbar.

Die Medikamentenbohrungen und Luftbohrungen an der Düse der LL Vernebler sollten nicht regelmäßig durchstoßen werden, sondern nur, wenn die Düse wirklich verstopft ist. Die Bohrungen werden von unten nach oben durchstoßen und der Schmutz durch ein Tuch entfernt (Gebrauchsanleitung beachten). Die Medikamenten- und Luftbohrungen leiden unter einer zu häufigen mechanischen Reinigung.

Kinder kauen gerne auf dem Mundstück und die entstehenden Vertiefungen sind ungünstig für den Trockenvorgang, sie sollten deshalb frühzeitig ersetzt werden.

Ultraschallvernebler

Der Einsatz von neueren Ultraschallgeräten (Multisonic infracontrol der Firma Schill/Probszella) wirkt vielversprechend. Es handelt sich um eine Direktvernebelung ohne Kopplungsflüssigkeit

Tabelle 3.**5** Vergleich zwischen LC PLUS Verneblern und LL Verneblern

	LC PLUS Vernebler (less components)	LL Vernebler (long life)
Einzelteile	6, was die Reinigung bzw. die Desinfektion erleichtert	10, Reinigung ist deshalb etwas aufwändiger
Preis	kostengünstiger als die LL Vernebler	mehr als doppelt so teuer wie ein LC PLUS Vernebler
Lebensdauer	bei täglicher Inhalation ungefähr 1 Jahr	ca. 2 Jahre, robuster
Intervall-/ Dauervernebelung	LC PLUS Vernebler sind Dauervernebler, können aber mit einem zusätzlichen Unterbrecher zum Intervallvernebler umgerüstet werden. Alle LC PLUS Vernebler können in Verbindung mit dem UNIVERSAL Spezialunterbrecher auch für die Inhalation mit dem PARI UNIVERSAL Kompressor (Akkugerät) genutzt werden.	Intervall- und Dauervernebelung möglich durch integrierten Unterbrecher
Kombination mit Maske	Kombination mit dem Winkel und der Maske des LC-PLUS Baby Verneblers möglich	Maskenatmung (starre Kinder- und Erwachsenenmaske) ist möglich. Geplant ist eine neue weiche Gesichtsmaske „SMART Maske" aus Silikon, mit einem integrierten Ein- und Ausatemventil, das den Medikamentenverlust bei der Maskenatmung reduziert. Winkel und Kindermasken des LC PLUS Verneblers sind kombinierbar
Inhalation im Liegen	da die LC PLUS Vernebler kleiner sind als die LL Vernebler, können sie gut für die Inhalation im Liegen benutzt werden. Der Medikamentenbecher bzw. die Düse muss senkrecht stehen, sonst findet keine optimale Verneblung statt	da die LL Vernebler größer sind, müssen sie bei der Inhalation im Liegen gekippt werden. Am Ende der Inhalation, wenn durch die Schrägstellung die Medikamentenflüssigkeit nicht mehr vollständig vernebelt werden kann, muss eine aufrechte Lage gewählt werden. Hängt die Inhalette frei wie beim Inhalieren im Liegen auf dem Keil, kann dies umgangen werden
Kompressor	kombinierbar mit den Kompressoren PARI MASTER, PARI BOY N und PARI WALKBOY	kombinierbar mit dem Kompressor PARI MASTER und dem PARI BOY N und dem PARI WALKBOY; nicht mit dem UNIVERSAL Kompressor (Akkugerät)
Zusatzgeräte	PARI PEP System, Unterbrecher für die Intervallvernebelung und Filter-Ventilsystem, um eine Antibiotikabelastung der Umgebungsluft zu vermeiden (z. B. zum Schutz des Behandlers oder der Geschwisterkinder, die sich im gleichen Raum befinden). PARI THERM kann nicht kombiniert werden	PARI PEP System, Filter-Ventilsystem und der PARI THERM (Ein zusätzlicher Einsatz zur Erwärmung des Inhalates bei einer bronchialen Überempfindlichkeit gegenüber kalter Luft)

mit Infrarotsteuerung. Das Gerät ist sehr leise und kann auch im Akkubetrieb benutzt werden. Ob die Geräte alle Anforderungen erfüllen, ist zur Zeit noch nicht abschließend zu beurteilen. Gegen die meisten Ultraschallvernebler bestehen immer noch Einwände wegen einer hitzebedingten (partiellen) Proteinzerstörung, begrenzten Lebensdauer und zum Teil unzureichenden Möglichkeit zur Reinigung und Trocknung aller Einzelteile (Lindemann 2000).

Besondere Betriebs- und Reinigungshinweise des Herstellers müssen beachtet werden (Gebrauchsanweisung).

Durchführung der Inhalation bei Düsenverneblern/Ultraschallverneblern

 Merke: Vor dem Zusammenbauen des Verneblers und dem Einfüllen der Inhalationslösung müssen die Hände gründlich gereinigt werden, um eine Kontamination der Medikamentenlösung mit Bakterien zu vermeiden.

Um das Kind an diese wichtige Maßnahme zu gewöhnen, sollten auch ihm die Hände gewaschen werden. Beim Zusammenbauen und Einfüllen der Medikamentenlösung kann es erst durch Zuschauen und später durch Übernahme einzelner Handgriffe (unter Kontrolle) lernen, die richtigen Hygienemaßnahmen einzuhalten. Die Erfahrung der Autoren hat gezeigt, dass ältere Schulkinder, die die Inhalation schon selbstständig vorbereiten, die Reinigung der Hände nicht immer korrekt durchführen. Durch regelmäßige Kontrollen und Aufklärungsgespräche können solche Fehler bei den Eltern und den Kindern vermieden werden.

 Merke:
Bei Pseudomonasbesiedelung und im klinischen Bereich Hände desinfizieren.

Damit die Medikamentenflüssigkeit steril ist, sollten nur Einmalampullen verwendet werden. Eine Ausnahme bilden bronchialerweiternde Medikamentenzusätze, die es in speziellen Tropfflaschen gibt. Das Verfallsdatum nach der ersten Öffnung ist dabei zu beachten. Einige Medikamente müssen im Kühlschrank gelagert werden.

Inhalationstechnik: Je nach Medikament wird vor, während und/oder nach der Physiotherapie inhaliert. Der Patient kann im Sitzen, Liegen oder in einer Dehnstellung (z. B. Schraube) (Abb. 3.**16**) inhalieren. Der Patient muss sich dabei wohl fühlen und entspannt atmen können (Abb. 3.**14**).

Idealerweise erfolgt die Inhalation mit dem Mundstück, das zwischen den Zähnen liegt und locker von den Lippen umschlossen ist. Evt.

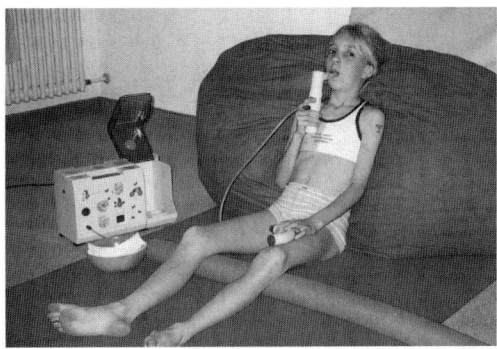

Abb. 3.**14** Inhalation im angelehnten Sitz. Durch den Sitzsack werden Wirbelsäule und die protrahierten Schultern optimal gestützt. Die Beine sind in leichter Abduktion und Außenrotation eingestellt, die Kniegelenke unterlagert. So kann eine gute Bauchatmung erfolgen

muss eine Nasenklemme verwendet werden, um die Nasenatmung auszuschließen.

Die Effektivität der Inhalation hängt wesentlich von der Einatemtechnik ab (Abb. 3.**15**). Der Ablauf ähnelt der Autogenen Drainage:
– Hebel vor Beginn der Einatmung 1-2 Sek. drücken,
– langsame, tiefe Einatmung durch das Mundstück,
– Atempause über 3-5 Sek.,
– lange passive und dann aktive Ausatmung.

Bei instabilem Bronchialsystem Ausatemwiderstände einsetzen.

Husten bei der Inhalation: Ein Reizhusten bei der Inhalation kann mehrere Ursachen haben. Eine stark entzündete Schleimhaut wird durch jede vernebelte Inhalationslösung gereizt, da sie beim Vernebelungsvorgang erheblich abkühlt. Der Husten ist allerdings meist von kurzer Dauer. Folgende Abhilfen bei anhaltenden Beschwerden sind möglich:
– Erwärmung des Aerosols auf Körpertemperatur. Dazu gibt es einen Heizeinsatz, z. B. den PARI-THERM,
– Entzündungsdämpfung durch Medikamente,
– Vorinhalation mit einem atemwegserweiternden Mittel (z. B. Atrovent, Berodual, Berotec, Sultanol),
– Verabreichung von Getränken (z. B. Mineralwasser) in kurzen Pausen,
– evt. ist das zu vernebelnde Medikament zu stark konzentriert. Bei Verdacht: Kontrollmes-

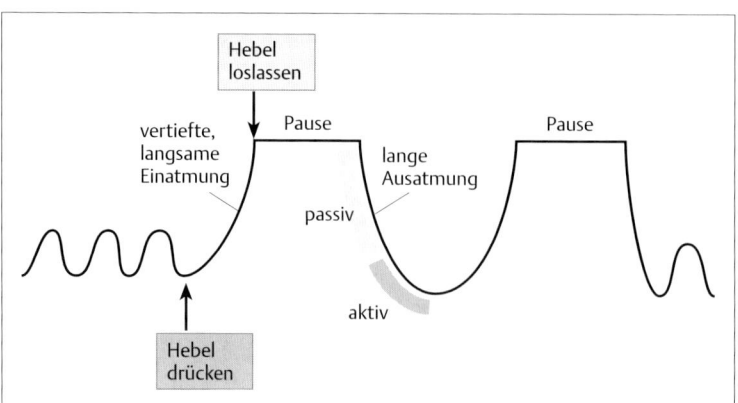

Abb. 3.**15** Atemtechnik während der Inhalation

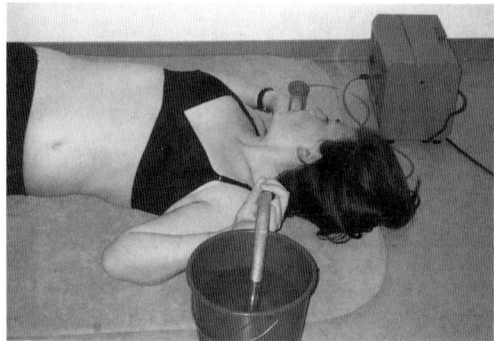

Abb. 3.**16** Inhalation in der Schraube mit Ausatmen gegen einen Wasserwiderstand (Wasserblubbern). Diese Kombination (Inhalation, Dehnstellung, Ausatemgerät) ist auch mit dem VRP1 oder mit dem RC-Cornet möglich

sungen durch Bestimmung der Osmolarität der Inhalationsflüssigkeit vor der Inhalation und der Restflüssigkeit im Medikamentenbecher nach der Inhalation. Abhilfe: beispielsweise Verdünnung mit isotonischer (= 0,9 %iger) Kochsalzlösung,
– evtl. ist das zu vernebelnde Medikament zu sauer oder zu alkalisch. Bei Verdacht: Untersuchung des pH-Wertes der Inhalationslösung und der Restflüssigkeit im Medikamentenbecher nach der Inhalation. Abhilfe: Verdünnung, evt. Zugabe neutralisierender Zusätze (Lindemann 1996).

Inhalationsdauer: nach ärztlicher Verordnung 1-6 mal täglich, je 10-20 Min. Der genaue Zeitpunkt und die Dauer erfolgen in Absprache mit dem Arzt und dem Physiotherapeuten.

Masken- oder Mundstückatmung: Bei Säuglingen erfolgt die Inhalation mit der Gesichtsmaske. Eine Umstellung auf das Mundstück sollte so früh wie möglich beginnen. Bei der Maskenatmung kommt max. 20-25 % des Inhalats in der Lunge an, der Rest lagert sich früher ab. In der Regel erfolgt die Umstellung auf das Mundstück zwischen dem 3. und 5. Lebensjahr, evt. auch schon früher. Da die Kinder in diesem Alter mit der Intervallvernebelung noch nicht zurecht kommen, sollten Dauervernebler verwendet werden, die durch Ventilkombination den Medikamentenverlust während der Ausatmung deutlich reduzieren (z. B. PARI LC PLUS Vernebler). Die Kinder atmen hierbei über das Mundstück aus, wobei die Luft durch ein Ventil im Mundstück entweicht.

Bei schwerst kranken CF-Patienten muss die Inhalation evt. wieder mit der Maske durchgeführt werden.

Kombination von Inhalation und Autogener Drainage: Die Autogene Drainage (AD) mit der Inhalation zu verbinden hat viele Vorteile, u. a. verkürzt sich die Gesamtdauer der Therapie.

Nach der Inhalation: Gerätereinigung/Desinfektion (siehe Kap. 3.18)

■ Treibgasbetriebene Dosieraerosole/Sprays

Mithilfe eines treibgasbetriebenen Dosieraerosols kann eine festgesetzte Menge (Dosis) eines Medikamentes lokal appliziert werden. Die Wirkung kann spasmolytisch, antiphlogistisch und antiallergisch sein. Der Aufbau der Geräte ist Abb. 3.**17** zu entnehmen.

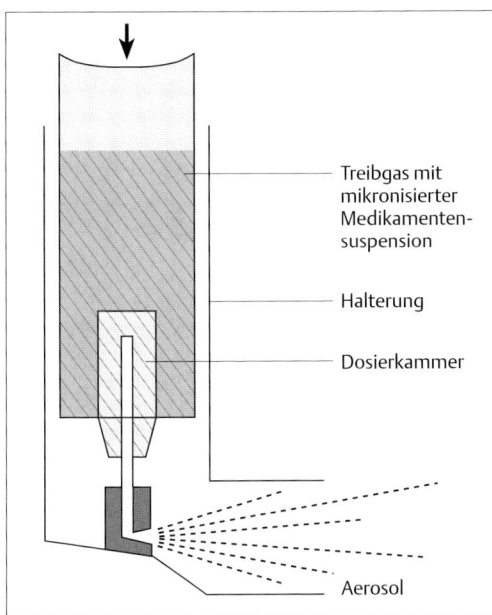

Abb. 3.**17** Aufbau eines Dosieraerosols

Treibgas mit mikronisierter Medikamentensuspension

Halterung

Dosierkammer

Aerosol

In Form eines Sprühstoßes gelangt das Medikament als Aerosol bis in die peripheren Bronchien. Je nach Substanz sind 100-400 Einzeldosen pro Aerosolkanister möglich.

Ein Spray, das z. B. eine Kapazität von 100 Sprühstößen besitzt, reicht bei 2 Hüben pro Tag für 6 Wochen. Die Patienten sollten sich frühzeitig ein neues Ersatzspray verordnen lassen.

Über die Art des Dosieraerosols und seinen Einsatz entscheidet der Arzt aufgrund des Lungenbefundes und aufgrund von Lungenfunktionsuntersuchungen (Schumacher 1994).

Anwendung:
– Schutzkappe unmittelbar vor der Inhalation abnehmen,
– Dosieraerosol senkrecht halten, so dass das Mundstück nach unten zeigt und kräftig schütteln,
– tief ausatmen und Luft anhalten,
– Kopf leicht nach hinten neigen, damit das Medikament nicht an die Rachenhinterwand gesprüht wird,
– Lippen umschließen das Mundstück fest und der Boden des Kanisters zeigt dabei nach oben,
– beim Beginn der Einatmung durch Druck auf den Boden des Kanisters eine Dosis freigeben (pro Atemzug einen Sprühstoß auslösen),

– mindestens 2 Sek. langsam und tief weiter einatmen, damit das Medikament tief in die Lunge transportiert wird,
– mindestens 5 Sek. die Luft anhalten, damit das Medikament ausreichend Zeit hat, sich in den Bronchien zu deponieren,
– langsam durch die Nase oder evt. mit Lippenbremse ausatmen.

Fehlerquellen:
– Der häufigste Fehler liegt in der mangelnden Synchronisation von Auslösung des Sprühstoßes und dem Beginn der Einatmung. Eine Untersuchung hat gezeigt, dass 50 % der Patienten auch nach einer Schulung eine falsche Inhalationstechnik beibehielten. Eine intensive Anleitung mit einem Placebogerät (Treibgas mit etwas H_2O) ist deshalb wichtig.
– Zur Lagerung muss das Mundstück stets verschlossen bleiben, damit es vor Fremdkörpern geschützt wird, die sonst mit dem Sprühstoß in die Atemwege transportiert werden könnten.
– Beim Schütteln muss der Sprühkopf nach unten gehalten werden, sonst kann sich die Dosierkammer nicht mit der Suspension füllen und es wird kein Aerosol freigesetzt.
– Bei der ersten Verwendung oder nach längerem Nichtgebrauch sollte der erste Sprühstoß verworfen werden.
– Hat der Arzt mehrere Hübe eines Dosieraerosols verordnet, muss jeder Hub einzeln und im Abstand von 1 Min. inhaliert werden. Dies gilt auch bei der Benutzung eines Spacers.

> **!** **Merke:** Eine intensive und mehrmalige Einweisung (Placebogerät) ist bei den Dosieraerosolen unbedingt erforderlich. Ein zu häufiger bzw. unkontrollierter Einsatz von Dosieraerosolen, besonders bei bronchialerweiternden Dosieraerosolen, kann zu unerwünschten und heftigen Nebenwirkungen wie Herzrasen und Übelkeit führen.

Typen von treibgasbetriebenen Dosieraerosolen

Dosieraerosole als Spray mit FCKW als Treibgas:
Durch das Treibgas erfolgt ein schneller Sprühstoß (100 km/h), dessen Geschwindigkeit jedoch schnell nachlässt. Nach 20 cm beträgt die Ge-

schwindigkeit nur noch 50 km/h. Bei einer schlechten Anwendungstechnik kann die Rachenhinterwand stark besprüht werden.

Das FCKW verursacht keine allergischen Reaktionen. Einigen Medikamenten wird ein Begleitstoff (z. B. Pfefferminze) zugeführt, weil sie sehr schlecht riechen. Auf diese Begleitstoffe können die Patienten allergisch reagieren. FCKW als Treibgas von Dosieraerosolen ist die letzte zugelassene Anwendungsmöglichkeit von FCKW in Deutschland.

Dosieraerosole als Spray ohne FCKW:

Der Sprühstoß mit anderen Treibgasen (z. B. HFA 134 a) ist langsamer und sanfter. Eine etwas bessere Deposition des Medikamentes ist möglich, weil durch die geringere Geschwindigkeit nicht so viel an die Rachenhinterwand gesprüht wird.

Autohaler/Easy-Haler:

Hier wird die Koordination von Einatmung und gleichzeitigem Drücken des Kanisters (Sprühstoß auslösen) erleichtert. Das Gerät muss vor der Inhalation zusätzlich gespannt werden. Der Patient setzt dann das Mundstück an und atmet ein. Dadurch wird durch einen bei der Inspiration entstehenden Unterdruck automatisch ein atemzugabhängiger Sprühstoß abgegeben. Bei Kindern kommt es manchmal zu einem reflektorischen Glottisverschluss, weil die Auslösung des Sprühstoßes ein Knackgeräusch verursacht, welches die Kinder erschreckt. Autohaler stehen nicht für alle Medikamente zur Verfügung. Zudem ist zu beachten, dass Autohaler nicht mit Applikationshilfen gekoppelt werden können. Bei Steroiden besteht deshalb kein effektiver Schutz vor Pilzbefall im Mund-Rachen-Raum. Ihr aufwändiger Mechanismus erzeugt mehr Müll.

Vorteile von Dosieraerosolen:
– hohe Dosierungsgenauigkeit,
– Notfalltherapie möglich,
– handlich und unauffällig in der Anwendung,
– unabhängig von Stromquellen und Feuchtigkeitseinflüssen,
– bessere Verträglichkeit und Einsatz bei Babys durch die Kombination mit dem Spacer.

Geplant sind Dosieraerosole/Vernebler ohne Treibgas. Der „Respimat" von Firma Boehringer soll voraussichtlich Ende 2003 in den Handel kommen.

Inhalationshilfen: Spacer und Expander

Um die fehlende Koordination zwischen Auslösung eines Hubes und der gleichzeitigen Einatmung zu überbrücken, wurden für Babys und Kinder *Spacer* (space = Raum) entwickelt. Dabei handelt es sich um ein „Hohlraumsystem" (starrer Plastikballon mit einem Volumen von bis zu 500 ml), in welches der Hub abgegeben wird. Der Spacer wird an einem Ende auf das Dosieraerosol aufgesetzt. Am anderen Ende befindet sich das Mundstück.

Je nach Größe der Spacer spricht man von großvolumigen oder kleinvolumigen Inhalationshilfen. Die Spacer der verschiedenen Hersteller sind untereinander nicht gleichwertig. Sie sollten deshalb nicht ausgetauscht und nur für das vorgegebene Medikament verwendet werden.

Neben den geschlossenen Inhalierhilfen, den Spacern, gibt es die offenen Inhalierhilfen, die Expander.

Beim *Expander* handelt es sich um eine offene Mundstückverlängerung. Durch den größeren Abstand zwischen Sprühkopf und Mundstück vermindert sich die Auftreffgeschwindigkeit des Aerosols im Mund-Rachen-Raum. Eine Verwendung von Dosieraerosol mit dem Expander setzt eine gute Atemkoordination voraus. Sie eignen sich besonders zur Schulung der atemsynchronen Sprühstoßauslösung. Löst der Patient den Sprühstoß zu früh aus, sieht er das Aerosol vor seinen Augen aufsteigen.

Vorteile des Spacers:
– Die Auslösung des Sprühstoßes und die Einatmung des Aerosols sind unabhängig voneinander. Der Sprühstoß wird in den Spacer (z. B. Rondo, Volumatic, Babyhaler) abgegeben und dann über 2-5 Atemzüge aus dem Spacer eingeatmet.
– Besonders für Kinder, die die komplizierte Koordination noch nicht umsetzen können, sind die Spacer eine große Hilfe. Für Babys und Kleinkinder wurde ein spezieller Spacer (Babyhaler) mit einem kleinen Volumen von 350 ml und einer Silikon-Gesichtsmaske entwickelt. Nach dem Sprühstoß wird dem Kind die Maske für 5 bis 10 Atemzüge auf Mund und Nase aufgesetzt. Dies kann auch beim schlafenden Kind erfolgen, wobei die Atemzüge an den Ventilbewegungen des Spacers ablesbar sind. Es gibt auch Spacer (Rondo und Aerochamber) mit einer zusätzlichen Gesichtsmaske für die Babyinhalation.

- Die Medikamentenablagerungen im Nasen-Rachen-Raum ist geringer, vor allem bei Kindern. Die größeren Teilchen, die nicht in die Bronchien transportiert werden können und sich normalerweise im Nasen-Rachen-Raum und an den Stimmbändern ablagern, verbleiben im Spacer. Dies verhindert bzw. reduziert Heiserkeit und Halsbeschwerden. *Kortisonsprays (Kortikosteroide) müssen wegen der Gefahr von Soor und Heiserkeit immer mit einem Spacer inhaliert werden.*
- Das Aerosol ist verträglicher, weil weniger davon in den Magen gelangt. Wenn Patienten bei einer topischen Anwendung systemische Nebenwirkungen wie z. B. erhöhte Herzfrequenz oder Muskelzittern zeigen, ist der Einsatz eines Spacers sinnvoll. Bei Verwendung eines Dosieraerosols ohne Spacer kann bis zu zwei Drittel der versprühten Dosis verschluckt werden, sich systemisch verteilen und Nebenwirkungen verursachen.

Anwendung des Spacers:
- Schutzkappe abnehmen und schütteln wie oben beschrieben,
- Dosieraerosol auf den Spacer aufsetzen (Gebrauchsanweisung),
- Dosieraerosol mit einem Sprühstoß in den Spacer einsprühen,
- tief ausatmen und dann das Mundstück des Spacers fest umschließen,
- langsames, vertieftes Einatmen des Dosieraerosols mit einer langen Atempause (3-5 Sek),
- langsames Ausatmen über die Nase oder über die Lippenbremse,
- mit insgesamt 1-5 Atemzügen (je nach Alter) den Spacer leer atmen,
- bei mehreren verordneten Sprühstößen wird das ganze Manöver wiederholt, der Abstand zwischen zwei Sprühstößen muss dabei mindestens 1 Min. betragen, besonders wenn ein schnell wirksames Betamimetikum verordnet wurde.

Nachdem der Sprühstoß in den Spacer abgegeben wurde, sollte das Dosieraerosol unmittelbar eingeatmet werden, da es sich in der Inhalierhilfe nicht lange hält.

Für den Einsatz im Kindesalter sollte der Spacer ein Ventil besitzen, wodurch die Einatmung nur durch den Spacer und die Ausatmung direkt in die Raumluft erfolgt. Wenn der Spacer ein Einwegventil (Ausatemventil) besitzt, kann das Kind das Mundstück im Mund behalten, bei der Ausatmung gelangt die Ausatemluft dann nicht in den Spacer.

Reinigung von Dosieraerosolen und Inhalationshilfen: Jeder Patient besitzt sein eigenes Dosieraerosol und seinen eigenen Spacer. Speichelreste am Mundstück und Medikamentenrückstände im Bereich der Sprühdüse führen zu Verstopfungen und zu Verklebungen am Ventil. Die Kunststoffhalterung des Aerosols sollte deshalb mindestens 1 mal pro Woche unter fließendem Wasser gereinigt werden. Das Dosieraerosol darf erst wieder nach der vollständigen Trocknung zusammengesetzt werden.

Die Spacer müssen nach jeder Anwendung in ihre Einzelteile zerlegt, abgewaschen (keine Spülmittel verwenden), getrocknet und vollkommen trocken aufbewahrt werden. Spacer aus Polycarbonat (Volumatic, Babyhaler, Fisonair) neigen zu einer elektrostatischen Aufladung. Sie sollten nach dem Abwaschen nicht intensiv trockengerieben werden. Besser ist es, sie nur auszuschütteln, abzutupfen und zum Trocknen zuzudecken.

Nicht alle Teile bzw. Typen können ausgekocht werden. Gebrauchsanweisung beachten.

■ Pulverinhalation

Die Freisetzung des mikonisierten Arzneistoffes (Staubaerosol) erfolgt ausschließlich durch den inspiratorischen Atemfluss.

Darreichungsformen:

Einzeldosen (z. B. Spinhaler) und Multidosen als Einzelreservoir (z. B. Diskus) bzw. als Gesamtreservoir (z. B. Turbohaler).

Bei den heutigen Pulverinhalatoren reicht schon ein niedriger inspiratorischer Flow, so dass auch 5-6-jährige Kinder diese Medikamente benutzen können. Die Pulverinhalation ist jedoch ungeeignet für Patienten mit einer stark eingeschränkten Inspiration, z. B. bei Schwerkranken und bei Babys/Kleinkindern. Die Kombination mit einer Inhalierhilfe ist nicht möglich.

Manche Medikamente, z. B. Foradil (lang anhaltendes bronchialerweiterndes Medikament) gibt es nur als Pulverinhalat. Im Gegensatz zu den Dosieraerosolen ist die Wirkstoffauswahl beschränkt.

Anwendung: Für den Transport und die Deposition des Medikamentes bei der Pulverinhalation muss besonders auf eine *lange*, gleichmäßige

Ein- und Ausatmung durch die Nase und auf eine lange Atempause geachtet werden. Es wird mehrmals abgeatmet, bis das Pulver aufgebraucht ist.

Die richtige Atemtechnik ist noch wichtiger als bei den Sprays. Damit das Medikament möglichst zuverlässig in die Lunge gelangt, ist die Medikamentendosis bei der Pulverinhalation in der Regel doppelt so hoch wie beim Spray. Daraus resultiert ein höherer Preis für die Pulverinhalation.

Fehlerquellen: Bei der Ausatmung darf nicht in das Pulver hineingepustet werden (Nasenatmung), da es sonst durch die Feuchtigkeit zur Klumpenbildung kommen kann. Das Gerät sollte deshalb zwischen den einzelnen Atemzügen abgesetzt werden. Es darf bei der Lagerung nicht mit Feuchtigkeit in Verbindung kommen.

Es gibt einige Fehlerquellen bei der Dosierung (Unterdosierung) und beim Öffnen und Schließen (Gebrauchsanweisung genau beachten).

Vorteile der Pulverinhalatoren gegenüber den (treibgasbetriebenen) Dosieraerosolen:
– Verzicht auf das Treibgas, aber mehr Plastikabfall,
– keine Koordinationsprobleme, die Aerosolerzeugung erfolgt ateminduziert,
– geringere Partikelbeschleunigung und damit reduzierte Deposition im Nasen-Rachen-Raum (bei Nebenwirkungen im Nasen-Rachen-Raum den Mund ausspülen bzw. nach der Inhalation etwas essen),
– geringere Temperaturempfindlichkeit,
– bessere Füllgradkontrolle.

Reinigung: Jeder Patient besitzt seinen eigenen Pulverinhalator. Die Pulverinhalatoren sollten nicht mit Feuchtigkeit in Berührung kommen (Verlust der Lungengängigkeit des Pulvers durch Verklumpen).

Pulverreste lassen sich mit einem sauberen Fön ausblasen.

Das Inhalatorgehäuse sollte wegen der Gefahr einer elektrischen Aufladung nicht mit Woll- oder Baumwollstoffen abgerieben werden.

 Merke: Nach jeder Inhalation ist es sinnvoll, den Mund auszuspülen, um Nebenwirkungen im Nasen-Rachen-Raum und an den Stimmbändern zu reduzieren, ein Verschlucken des im Mund abgelagerten Medikamentes zu vermeiden (systemische Nebenwirkungen), dem Kariesrisiko bei säurehaltigen Medikamenten entgegen-

zuwirken. Empfehlenswert ist zudem eine fluoridhaltige Zahnpasta und häufige Kontrollen des Zahnschmelzes

3.4.7 VRP1

H. Saemann

Die Anwendung des VRP1 (Vario-Resistance-Pressure), auch Flutter genannt („Flutter" = engl. flattern, hin- und herbewegen), gehört zu der oszillierenden Physiotherapie wie z. B. das RC-Cornet, das Solvet II-System oder die Thoraxschüttelwesten. Der VRP1 und das RC-Cornet haben sich in der Praxis durchgesetzt.

„Oszillierenden Physiotherapie bedeutet je nach angewendetem Therapiegerät, aktiv oder passiv die Luftsäule in den Atemwegen über das Therapieintervall (20-30 Min.) hinweg mit einer bestimmten Frequenz und möglichst hoher, aber tolerierbarer Schwingungsamplitude zu bewegen" (App 1999).

2 Beispiele für die Möglichkeiten der oszillierenden Physiotherapie:
– Inhalation mit gleichzeitiger Oszillation z. B. mit dem Solvet II-System. Hier werden die Oszillationen während der Inspiration und der Exspiration direkt über das Mundstück in die Atemwege geleitet. Die Oszillationsfrequenz, der Druck und die Flussrate sind beim Solvet II-System im Gegensatz zum VRP1 bei Inspiration und Exspiration konstant.
– Hochfrequente Brustwandkompression: z. B. mit der ThAIRapy Vest, einer hochfrequenten Brustwandkompressionsweste, die als aufblasbare Weste von außen dem Thorax aufgesetzt wird. Die dort erzeugten Oszillationen werden in die Atemwege weitergeleitet, wobei die Luft gemäß den Schwingungen des Thorax durch den geöffneten Mund ein- und ausströmt. Dieses Atemtherapiegerät hat sich besonders zur Steigerung der peripheren Ventilation bewährt (App 1999). Es gibt zur Zeit nur 2 der sehr teuren Thoraxschüttelwesten in Deutschland.

Seit 1989 steht der VRP1 als Atemtherapiegerät zur Sekretverflüssigung, -mobilisation und effektiven -elimination und zum Training der Atemmuskeln zur Verfügung. Das Gerät hat einen trillerpfeifenähnlichen Grundaufbau (Abb. 3.**18a-c**).

Mund-
stück
Ausatem-
luft
Trichter
Metall-
kugel
durch-
löchertes
Kopfteil
VRP 1 Kendall
(Längsschnitt)
Die Metallkugel liegt fest im Trichter und bildet einen Widerstand beim Ausatmen.
Der Ausatemdruck steigt an.
a
Duch den steigenden Ausatemdruck wird die Kugel an der Trichterwand hochgerollt.
Die Luft kann entweichen.
b
Der Druck nimmt ab, die Kugel rollt zurück und verschließt den Trichter erneut.
Diese Vorgänge wiederholen sich ständig während der gesamten Ausatemphase.
c

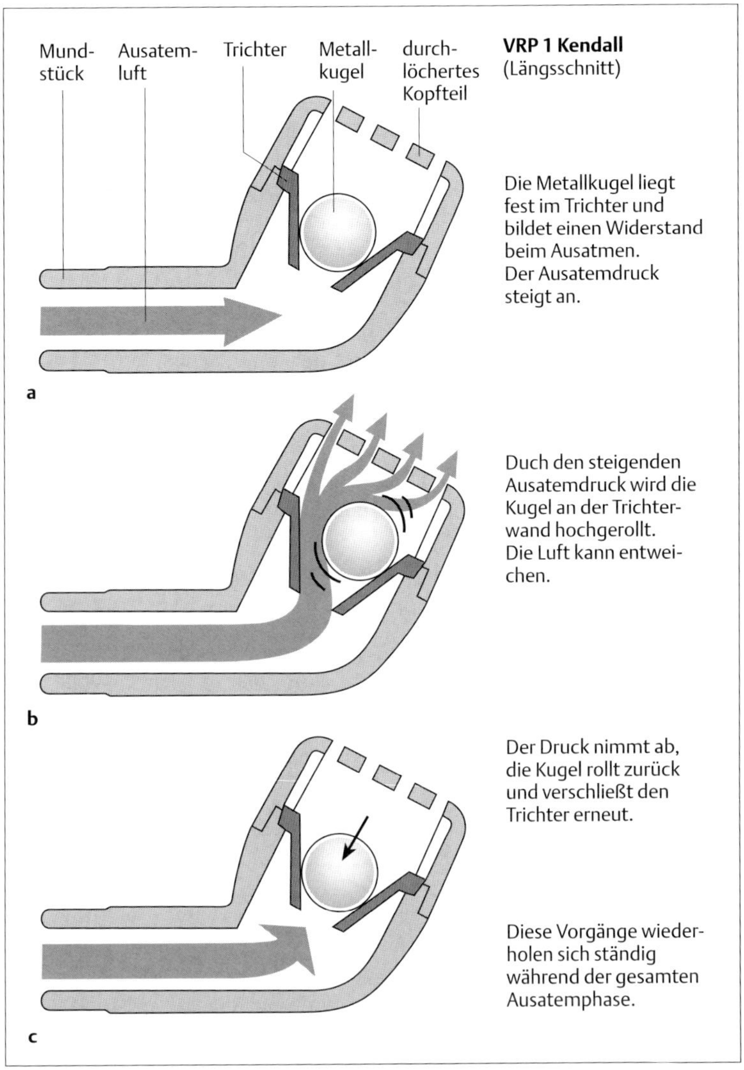

Abb. 3.**18** Funktionsweise des VRP1 (Flutter)

Es besteht aus dem Hauptteil mit Mundstück, einem Trichter aus Spezialkunststoff, einer rostfreien Stahlkugel mit einem Gewicht von 28 g und einem abschraubbaren, mit Löchern versehenen Kopfteil.

Funktionsweise

Die Luftsäule in den Atemwegen wird je nach Intensität des Ausatmens in Oszillationen (2-32 Hz) versetzt. Oszillationen, Druck (8-75 cm H_2O) und Atemstrom hängen von folgenden Faktoren ab:

- Position des Mundstückes und damit von der Lage der Kugel im Trichter bzw. im Raum. Der Ansatzwinkel des VRP1 im Mund kann um 30° nach oben oder um 30° nach unten aus der Waagerechten variiert werden (Tab. 3.**6**),
- Atemanstrengung, d. h. von der „Blasstärke". Bei normaler, entspannter Ausatmung in den VRP1 entstehen Drücke von 20-30 cmH_2O.

Eine Haltung des Flutters nach oben führt zu einer Steigerung der Oszillationsfrequenz, nach unten zu einer Minderung der Oszillationsfrequenz.

Tabelle 3.**6** Einfluss des Ansatzwinkels des VRP$_1$ auf verschiedene Messgrößen (nach Lindemann u. Hüls)

Ansatz- winkel des VRP$_1$ Desitin	Oszilla- tions- frequenz (Hz)	Druck (cmH$_2$O)	Flow (L/s)
+30°	15–32	12–75	1,6–5,5
0°	9–22	10–70	1,6–5,5
–30°	2–10	8–60	1,6–5,5

▰▰▰ Wirkmechanismen

– *Bronchialkaliberschwankungen*
  In Studien hat sich gezeigt, dass der VRP1 bezüglich der Sekretelimination der AD ebenbürtig ist (Lindemann 1992). Für eine richtige und gezielte Anwendung des VRP1 ist die AD aber eine wichtige Grundlage.
– *Positiver intrabronchialer Druck*
  Vergleichbar mit der Lippenbremse und der PEP-Physiotherapie wird der Bronchialkollaps vermieden. Durch die Oszillationen gibt es keine konstante intrabronchiale und intrathorakale Druckerhöhung. Die Gefahr eines venösen Rückstaues oder einer pulmonalarteriellen Druckerhöhung ist daher gering (Abb. 3.**19a-b**).
– *Oszillation, endobronchiale Perkussion, Stop-and-go-Mechanismus*
  Durch das Ausatmen gegen die Kugel entstehen rasch aufeinander folgende Druckschwankungen von bis zu 22-32 Hz, abhängig von der Position des Mundstückes und von der Atemanstrengung/Blasstärke. Die Luft in den Atemwegen wird dadurch in Schwingungen versetzt und erzeugt eine Vibration des Bronchialsystems. Man kann dabei auch von „endobronchialen Perkussionen" sprechen. Durch diese raschen Bronchialkaliberschwankungen im Rhythmus der Oszillation erfolgt eine Minderung der Sekretadhäsion an den Bronchialwänden. Dies bewirkt eine Sekretmobilisation.

Infolge der Druck- und Flowschwankungen kommt es zu einem ständigen Wechsel von turbulenter Strömung (Kugel ist unten im Trichter und der Ausatemweg damit versperrt; Flow = Null, Druck = hoch) und laminarer Strömung (die Luft entweicht im Kopfteil über die Löcher, da die Kugel an der Trichterwand nach oben rollt; Flow = hoch, Druck = gering) (Abb. 3.**20**). Daher hat sich der Begriff *„Stop-and-go-Mechanismus"* eingebürgert (Lindemann 2001).

Beachte: Wenn der Flow hoch ist und die Luft über die Löcher entweicht, entsteht je nach Luftströmungsgeschwindigkeit eine laminare (Reynold-Zahl unter 2000) oder eine turbulente Strömung (Reynold-Zahl über 2000) in den Atemwegen (Lindemann 2001).

Die Druck- und Flussschwankungen bei der oszillierenden Physiotherapie unterstützen nach einer Studie von App et al. (1999) über die „endobronchialen Perkussionen" bzw. den „Stop-and-go-Mechanismus" folgende Wirkmechanismen:

– Stimulation der Zilienschlagfrequenz und damit Verbesserung der mukoziliären Clearance (MC).

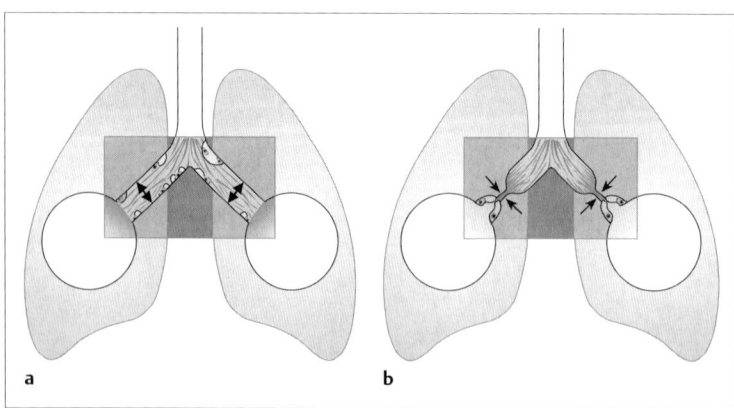

a   b

Abb. 3.**19** **a** Durch den positiven intrabronchialen Druck kommt es zu einer Vermeidung des Bronchialkollapses. Die Atemwege bleiben offen; **b** Bei instabilen Atemwegen kann es z. B. beim Husten zum Bronchialkollaps kommen. Der Schleim bleibt an den Engstellen hängen

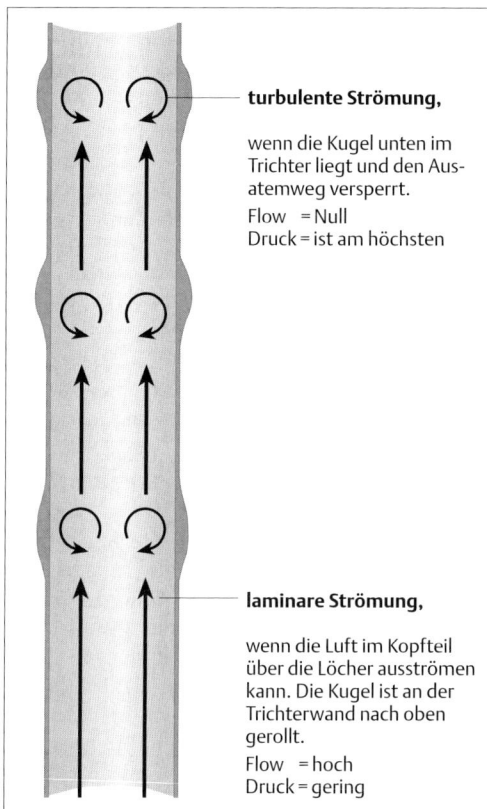

turbulente Strömung,

wenn die Kugel unten im Trichter liegt und den Ausatemweg versperrt.
Flow = Null
Druck = ist am höchsten

laminare Strömung,

wenn die Luft im Kopfteil über die Löcher ausströmen kann. Die Kugel ist an der Trichterwand nach oben gerollt.
Flow = hoch
Druck = gering

Abb. 3.**20** Turbulente und laminare Strömung

- Reduktion der Viskoelastizität des Bronchialsekretes: Für diesen Effekt werden 2 Mechanismen verantwortlich gemacht:
  - Zerreißen der Mukoglykoproteine und damit eine Fragmentierung der Muzine (Schleimstoffe) und eine Spaltung von Brückenverbindungen im Sekret.
  - Durch oszillierende Scherkräfte (Fluss- und Druckschwankungen) werden freie DNA und F-Aktinmoleküle im Bonchialsekret von CF-Patienten mechanisch zerkleinert, d. h. in kleine Stücke gespalten. „Diese Wirkungsweise kann als antientzündlich bezeichnet werden, da freigesetzte Entzündungsprodukte aus absterbenden Zellen (DNA, F-Aktin) abgebaut und besser eliminiert werden." „Unter normalen, physiologischen Bedingungen kommt freie DNA im Sputum nicht vor, wie wir in bisher nicht veröffentlichten Untersuchungen mit Speichel von gesunden Probanden und nicht in

fizierten Sputumproben nachweisen konnten" (App 1999).
- Relaxation der Bronchialmuskulatur/Entkrampfung der Atemwege.

■ Indikationen und Kontraindikationen

Außer bei CF z. B. auch bei Bronchiektasen, Lungenemphysem, chronischer Bronchitis mit Hypersekretion und postoperativ zur Prophylaxe.

Bei Patienten, die die erforderliche Atemarbeit aufgrund ihres momentanen Krankheitszustandes nicht leisten können, ist der VPR1 kontraindiziert. Bei Pneumothorax, Hämoptoe, Lungenembolie, Thrombosen und Thrombopenie mit Sekretverhalt VPR1 nur in Absprache mit dem behandelnden Arzt einsetzen.

■ Durchführung

In aufrechter Körperhaltung wird nach einer langsamen, vertieften Einatmung durch die Nase mit einer inspiratorischen Atempause das Mundstück mit den Lippen fest umschlossen. Die Zähne sitzen locker auf dem Mundstück auf. Es erfolgt eine langsame, tiefe Ausatmung in den VRP1 unter Einsatz der Bauchmuskulatur. Während der nächsten Einatmung durch die Nase verbleibt der VRP1 im Mund. Die Finger sollen die Löcher im Kopfteil des VRP1 nicht verdecken (Abb. 3.**21**).

Nach einer längeren Benutzung kann das Gerät innen feucht werden, die Kugel haftet dann im Trichter und lässt sich durch kurzes Schütteln wieder lösen.

Behandlungsdauer: 15-30 Min. pro Tag, Pause nach jeweils 10-20 Atemzügen.

 Merke: Die Wangen dürfen bei der Ausatmung durch das Gerät nicht mitschwingen, die Halsvenen dürfen sich nicht zu stark stauen, der Brustkorb muss sich harmonisch absenken, der Bauchmuskeleinsatz sollte langsam und gleichmäßig einsetzen und der Patient entspannt und vollständig ausatmen.

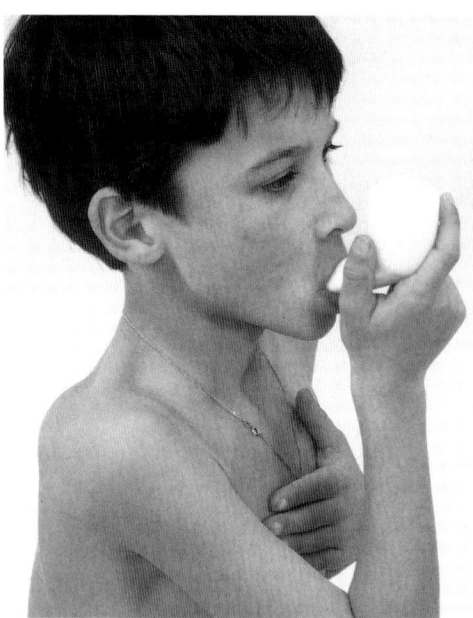

Abb. 3.**21** Patient mit dem VRP1 (Flutter). Gut zu erkennen sind die gestrafften Wangen und die Konzentration

■ Einüben des richtigen Neigungswinkels

Für den effektiven Einsatz des VRP1 ist es notwendig, dass die Vibrationen in der Lunge ankommen und vom Patienten am Thorax wahrgenommen werden. Dies hängt neben der Atemanstrengung von dem richtigen Neigungswinkel des Mundstückes und damit von der Lage des Trichters im Raum ab.

Einstellen des Neigungswinkels z. B. über:

– mehrmaliges Ausatmen in den Flutter bei waagerechter Einstellung
– mehrmaliges AA in den VRP1 erst waagrecht und im weiteren Verlauf VRP1 steiler nach oben kippen bis max. 30°
– mehrmaliges Ausatmen in den Flutter bei waagerechter Einstellung, im weiteren Verlauf der Ausatmung den Flutter bis max. 30° nach unten kippen.

Legt der Patient bzw. der Therapeut bei diesen Ausführungen die Hand auf den Brustkorb (ventral + dorsal), kann er wahrnehmen, bei welchem Neigungswinkel die vom VRP1 übertragenen Schwingungen am stärksten sind. Hat der Patient Erfahrung mit dem Flutter, kann er die Vibrationen auch ohne Handkontakt erspüren.

Eine neuere Studie über die oszillierenden PEP-Geräte mit dem Solvet II-System zeigt, dass höhere Frequenzen angenehmer und wirksamer zu sein scheinen. Dies kann evtl. auf den Flutter übertragbar sein (Kieselmann 2001).

> **!** **Merke:** Der Patient wird vom VRP1 erst dann optimal profitieren, wenn es dem Therapeuten gelingt, den Patienten so anzuleiten, dass er die Variationen von Druck, Flow und Frequenz durch die variable Atemanstrengung in der notwendigen Weise an die Sekretlokalisation und Sekretkonsistenz anpassen kann.

■ Kombinationsmöglichkeiten

– Mit der AD: es erfolgt zuerst eine *passive* Ausatmung und dann wird unter Einsatz der Bauchmuskulatur in den VRP1 ausgeatmet.
– Am Ende der Ausatmung den VRP1 schräg nach unten einstellen, damit sich der Ausatemdruck reduziert und der Patient länger ausatmet.
– Zu Beginn der Ausatmung den VRP1 erst schräg nach unten halten und im Verlauf der Ausatmung langsam nach oben führen. Das steigert den Ausatemdruck langsam und wirkt gegen einen zu starken Bauchmuskeleinsatz.
– Stakkatoartiges Ausatmen in den VRP1 kann die Sekretmobilisation günstig beeinflussen.
– Mit der Inhalation: Durch den langsam ausgeführten Handwechsel zwischen der Einatmung über die Inhalette und dem Ausatmen über den VRP1 kann die Atempause gezielt geübt werden.

■ VRP2

Der Aufbau entspricht dem VRP1, es fehlt jedoch das Mundstück. Der VRP2 wird auf den LL-Vernebler oder den LC-Vernebler der Firma Pari aufgesetzt. So ist eine Kombination von Inhalation und Flutter ohne Gerätewechsel möglich. Für manche Patienten kann es beim Erlernen der Kombinationstechnik eine Hilfe sein, den VRP2 einzusetzen. Langfristig ist der Einsatz des VRP1 in der Therapie jedoch umfassender. Der VRP2 wurde über eine längere Zeit nicht mehr hergestellt. Seit September 2001 gibt es den VRP2 als Zusatzgerät für den Kompressor Respi-Jet von der Firma Tyco Healthcare wieder auf dem Markt.

3.4.8   RC-Cornet

H. Saemann

Seit 1997 steht den Patienten mit dem RC-Cornet (RC = Ruth Cegla GmbH Co. KG; Cornet = engl. Horn) ein weiteres Ausatemgerät mit dem Prinzip des oszillatorischen PEP-Systems zur Verfügung.

Die Druck- und Flussschwankungen werden beim RC-Cornet über ein anderes physikalisches Prinzip als beim VRP1 erzeugt. Beim Blasen in das RC-Cornet kommt es zu Schwingungen des Ventilschlauches in der Röhre.

Beim lageunabhängigen RC-Cornet kann wahlweise während der gesamten Ausatmung ein PEP (PEP = positive expiratory pressure) mit leichten Druckschwankungen oder mit großen Druck- und Flussschwankungen in 5 verschiedenen Positionen fix eingestellt werden.

▰ Aufbau

Dem Gerät liegt eine gut beschriebene Gebrauchsanweisung bei.

Mundstück: Die Kerbe in der Mitte des Mundstücks dient als Markierung für die verschiedenen Einstellungen (5 Striche auf der Röhre/dem Krümmer). Mundstück und Schlauch wirken wie ein Rückstellventil, der Patient kann nicht über das Mundstück einatmen.

Abgeplatteter Ventilschlauch: Der Schlauch besteht aus einem unbedenklichen organischen Material. Er muss gut auf dem Mundstück sitzen, die Kerbe des Mundstückes muss auf die Breitseite des Schlauches zeigen.

Krümmer/Röhre: Die Abknickung des Schlauches (diagonal) in der Röhre erzeugt den Ausatemdruck, die Druckschwankungen sowie die Flussschwankungen beim Ausatmen in das Cornet.

Schalldämpfer: Er dient als Lärmschutz und verhindert, dass Kondenswasser zu stark aus der Röhre herausspritzt. Manche Patienten benutzen das Cornet ohne den Schalldämpfer, weil sich für sie damit ihre Atemarbeit subjektiv reduziert. Achtung Hygiene: Nach längerer Benutzung spritzt das Kondenswasser aus der Röhre heraus.

▰ Zusammenbau und Reinigung des Gerätes

In der Gebrauchsanweisung gut beschrieben, siehe auch Kap. 3.18.

▰ Wirkmechanismen

Die Wirkmechanismen entsprechen in den Stellungen 3 und 4 des Gerätes denen des VRP1.
– Bronchialkaliberschwankungen.
– Positiver intrabronchialer Druck: In der Ausgangsstellung bis Position 2 kommt es im Gegensatz zur Anwendung des VRP1 (intermittierender Widerstand) durch den dauerhaften PEP zur Verbesserung der kollateralen Ventilation (Cegla 2001) und zu einer besseren Dämpfung eines eventuell bestehenden Bronchialkollapses.
– Oszillation („endobronchiale Perkussionen" bzw. „Stop-and-go-Mechanismus"): In der Ausgangsposition bis Position 2 sind die Druck- und Flowschwankungen gering. In der Position 4 entsprechen sie aufgrund des intermittierenden positiven Ausatemdruckes denen des VRP1.
– Die raschen Druck- und Flowschwankungen im Bronchialsystem bewirken zudem eine:
   – Stimulation der Zilienschlagfrequenz,
   – Reduktion der Viskoelastizität des Bronchialsekrets (u. a. durch Aufspaltung der DNA),
   – Relaxation der Bronchialmuskulatur/Entkrampfung der Atemwege.

▰ Funktionsweise

Grundstellung/Ausgangsposition: die Kerbe des Mundstückes steht auf der kleinsten Markierung (Pfeilspitze) auf der Röhre. Der Ventilschlauch wird durch die Röhre im Durchmesser leicht abgeknickt (Abb. 3.**22a** u. **b**).

Beim Hineinblasen staut sich die Luft vor dem Knick im Ventilschlauch bis ein kritischer Druck erreicht wird, der den abgeknickten Schlauch wieder gerade richtet.

Bei dieser Begradigung des Schlauches entweicht die Luft. Gleichzeitig macht das Ende des Schlauches eine Aufwärtsbewegung, die den Schlauch erneut abknickt. Damit wird ein neuer

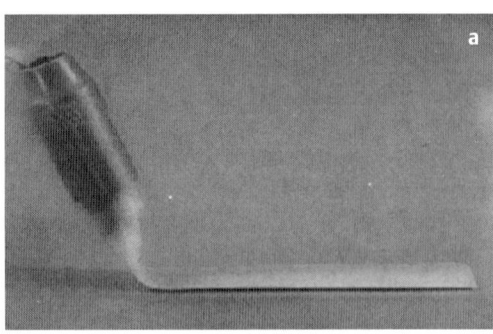

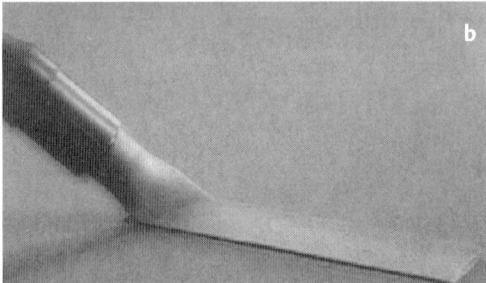

Abb. 3.**22** **a** zeigt, dass weniger Druck erforderlich ist, um durch ein im Durchmesser geknickten Schlauch auszuatmen als durch ein in der Diagonalen abgeknickten Schlauch (**b**). (Cegla GmbH Co KG)

Druck aufgebaut, der das Schlauchende nach Freisetzen der Luft wieder in den Ausgangsknick zurückführt. Wie in Abb. 3.**23** zu erkennen ist, muss sich die ausgeatmete Luft „portionsweise" durch die zwei Kompartimente des Schlauches hindurch bewegen. In der Grundstellung entsteht ein dauernd positiver Druck (PEP) mit aufgesetzten Druckschwankungen (etwa 5-7 cm H_2O), da sich hinter jeder „Luftportion" der Schlauch wieder schließt. Dadurch entsteht eine Flatterbewegung des Schlauches mit definierten Druck- und Flussschwankungen.

Position 1-4: die Kerbe des Mundstückes steht auf dem kleinsten bis größten Strich des Rohres.

Das Mundstück wird festgehalten und die Röhre wird im Uhrzeigersinn nach rechts gedreht. Die Drehung kann auch über das Mundstück erfolgen. Dadurch kann die Position 1 = 15°, 2 = 30°, 3 = 45° und Position 4 = 60° Drehung eingestellt werden. Der Schlauch erfährt damit im Rohr eine zunehmende Verdrehung und wird jetzt in der Diagonalen abgeknickt (Abb. 3.**22b**). Je mehr der Schlauch gedreht wird, desto mehr Druck wird benötigt, um den Schlauch aufzublasen und über das Cornet auszuatmen.

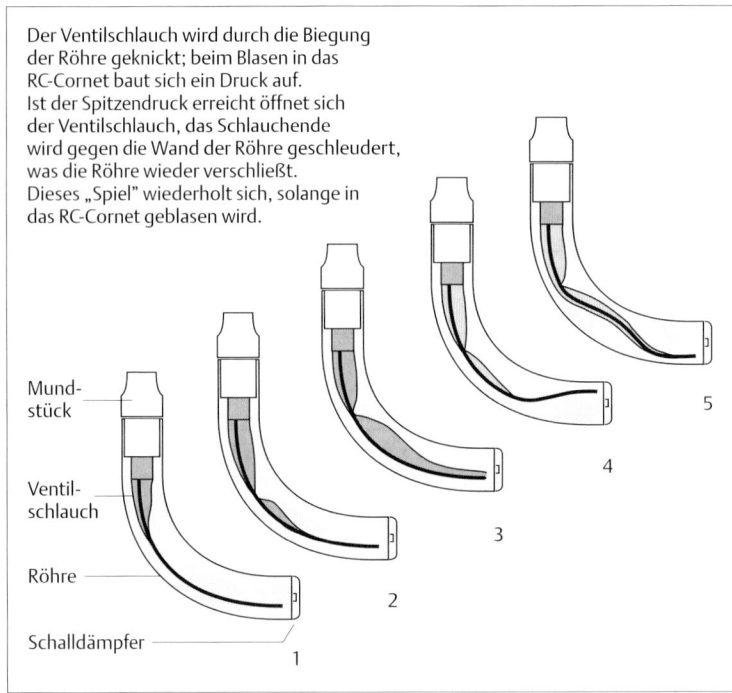

Der Ventilschlauch wird durch die Biegung der Röhre geknickt; beim Blasen in das RC-Cornet baut sich ein Druck auf. Ist der Spitzendruck erreicht öffnet sich der Ventilschlauch, das Schlauchende wird gegen die Wand der Röhre geschleudert, was die Röhre wieder verschließt. Dieses „Spiel" wiederholt sich, solange in das RC-Cornet geblasen wird.

Mundstück

Ventilschlauch

Röhre

Schalldämpfer

Abb. 3.**23** Schemazeichnung RC-Cornet, R. Cegla GmbH Co KG

Ausgangsstellung und Position 1-2: bei diesen Positionen besteht ein positiver Ausatemdruck von 15–20 cm H_2O mit aufgesetzten Druckschwankungen um 5–7 cm H_2O.

Positionen 3 und 4: in den Positionen 3 (zweitlängster Strich) und 4 (längster Strich) wirkt das kleine Endstück des Schlauches nicht mehr als Ventil. In diesen beiden Stellungen wird die Luft nicht mehr portionsweise durch das Cornet geblasen. Durch das Abknicken des Schlauches in der Diagonalen wird die Länge der Knickstelle größer und es wird zum Öffnen des Knickes, d. h. zum Überwinden des Widerstandes ein größerer Druck benötigt. Dabei steigt der positive Ausatemdruck (PEP) bis zu einem kritischen Druck langsam an. Bei Erreichen des kritischen Druckes klappt der Schlauch auf, gibt die Luft frei und der Überdruck fällt auf Null ab. Die Luft entweicht über die Löcher im Schalldämpfer und dabei entsteht, je nach Luftströmungsgeschwindigkeit, eine laminare oder eine turbulente Strömung in den Atemwegen (analog der turbulenten und laminaren Strömung beim VRP1 (s. Kapitel 3.1.7).

Daraus resultieren in den Stellungen 3 und 4 größere Drücke und größere Druckschwankungen. Die Oszillationen ("endobronchiale Perkussionen"/ "Stop-and-go-Mechanismus") entsprechen laut Untersuchungen in der Position 4 denen des VRP1 (Cegla 2001). Die übertragenen Schwingungen von der Lunge auf den Brustkorb werden wegen des langsamen Druckanstieges nicht so stark als Vibrationen wahrgenommen wie beim Flutter.

Aufgrund der größeren Druckschwankungen eignen sich in der Theorie diese beide Positionen besser, um den sehr zähen Schleim der CF-Erkrankung zu lösen. Unsere Erfahrung hat jedoch gezeigt, dass aufgrund der größeren Drücke bei den Positionen 3 und 4 die Patienten auch eine größere Atemarbeit verrichten müssen. Die erforderliche Behandlungsdauer von 15-30 Min. (Pause nach 10-20 Atemzügen) kann von vielen Patienten, besonders bei einer mittelschweren bis schweren Obstruktion, nicht aufgebracht werden.

▬ Dosierung

Druck: ab etwa 8 cm H_2O Druck beginnt das Cornet in der Ausgangsstellung zu oszillieren; in der Position 4 werden etwa 15 cm H_2O dazu benötigt. Mit zunehmender Ausatemstärke steigt auch der nach endobronchial fortgeleitete Druck. In der Ausgangsstellung erzeugt 70 % des Gesamtdruckes einen PEP, die restlichen 30 % die Oszillationen. In Stellung 4 oszilliert wie beim Flutter der Druck zwischen Maximum und fast Null (Cegla 2001). Bei einer normalen Ausatmung besteht in allen Positionen ein Druck von 20-30 cm H_2O. Bei einer maximal forcierten Ausatmung liegt der Druck in Position 4 bei etwa 40 cm H_2O.

Frequenzbereich/Oszillationen: eine niedrige Grundfrequenz, die variabel je nach Position zwischen 12 Hertz (Position 4) bis etwa 28 Hertz (Ausgangsstellung) beträgt, wird von einer bei allen Positionen bestehenden höheren Frequenz von etwa 160 Hertz überlagert. Das Ausatmen in den Schlauch ohne Röhre erzeugt ein dumpfes Geräusch von etwa 160 Hertz. Erfährt der Schlauch dann im Rohr eine zusätzliche Krümmung, wird die dabei entstehende niedrigere Grundfrequenz (siehe oben) auf die hohe Frequenz von 160 Hertz aufgelagert. Welcher Frequenzbereich die günstigste Auswirkung auf die Verflüssigung des Bronchialsekrets hat, hängt von der Viskosität des Bronchialschleimes ab. Für das zähe Bronchialsekret gilt, je höher desto besser.

Flow: bei Benutzung eines Kompressors (als Druckquelle) mit einem Flow von 0,75 l/s kommt es in der Ausgangsposition zu Flussschwankungen bis 3,7 l/s und in Position 4 immerhin noch bis 2,6 l/s (Cegla 2001). Für die praktische Arbeit mit den Patienten muss dem Therapeuten klar sein, dass mit dem Einstellen einer höheren Position Druck und Druckschwankungen zunehmen und damit der Flow sinkt.

> **!** Die variable Einstellung von Druck, Flow und Oszillationen ist abhängig von der:
> – Drehung des Schlauches in der Röhre. In der Position 3 und 4 sind z. B. der Druck und die Druckschwankungen am größten.
> – Stellung des Mundstückes. Durch das Herausziehen des Mundstückes wird das Schlauchstück, das sich vor dem Knick des Schlauches in der Röhre befindet, länger. In diesem längeren Schlauchstück staut sich bei der Ausatmung mehr Luft für das Überwinden des Widerstandes (Knickstelle). Damit sinkt die Atemanstrengung des Patienten, um die Knickstelle zu überwinden.
> – Atemdruck bzw. der Ausatemgeschwindigkeit.

▧ Ermitteln der richtigen Position

Der effektive Einsatz des Cornets hängt von der individuellen Einstellung der Position des Schlauches ab. Folgende Kriterien sind zu berücksichtigen:
– benötigter Ausatemwiderstand,
– Muskelkraft und Ausdauer des Patienten,
– momentaner Gesundheitszustand.

Die richtige Einstellung der Position lässt sich wie folgt ermitteln:
– mehrmaliges Ausatmen in das Cornet in der Grundposition,
– mehrmaliges Ausatmen in das Cornet, wobei zu Beginn der Ausatmung zuerst die Grundposition gewählt wird und dann im weiteren Verlauf die Röhre weiter nach rechts gedreht wird, bis die maximale Einstellung, Position 4 (längster Strich), erreicht ist. Der Patient soll sich dabei merken, bei welcher Position er den Widerstand am angenehmsten empfindet,
– mehrmaliges Ausatmen in das Cornet bei der Position, die der Patient als angenehm empfindet.

Folgende Parameter sind dabei zu kontrollieren (s. Merke VRP1 S. 67):
Stimmt die subjektiv empfundene Einstellung mit den äußeren Befundkriterien des Therapeuten überein, kann durch leichtes Drehen nach links oder rechts bzw. durch das Hinein- und Herausschieben des Mundstückes die Feindosierung eingestellt werden.
Patient/Eltern werden angeleitet, die Einstellung selbstständig vorzunehmen, damit sie innerhalb längerer Therapieintervalle bei einer Veränderung des Lungenzustandes das Gerät optimal auf den veränderten Zustand einstellen können.

▧ Indikationen, Kontraindikationen und Durchführung

Siehe VRP1, Kapitel 3.4.7 und Merke, S. 75.

▧ RC-Nasen-Cornet

Aufbau: Auf das Mundstück des RC-Cornet wird eine sog. Olive (olivenähnliches Nasenstück) aufgesetzt.

Indikation: Zähes Nasensekret bei den CF-Patienten, Rhino-Sinusitis und Postnasal-Drip-Syndrom.
Durchführung: Ein Nasenloch wird mit einem Zeigefinger zugehalten. Die Olive des RC-Nasen-Cornet wird auf das freie Nasenloch aufgesetzt und dann wird über das freie Nasenloch in das Cornet ausgeatmet.
Dosierung: In der Regel ist die Ausgangsstellung (Kerbe am Nasenstück auf der kleinsten Markierung = Pfeilspitze) ausreichend.
Es ist sinnvoll, wenn der Arzt immer das Nasen-Cornet verordnet, da dann die Olive für einen eventuellen Einsatz zur Verfügung steht. Die Olive kann nachträglich als Ersatzteil nur in Verbindung mit einem neuen Mundstück und einem neuen Schlauch nachbestellt werden.

▧ Geräuscharmes RC-Cornet

Der Schlauch wird auf das Mundstück montiert. Der Schlauch kann dann am unteren Ende (das Schlauchende, das beim Zusammenbauen als erstes in die Röhre eingeführt wird) einseitig ca. 4 cm eingeschnitten werden. Der Schlauch wird nicht auf der Seite, auf der sich die Mundstückkerbe befindet, eingeschnitten, sondern auf seiner Rückseite. Dadurch wird das Geräusch beim Ausatmen in das Cornet leiser. Nach Untersuchungen ändert sich durch diesen Einschnitt nichts an den Drücken, den Oszillationen und den Flussschwankungen (Cegla 2001).

▧ Kombinationsmöglichkeiten

– *RC-Cornet und Pari-Vernebler*: Es ist ein Spezialadapter möglich. Für Kleinkinder und für Schwerkranke kann es ein Vorteil sein, wenn sie nur ein Gerät halten müssen. Das Rohr des Cornets kann auch zum *Blubbern* benutzt werden.

▧ Spielerischer Einsatz des RC-Cornet/VRP1 im Kleinkindalter

Sobald sich das Kleinkind über Puste- und Blasespiele der Ausatmung bewusst geworden ist, kann auch der VRP1 und das RC-Cornet spielerisch eingesetzt werden.

Im Vergleich zur AD erfordert das Atmen mit dem Flutter weniger Konzentration. Deshalb kann er oft effektiver mit der täglichen Inhalation kombiniert werden als eine unkonzentrierte AD.

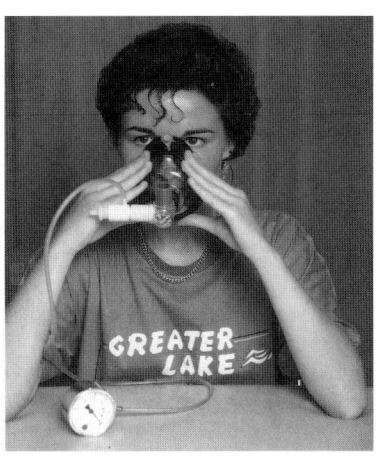

Abb. 3.**24** Atmen mit der PEP-Maske

▬ Vergleich VRP1 und RC-Cornet

Vorteile des Cornets:
- Lageunabhängigkeit (z. B. Kopf tief)
- konstanter intermittierender PEP,
- einfache Handhabung (5 Dosiereinstellungen),
- Druckkontrolle bei Anschluss eines Manometers mit Spezialadapter der Fa. R. Cegla.

Nachteile des Cornets:
- aufwändige Reinigung/Trocknung,
- lautes Geräusch,
- Position 3 und 4 sind für viele CF-Patienten zu anstrengend, obwohl in diesen Positionen die größten Druckschwankungen erreicht werden,
- Ausatemwiderstand nicht fein dosierbar im Gegensatz zum Pari-PEP-System,
- größere Fehlerquellen beim Zusammenbau des Gerätes,
- Elastizitätsverlust der Schläuche über längere Zeit (Nachbestellung im Doppelpack möglich).

3.4.9 PEP-Atmung

A. Dautzenroth

Die PEP-Atmung (positive exspiratory pressure breathing) gehört zu den Atemtechniken, bei denen gegen einen Widerstand ausgeatmet wird. Ihr Wirkmechanismus beruht auf dem Prinzip der exspiratorischen Stenose.

Verengte und durch Schleim verlegte Atemwege werden dabei länger weit gehalten. Dadurch kommt es zu einem verbesserten Sekrettransport und einer vermehrten Entblähung der Lunge. Durch die beim „Peppen" ausgeführten vertieften Atemzüge (Bronchialkaliberschwankungen) wird zusätzlich Sekret mobilisiert, die Belüftung der Lunge verbessert und ein Atemmuskeltraining zur Steigerung der Ausdauerleistung des Zwerchfells und der übrigen Atemmuskulatur erreicht.

Für diese Technik steht die PEP-Maske der Firma Astra Tech (Abb. 3.**24**) und das Pari-PEP-System (Abb. 3.**25**) zur Verfügung. Das letztere lässt sich gut mit der Inhalation kombinieren (Abb. 3.**26**).

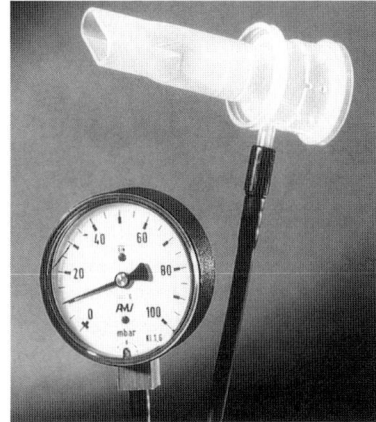

Abb. 3.**25** PARI-PEP-System

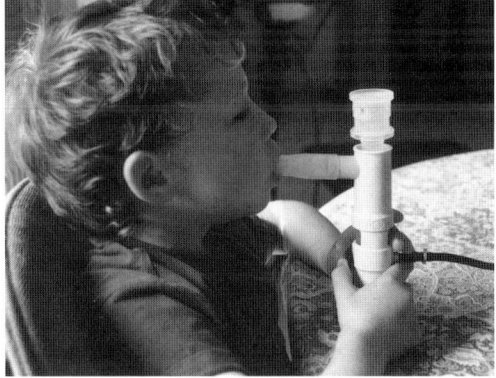

Abb. 3.**26** PEP-Atmung in Kombination mit der Inhalation

Bestandteile eines PEP-Maskensets:
- PEP-Maske (verschiedene Größen für Säuglinge, Kinder und Erwachsene),
- 2 Einwegventile (PEP-Ventil, in einem Stück),
- 8 Widerstände ($\varnothing$ 1,5–2–2,5–3–3,5–4–4,5–5),
- Manometer (Druckangabe in cm H_2O).

Bestandteile eines Pari-PEP-Systems:
- Mundstück,
- PEP-Oberteil mit verschieden großen Löchern (Widerstände) und einem Gummiplättchen zum Verschließen der Einatemlöcher,
- PEP-Unterteil ohne Druckanzeigeranschluss,
- PEP-Unterteil mit Druckanzeigeranschluss,
- Druckanzeiger mit Schlauch, Druckangabe in cm H_2O.

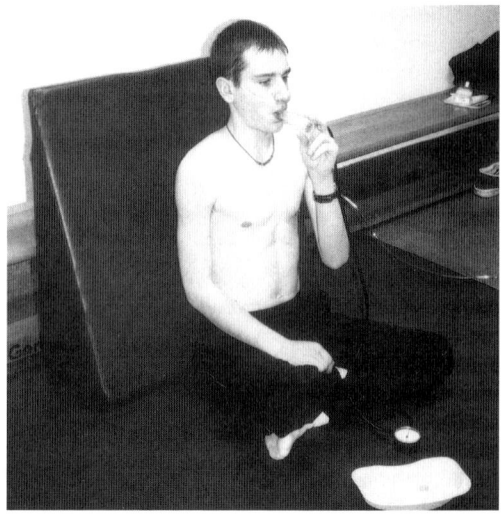

Abb. 3.**27**   Erwachsener beim „Peppen"

▄▄▄   Bausteine der PEP-Atmung

- langsame, tiefe Einatmung,
- Atempause,
- lange, aktive Ausatmung.

Nach einer langsamen tiefen Einatmung erfolgt eine endinspiratorische Pause von 1-3 Sek. Danach wird über mehrere Sekunden lange ausgeatmet. Die Ein- und Ausatmung geschieht durch das Mundstück oder die Maske. Der Widerstand ist variabel und wird mit einem Manometer in cm H_2O gemessen. Es werden mehrere Atemzyklen mit zwischengeschalteten Pausen durchgeführt, in denen entspannt geatmet wird. Die Behandlungsdauer beträgt 15-20 Min. Die Ausgangsstellung ist in den meisten Fällen der Sitz mit oder ohne Abstützen der Arme (Abb. 3.**27**).

Während der Ausatmung soll ein Druck von mindestens 10-30 cm H_2O über mehrere Atemzüge gehalten werden (dosierte PEP). Höhere Drücke sind manchmal für besonders obstruktive Patienten notwendig, um eine effektive Sekretmobilisation und Sekretelimination zu erzielen.

Die Sekretabgabe erfolgt analog zur AD. Es kann sowohl in die Maske als auch in das Pari-PEP-Gerät gehustet werden, wenn es als angenehm empfunden wird. Wichtig ist, dass das Sekret in den Mund gelangt und abgegeben werden kann.

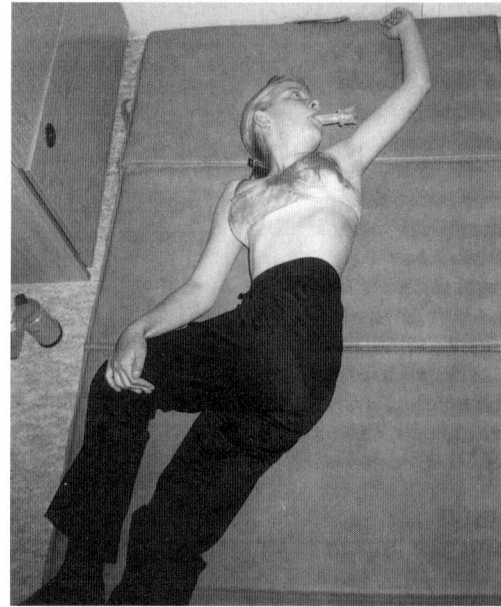

Abb. 3.**28**   PEP-Atmung in Kombination mit der Schraube

Wegen seiner handlichen Größe kann der Patient während Dehnlagen oder anderer Übungen das Pari-PEP-System im Mund behalten und es anstelle der Lippenbremse nutzen (Abb. 3.**28**).

Kriterien zur Auswahl des individuellen Widerstandes

- der Widerstand ist abhängig vom exspiratorischen Flow des Patienten,
- ein Druck von 15-30 cm H_2O soll über mehrere Sekunden gehalten werden,
- die Anwendung soll nicht zu anstrengend sein,
- die Ausatmung darf nicht zu kurz (unter 5 Sek.) und nicht zu lang (über 12 Sek.) sein,
- eine Stauung der Halsvenen sollte möglichst vermieden werden (ist beim fortgeschrittenen Krankheitsbild nicht zu vermeiden),
- der Druckabfall während der Ausatmung muss kontinuierlich sein,
- Bauch und Brustkorb sollen sich bei der Ausatmung gleichzeitig und harmonisch verkleinern,
- Sekret soll mobilisiert werden.

Bei dieser Technik ist die Auswahl des Widerstandes das Schwierigste. Deshalb ist eine regelmäßige Kontrolle des Patienten mit und ohne Manometer besonders wichtig.

Merke: Trotz PEP-Atmung können die Atemwege noch zu eng sein oder kollabieren, wenn zu schnell oder zu kräftig ausgeatmet wird oder der Widerstand für den Patienten zu gering ist.

Je kleiner die Ausatemöffnung beim Peppen, umso größer ist der Ausatemwiderstand, desto mehr Atemarbeit muss der Patient leisten, umso langsamer ist der exspiratorische Flow und die Ausatmung wird länger.

Je größer die Ausatemöffnung beim Peppen, umso geringer ist der Ausatemwiderstand, desto weniger Atemarbeit muss der Patient leisten, umso schneller ist der exspiratorische Flow und die Ausatmung wird kürzer.

Merke: Bei der PEP-Atmung gilt es, den für den Patienten optimalen Widerstand zu finden, bei dem er einen möglichst hohen Flow mit weitgestellten Atemwegen erreicht, um einen Sekrettransport mit gleichzeitiger Entblähung und guter Belüftung der Lunge zu erzielen.

Die am häufigsten benutzten Ausatemwiderstände sind 2–2,5–3 und 3,5.

Es ist zu beachten, dass ein Widerstand von 2 bei der Maske nicht gleichzusetzen ist mit einem Widerstand von 2 beim Pari-PEP-System.

Wegen der rein aktiven Ausatmung beim Peppen sollte zusätzlich immer wieder die passive Ausatmung geübt und auf eine möglichst entspannte Bauchdecke geachtet werden. Die PEP-Atmung hat in der Behandlung von CF-Patienten einen hohen Stellenwert und ist international bekannt und anerkannt. Sie kommt vermehrt bei Patienten mit viel und sehr zähem Sekret, beim instabilen Bronchialsystem und beim Schwerkranken zum Einsatz.

Merke: Bei Vorliegen eines Pneumothorax, Hämoptoe, schweren Herz-Kreislauf-Erkrankungen und bei einer Insuffizienz der Atemmuskulatur sollten die Ausatemgeräte, bei denen eine längere Zeit höhere intrathorakale Drücke entstehen können (z. B. VRP 1, RC-Cornet und PEP-System), nur mit dem Einverständnis des Arztes angewendet werden.

3.5 Verbessern der Ventilation und Perfusion

A. Dautzenroth

Die *alveoläre Ventilation* ist abhängig von der Tiefe der Atemzüge. Je tiefer die Einatmung, umso geringer die Totraumventilation und umso besser die alveoläre Ventilation. Die Belüftung der Lunge verändert sich mit der Lage des Patienten. Die jeweils oben liegenden Lungenanteile weisen einen höheren Luftgehalt auf als tiefer liegende Abschnitte. Sowohl Obstruktion wie Restriktion der Lunge führen zu Verteilungsstörungen der Luft. Diesen wird durch langsame, vertiefte Atemzüge in unterschiedlichen Körperlagen entgegen gewirkt.

Die *Durchblutung der Lunge* verhält sich entgegengesetzt zur Lufthaltigkeit. Als Folge der Schwerkraft sind tiefer liegende Lungenanteile mehr durchblutet. Jede Lageveränderung führt zu einer Umverteilung des Blutes in die jeweils unten liegenden Lungenabschnitte. Jede therapeutische Technik, bei der langsame, vertiefte Atemzüge durchgeführt werden und/oder eine Lageveränderung vorgenommen wird, verbessert die Belüftung und führt zur Umverteilung des Blutes in der Lunge. Das Ventilations- und Perfusionsverhältnis wird positiv beeinflusst.

3.6 Verbessern der Kraft und Koordination der Atemmuskulatur

H. Saemann

Die Atemmuskeln gehören zu den Skelettmuskeln. Für das Training gelten dieselben Kriterien wie für alle Muskeln des Bewegungssystems.

Erhöhte Strömungswiderstände in der Lunge (Obstruktion) und erhöhte elastische Widerstände (Restriktion) erfordern eine erhöhte Atemarbeit. Die Muskulatur ist überbeansprucht, hat einen hohen Energiebedarf und ermüdet schnell.

■■■ Ziele und Maßnahmen

– Verbessern der Ausdauerleistung des Zwerchfells durch vertieftes Ein-/Ausatmen (z. B. bei AD) und über körperliches Ausdauertraining.
– Verbesserung der in- und exspiratorischen Atemmuskelkraft und der Atemmuskelkoordination über folgende Techniken und Maßnahmen:
  – Atmen gegen den Widerstand der Therapeutenhand oder gegen ein Handtuch.
  – Kissen oder Gewicht auf den Bauch legen,
  – Atmen gegen den Widerstand der Bauchorgane z. B. in Bauchlage oder im Handstand (Abb. 3.**29**),
  – schnüffelndes Einatmen, mit und ohne Nasenstenose,
  – Ausatemtechniken zum Training der exzentrischen Kraft der Inspirationsmuskulatur, z. B. eine Kerze so anblasen, dass sie kaum flackert,
  – „Breathing" aus der PNF,
  – durch Bewegung induzierte tiefe Atemzüge,
  – an die Atmung gekoppelte Bewegungsabläufe,
  – Ausatemtechniken zur Aktivierung der Ausatemmuskelkraft, z. B. eine Kerze auf verschiedene Distanzen auspusten,
  – Ausatmen gegen Stenosen (großlumiger Strohhalm, Flutter, Cornet, etc.),
  – Singen (z. B. in einer therapeutischen Körperstellung, beim Ausdauertraining).

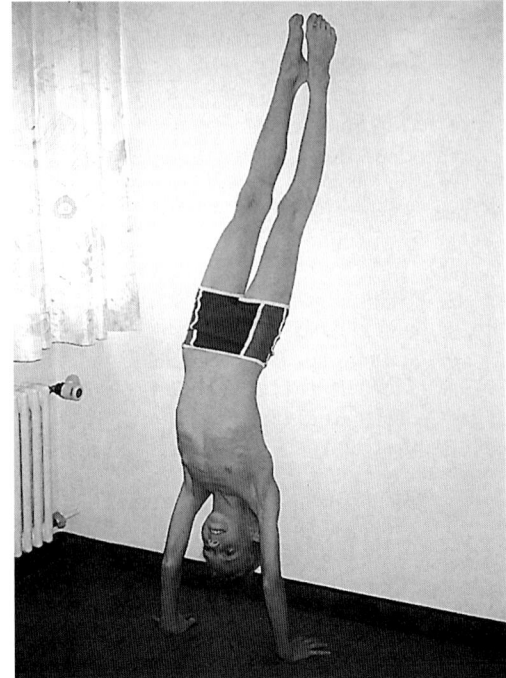

Abb. 3.**29** Kombinationsübung Handstand an die Wand. Der Bewegungsablauf kann mit der Atmung gekoppelt werden und kräftigt gleichzeitig die Schulter- u. Armmuskulatur.

Bei mittelschwerer bis schwerer Obstruktion wird die Atemmuskelkraft über folgende Maßnahmen verbessert:
– vertiefte Ein- und Ausatemzüge, z. B. bei der Inhalation oder während der therapeutischen Körperstellungen,
– durch Bewegung induzierte tiefe Atemzüge,
– Koppelung von Atmung und Bewegung,
– angepasstes körperliches Ausdauertraining.

■■■ Dosierung

– Die Auswahl der möglichen Techniken und Maßnahmen hängt vom Schweregrad und vom Verlauf der Erkrankung ab.
– Die klinischen Zeichen einer Atemmuskelermüdung sind zu beachten: z. B. flache, rasche Atmung, inspiratorische Einziehungen, Zwerchfell-Thoraxwand-Antagonismus.

– Zeigt der Patient eine Erfordernisatemform wird das Training mit dem Pulsoximeter (Sauerstoffmessung) kontrolliert. Auch eine Veränderung der CO_2-Werte beachten (s. Kap. 5.3).

3.7   Vermitteln verschiedener Atemtechniken

Unterschieden werden Ein- und Ausatemtechniken sowie kombinierte Ein- und Ausatemtechniken. Die Techniken werden bereits im frühen Kleinkindalter gelehrt, Ziel ist, dass das Kind die Techniken selbstständig durchführen kann.

3.7.1   Einatemtechniken

Geübt wird:
– langsames, tiefes Einatmen durch die Nase,
– schnüffelndes, schnupperndes, sakkadierendes Einatmen,
– gähnendes Einatmen bei geschlossenen Lippen,
– das Fördern der optimalen Einatmung.

▨ Langsames, tiefes Einatmen durch die Nase

Die Form der Einatmung vergrößert die abdominalen und thorakalen Atembewegungen. Der Patient lernt mittels Kontaktatmung (siehe Kap. 3.4.3) und Basaltexte, die vergrößerten Bewegungen wahrzunehmen.

▪ Basaltexte

Die Basaltexte nach Ungerer sind ein Lernprogramm, das aus mehreren Schritten besteht. Minimale Texte – Basaltexte – bringen unwillkürliche Atembewegungen ins Bewusstsein, in die Wahrnehmung und ermöglichen deren willkürliche Vertiefung (Ehrenberg 1985).

Beispiel: Lernschritte zur Wahrnehmung der Atembewegung nach kostoabdominal-ventral in Rückenlage.
– 1. Vorinformation
  Eingrenzen des Bewusstseins auf die Region der Atembewegung:
  „Spüre ich meine Hand?“

„Spüre ich sie warm oder kalt, warm oder kalt?“
– 2. Sequenzkomplex
  Bewusstmachen des Ablaufs der Ein- und Ausatmung:
  „Bewegt sich mein Bauch – ohne meinen Willen – auf und ab, auf und ab, auf und ab?“
– 3. Sequenzerweiterung
  „Machen Sie die Bewegung langsam größer! Richtig! Wiederholen Sie dies 2–5 mal.“

Regeln zur Durchführung der Basaltexte:
– Die gestellten Fragen beantwortet der Patient für sich, teilt sie nicht Therapeuten mit.
– Die Augen sind geschlossen oder fixieren einen Punkt.
– Erklärungen über die Atemmechanik oder Gespräche über die Wahrnehmungen des Patienten können in den Lernvorgang integriert werden.
– In der Sequenzerweiterung erfolgt der Auftrag, die Atembewegung zu vergrößern. Dies wird mit dem Wort „richtig“ vom Therapeuten bestätigt.
– In der Sequenzerweiterung erfolgt die Anweisung, die vergrößerte Atembewegung 2-5 mal zu wiederholen. Bei CF-Patienten besteht nach Erfahrung der Autoren keine Hyperventilationsneigung. 5 Wiederholungen sind möglich.
– Basaltexte sind in allen Ausgangs- bzw. Körperstellungen möglich.

▨ Schnüffelndes, schnupperndes, sakkadierendes Einatmen

Bei dieser Form des Einatmens wird die Luft aus der unteren Nasenregion in die oberen Riechregionen gewirbelt. Damit bleibt sie länger in der Nase. Die Vorstellung, an „etwas zu riechen“ oder „etwas zu beschnuppern“ ist hilfreich für die Umsetzung. Gelingt das kurze, ruckartige, mehrmalige Einatmen, wird das Diaphragma intensiv aktiviert. Durch Handkontakt auf dem Bauch lassen sich die ruckartigen Bewegungen des Zwerchfells erspüren.

▨ Gähnendes Einatmen bei geschlossenen Lippen

Die gähnende Einatmung ist die langsamste Einatemtechnik. Gähnen mit geschlossenen Lippen senkt den Kehlkopf und erweitert die oberen Luft-wege. Die Luft kann *langsam* einströmen.

Lernen des Ablauf der gähnenden Einatmung bei geschlossenen Lippen:

– Zurückziehen der Zunge, Wahrnehmen der inspiratorischen Mundboden- und Kehlkopf-senkung (durch Handkontakt) und Konzen-tration auf die abdominale Atembewegung (Abb. 3.**30 a** u. **b**),
– Atempause von 1-2 Sek.,
– Ausatmen über die Nase oder mit der dosier-ten Lippenbremse.

Tritt der Kehlkopf bei der Ausatmung sichtbar nach kranial, wird die Glottis im Sinne einer Ste-nose reflektorisch enggestellt. Über die Gähn-atmung, Gähnübungen, Lippenübungen und über tönende Ausatemformen kann eine Weitstellung im Rachen-Kehlkopfbereich erreicht werden. Der Patient wird angeleitet, statt der unbewussten Stenose im Kehlkopfbereich eine bewusste Ste-nose über die Lippenbremse oder über ein Aus-atemgerät einzusetzen. Damit wird der Equal Pressure Point (EPP) von peripher nach zentral verschoben. Das verbessert den Sekrettransport.

▬ Fördern der optimalen Einatmung

„Einatmen ist kein Einziehen der Luft, sondern ein Ausgleich von Druckgefällen, an der nicht nur un-sere Nase, sondern der ganze, rundum sich wei-tende Rumpf beteiligt ist" (Schaarschuch 1962).

Die Einatembewegung bewirkt ein allseitiges gleichzeitiges Weitwerden. Der Patient muss ler-nen, die isoliert eingeübten Atembewegungen kombiniert in einer optimalen Einatmung zu ver-einigen. Die Vorstellung eines weiten, entspann-ten Raumes im Nasen-Rachenbereich, *der belüftet werden will,* spielt für die entspannte Einatmung eine große Rolle.

Eine Enge (Spannung) im Bereich des Nasen-Ra-chenraumes kann durch lockernde Gesichts- und Zungenübungen gelöst werden:

– Gähnübungen mit weit offenem Mund in Ver-bindung mit Räkelübungen,
– Lockern des Gaumensegels durch Gurgeln mit Wasser oder mit einem trockenen rollenden „rrrr",
– Unterkiefer fallen lassen, dabei „ba" sagen.

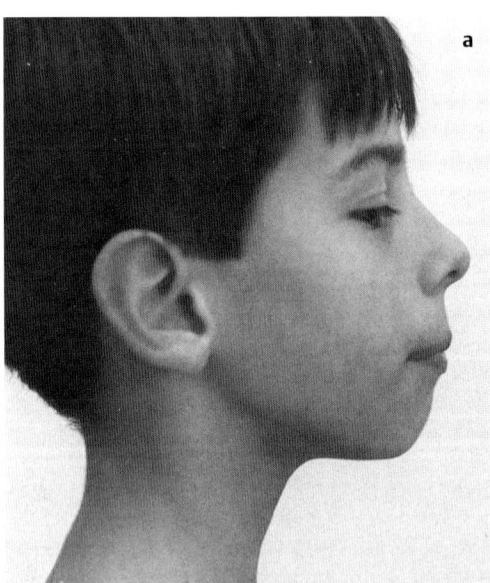 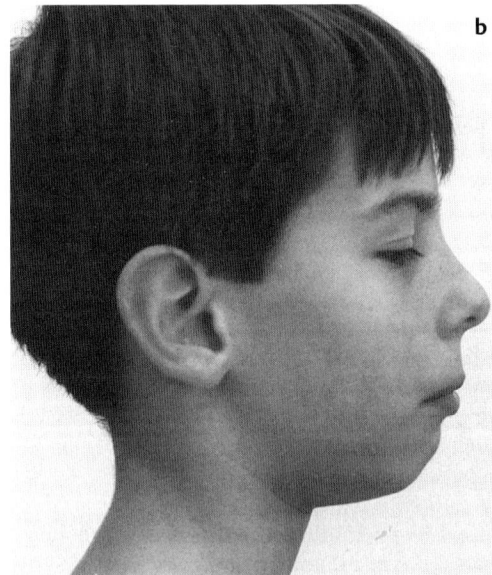

Abb. 3.30   Gähnende Einatmung; **a** der Kehlkopf ist eng und steht oben. Der Winkel zwischen Kinn und Hals ist rechtwinklig; **b** bei der gähnenden Einatmung (mit geschlossenen Lippen) sind Kehlkopf, Mundboden und Zungengrund abgesenkt. Der Winkel zwischen Kinn und Hals ist stumpf

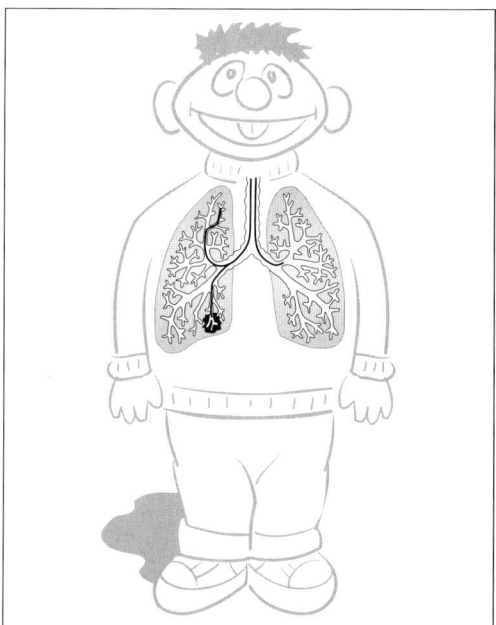

Während das Kind langsam vertieft einatmet, zeichnet der Therapeut den Verlauf der Atemluft (kurzer Atemzug endet in den Hauptbronchien). So wird dem Kind verdeutlicht, dass nur tiefe Atemzüge die Alveolen erreichen.

Übungsbeispiel „Kochender Marmeladentopf"
Der Patient befindet sich in einer entspannten Ausgangsstellung, er lässt den Unterkiefer locker fallen. Dabei spricht er ein „ba". Er stellt sich einen Kochtopf vor, in dem Marmelade langsam zu kochen beginnt. Nach einigen Wiederholungen folgt ein schnelleres „ba-ba-ba-ba-ba-ba-ba", mit einem schlotternden, lockernden Unterkiefer und entspannten Lippen. Die herrlich duftende, rote Marmelade blubbert im Topf.

3.7.2 Ausatemtechniken

Das Ausatmen gegen Widerstände im Mund-, Nasen-, Rachenraum und im Bereich der Stimmritze bis in den Bereich des exspiratorischen Reservevolumens gehört zu den Ausatemtechniken.

Mit akustischen Lauten kann die Ausatmung spielerisch beeinflusst werden. Schon beim Säugling wird durch die Nachahmung seiner Laute die Wahrnehmung für die stimmhafte Ausatmung geschult.

▬ Ziele und Maßnahmen

– Ausatmen zur Aktivierung der Ausatemmuskulatur und zum Trainieren der exzentrischen Kraft der Inspirationsmuskeln,
– Ausatmen auf Geräusche und Laute,
– dosierte und lange Lippenbremse,
– Ausatemtechniken mit Geräten.

▬ Ausatmen zum Trainieren der exzentrischen Kraft der Inspirationsmuskulatur

Die bewusste, verlängerte Ausatmung mit vorsichtiger und dosierter Luftabgabe verbessert die nachgebende Kraft der Einatemmuskulatur (Training der exzentrischen Kontraktion des Zwerchfells). Durch die gleichmäßige, allmähliche Spannungsminderung von Zwerchfell und Interkostalmuskulatur kommt es zu einer schonenden Verlängerung der Ausatmung. Die Ausatmung ist durch ein möglichst langes Beibehalten der Einatemstellung charakterisiert (Larsen 2001).

Diese Ausatmung nutzt der Sänger, wenn er über die „Atemstütze" den Atemfluss und die Stimme ökonomisch führt.

Phonationstechniken, Singen und Sprechen, Wattebällchen anpusten (dürfen sich nicht bewegen), Blockflöte spielen sind geeignete Maßnahmen.

▬ Ausatmen auf Geräusche und Laute

Stimmhaftes Ausatmen (Phonationstechniken) hat folgende Ziele: Ausatemverlängerung, Verbessern der Haltearbeit der Einatemmuskeln, Sekrettransport, Herstellen eines gelösten, entspannten Zustandes. Genutzt werden:

– aphonische Geräuschlaute („fff", „sch") und Blasen (lange Lippenbremse) bei geöffneter Glottis,
– phonische Laute („m", „o", „a", „u" und stimmhaftes „s") mit einer Tönstellung der Glottis,
– Sing- und Sprechverse.

■ **Ausatmen auf „fff" und „sch"**

Ziel ist die Ausatemverlängerung. Die Lippen bilden einen kleinen Spalt, durch den wenig Luft ausströmt. Die Bauchmuskeln werden nicht pressend eingesetzt. Die Zwischenrippenmuskeln halten den Brustkorb weit.

■ **Ausatmen auf den Hauchlaut „h(a)"**

Soll der Brustkorb rasch absinken, wird bei weit gestellter Glottis auf „h(a)" ausgeatmet. Stimme und Artikulationsorgane bilden keinen Widerstand, die Luft strömt ungehindert aus.

■ **Ausatmen über das Hauchen**

Das ist die sanfteste Form der aktiven Ausatmung. Die Luft strömt langsam aus. Zum Einüben kann z. B. ein Spiegel oder die Handinnenfläche angehaucht werden. Bei enggestellter Glottis strömt weniger Luft aus. Die Handfläche wird dann kaum erwärmt.

■ **Ausatmen auf „ha", „o" oder „u"**

Worte auf „a", „o" und „u" (z. B. bei der Kombination mit Vibrationen) wie „Momo", „Mama", „Otto") bewirken eine Weitstellung des Kehlraumes. Im Kleinkindalter sind auch „aaaaaaa", „uuuuuuu" oder „wauwau" als Indianergeheul geeignet.

■ **Summen/Summsilben**

Die Summübungen auf „hnn", „hmm", „hll", „hng" oder die Summsilben „mom-mom-mom" wirken als exspiratorische Stenose im Bereich der Glottis und können einem Tracheobronchialkollaps entgegenwirken.

■ **Sing- und Sprechverse**

Über das rhythmische Bewegen in Verbindung zu einem Ton lernen die Kinder, die Atmung an die Bewegung zu koppeln.

Das Singen von Kinderliedern mit der entsprechenden Bewegungskopplung macht viel Spaß und kann sehr gut mit der Thoraxmobilisation verbunden werden, es erzeugt Bewegungsfreude.

Die Kraft der Interkostalmuskulatur lässt sich gut beim Singen testen. Wie lange kann ein Ton gehalten werden?

 Merke: Bei der Phonationsatmung sollte sich die Rumpfmuskulatur in einem gelösten, physiologischen Spannungszustand befinden. Die Tonhöhe sollte dem Patienten angenehm sein, Tonhöhe und Lautstärke müssen kontinuierlich gleich bleiben und die Luft druckfrei ausströmen, um Pressen zu vermeiden (Bänsch 1996).

■ **Dosierte und lange Lippenbremse (nach Ehrenberg)**

Die *dosierte Lippenbremse* ist eine *Ausatembremse*.

Sie wird im individuellen Atemrhythmus durchgeführt. Sie entsteht durch leises Ausströmenlassen der Luft durch locker aufeinander liegenden Lippen. Nach einem geringen Luftstau im Mundraum – wahrnehmbar an der Luft zwischen Oberlippe und der unteren Zahnreihe – strömt die Luft zwischen den locker aufeinander liegenden Lippen aus. Die Ausatmung darf nicht zu lange sein und geschieht ohne ein Blasen und ohne aktiven Bauchmuskeleinsatz.

Durch die Ausatemstenose bleiben die Atemwege mit instabilen Wänden (Luftröhre und Bronchien) und die Bronchien, die infolge von Schleim, Krampf der Bronchialmuskeln sowie Schleimhautschwellung verengt sind, länger offen.

Ein Kollaps oder eine Kompression der Luftröhre und der Bronchien wird vermieden und eine überblähte Lunge nicht zusätzlich gebläht. Die Patienten empfinden bei körperlicher Belastung und beim Anwenden anstrengender Techniken zur Sekretentfernung weniger Atemerschwerung. Sie atmen die eingeatmete Luft vollständiger aus und schützen ihre Atemwege und Lunge vor weiterer Schädigung.

Die dosierte Lippenbremse soll deshalb bei besonderen körperlichen Belastungen angewandt werden. Kinder werden beim Spielen durch Zuruf immer daran erinnert. Sie sollen die Lippenbremse mit Bewegungsbeginn einsetzen und so lange durchführen, bis die Atemerschwerung vorüber ist. In asthmatischer Atemnot hilft die dosierte Lippenbremse, ruhig zu bleiben und den Medikamenteneffekt abzuwarten.

Die *lange Lippenbremse* ist eine *Ausatemstenose.*

Sie wird unter Einsatz der gesamten Ausatemmuskeln des Oberkörpers ausgeführt. Sie entsteht bei langem Ausblasen der Luft. Bauch- und Rückenmuskeln sind dabei angespannt.

Der Ausatemmuskeleinsatz, d. h. die von außen auf den Brustraum ausgeübte Kraft, bewirkt einen Anstieg des Druckes im Brustraum. Der erhöhte Druck im Brustraum verengt die Bronchien und beschleunigt den Sekrettransport.

Eine zu starke Einengung der Bronchien muss vermieden werden. Sie zeigt sich an einem Giemen, einem piepsenden Geräusch während der Ausatmung. Ein erfolgreicher Sekrettransport ist dagegen am „Rasseln" des Schleims im Luftröhrenbereich zu hören.

Die lange Lippenbremse wird bei erschwerter Schleimentfernung 3-4 mal hintereinander durchgeführt. Patienten mit instabilen Atemwegen sollen sie mit weniger anstrengenden Techniken (z. B. AD) verbinden.

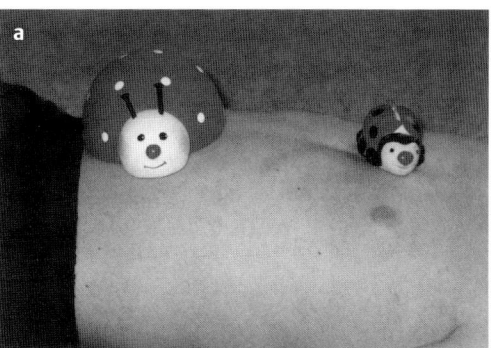

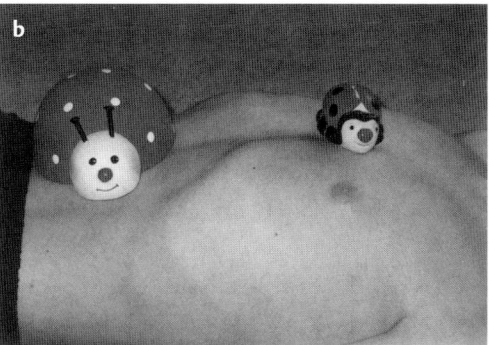

Abb. 3.**31**   Vermitteln der Ein- und Ausatembewegung mit 2 Käfern auf Bauch und Brust.
Je nach Tiefe des Atemzugs fahren die Käfer wie in einem Aufzug nach oben und unten; **a** Einatmung; **b** Ausatmung

■■■■   **Ausatemtechniken mit Geräten**

Siehe Kapitel 3.4.7 bis 3.4.9 + 5.1.

3.7.3   Kombinierte Ein- und Ausatemtechniken

Alle Ein- und Ausatemtechniken können je nach Zielsetzung miteinander kombiniert werden. Der CF-Patient muss seine Ein- und Ausatmung vor allem bei der täglichen Inhalation/AD willentlich verändern und an seinen momentanen, pulmonalen Zustand anpassen können. Bevor er diese komplexen Ein- und Ausatemtechniken *gezielt und selbstständig* einsetzen kann, muss er in der Wahrnehmung und Schulung der entspannten Ruheatmung angeleitet werden. Erst dann kann

er die Atmung willentlich variieren. Ein Beispiel zeigt die Abbildung 3.**31**, das Kind beobachtet, wie die Tiere hoch und runter fahren, z. B. in einem Aufzug.

Die AD und die Inhalationstechnik sind die wichtigsten kombinierten Ein- und Ausatemtechniken für den CF-Patienten. Sie sind in den vorherigen Kapiteln bereits beschrieben.

3.8   Erhalten und Verbessern der Thoraxmobilität

3.8.1   Thoraxmobilisation

H. Saemann

Unter Thoraxmobilisation versteht man die *Beseitigung aller atemhemmenden Widerstände* an Thorax, Wirbelsäule und Rumpfwand.

Ursachen und Folgen verminderter Thoraxmobilität bei CF-Patienten

Die Veränderungen der Atemwege und die erschwerte Atemarbeit beeinflusst die Haltung des CF-Patienten. Langfristige Folgen sind ein Fassthorax und eine verstärkte Kyphose. Die Überblähung der Lunge durch den Sekretstau, die chronischen Entzündungen in den Atemwegen, die Bronchospasmen und die teilweise sehr starken und häufigen Hustenattacken führen vor allem zu einer Einschränkung/Versteifung im Thorax- und Wirbelsäulenbereich.

Der Atemhilfsmuskeleinsatz führt zu Verkürzungen und Verspannungen dieser Muskeln. Die Tonuserhöhung und die Verkürzungen der gesamten Skelettmuskulatur verhindern die Entspannungsfähigkeit des Zwerchfells.

Stress und Angstzustände des Patienten beeinflussen zusätzlich die Skelettmuskulatur, besonders im Schulternackenbereich entstehen Verspannungen.

Die mangelnde Thoraxelastizität und vor allem eine verminderte Streckfähigkeit der Brustwirbelsäule beeinflussen die Retraktionsmöglichkeit des Lungengewebes negativ. Das Hochsteigen der Zwerchfellkuppen bei der Ausatmung ist erschwert. Der allgemeine Elastizitätsverlust erschwert tiefe Atemzüge, große atemsynchrone Bronchialkaliberschwankungen können kaum stattfinden. Das Lösen von Sekret ist erschwert.

Ziele der Thoraxmobilisation

- Verbessern von Lungenbelüftung und -durchblutung, Pleurablattverschieblichkeit und Sekrettransport,
- Aufnahme größerer Luftvolumina bei körperlicher Belastung,
- Erarbeiten und Erhalten der Beweglichkeit aller beteiligten Gelenke und der Elastizität aller Muskeln und Faszien,
- Erarbeiten und Erhalten der aufrechten Körperhaltung.

Techniken und Maßnahmen

- Tiefe Atemzüge in Körperruhe mit und ohne manuelle Kompression in die Ausatmung,
- Lösen erhöhter Gewebswiderstände in Haut, Faszien, Muskulatur und allen anderen Bindegeweben,
- Therapeutische Körperstellungen, Übungen aus dem Yoga,
- Manuelle Therapie,
- Lösungstherapie nach Schaarschuch-Haase (z. B. Dehnlagen),
- Übungen aus dem Klappschen Kriechen,
- Übungen aus der Funktionellen Bewegungslehre (FBL),
- Rippenmobilisation in Seitenlage (Abb. 3.**32**),
- Schmerz lindern: Schmerzen im Bereich des Thorax, der Rumpfwand und an der Wirbelsäule können sich als erhebliche atemhemmende Widerstände auswirken. Neben Medikamenten wirken viele physikalische Maßnahmen schmerzlindernd (Thermotherapie, Elektrotherapie).

CF-Therapeuten sind Fortbildungen in allen Mobilisationstechniken z. B. der Manuellen Therapie zu empfehlen, da die Probleme der Patienten am Bewegungssystem nicht unerheblich sind.

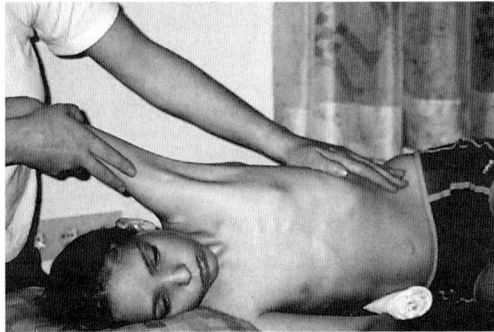

Abb. 3.**32** Rippenmobilisation in Seitlage. Der abduzierte Arm beeinflusst die Lateralflexion. Bei der Inspiration hält die Therapeutin gegen die unteren Rippen, der Interkostalraum weitet sich

3.8.2 Therapeutische Körperstellungen

Der Begriff der Therapeutischen Körperstellungen wurde in den 70er Jahren von Ehrenberg geprägt. Er fasst die Dehn- und Drehdehnstellungen und die atemerleichternden Stellungen zusammen.

▬ Definition und Einteilung (nach Ehrenberg)

Therapeutische Körperstellungen sind Positionen, die durch ihre Stellungen wirken. Bei der Durchführung sind *biomechanische, respiratorische, gewebslockernde und psychische* Bedingungen zu beachten.

- Körperstellungen unter Beobachtung *biomechanischer* Bedingungen:
  - Körperstellungen (Bauchlage, Rückenlage, Seitenlage und ihre Variationen) zur Aktivierung des Zwerchfells.

- Körperstellungen unter Beobachtung *respiratorischer* Bedingungen:
  - Atemerleichterung bei obstruktiven Atemwegserkrankungen,
  - Drainage des Bronchialsekretes bei Sekretstagnation,
  - Blutumverteilung im Lungenkreislauf bei Hypostase des Lungenblutes,
  - Verbessern der Lungenbelüftung bei Pneumonie,
  - Bewegungsanregung der Pleurablätter nach Pleuraergüssen.

- Körperstellungen unter Beachtung *gewebslockernder* Bedingungen:
  - Körperstellungen zur Herabsetzung von Haut- und Muskelverspannungen des Oberkörpers (Dehn- und Drehdehnstellungen).

- Körperstellungen unter Beachtung *psychischer* Bedingungen:
  - Körperstellungen zur Herstellung eines entspannten Zustandes bei unruhigem Verhalten (z. B. Sesselsitz mit Armen auf Seitenlehnen).

Da sich die Körperstellungen z. T. gleichen, lassen sich mehrere Wirkungen miteinander verbinden, z. B. die Atemerleichterung mit Gewebslockerung

oder die Aktivierung des Zwerchfells mit psychischer Entspannung (Ehrenberg 2001). Auch die Dehn- und Drehdehnstellungen, die sich in der CF-Behandlung bewährt haben, umfassen mehrere Wirkungen. Sie entwickelten sich in Anlehnung an die Dehn- und Drehdehnstellungen nach Schaarschuch/Haase und aus dem Yoga.

Die einzelnen Therapeutischen Körperstellungen erhielten von den Kindern phantasievolle Namen: Rückendrehdehnlage = Schraube, Sichellage = Mond, Giraffe, Rutschbahn usw., die sich Kinder und Eltern leicht merken können.

Ziele Dehn- und Drehdehnstellungen in der CF-Behandlung:
- den Brustkorb bzw. einen bestimmten Brustkorbabschnitt in eine Dehnstellung bringen,
- das Zwerchfell aktivieren,
- die Atmung bewusst machen,
- durch die Stellung wirken.

▬ Durchführung

Ausgangsstellung: die Atembewegungen werden nachgespürt. Dies erfolgt z. B. über einen Handkontakt oder durch das Lenken der Aufmerksamkeit auf die Atmung.

Therapeutische Körperstellung: die maximale Dehnstellung (bis zur Schmerzgrenze!) entwickelt sich aus der jeweiligen Ausgangsstellung über *mehrere Zwischenschritte langsam*. Während der leichten Dehnstellung wird mit *passiven Maßnahmen* (feuchte Wärme, Packegriffe) behandelt. Die *stufenweise Erarbeitung* der maximalen Dehnstellung wird vom Körper besser zugelassen.

Während der Ausführung der Therapeutischen Körperstellung erfolgt eine vertiefte, langsame Ein- und Ausatmung von mindestens 10 Atemzügen bis zu mehreren Minuten. Auch bei den maximalen Dehnstellungen sind noch geringe Atembewegungen in den gedehnten Brustkorbabschnitte möglich, wenn auch z. B. bei Patienten mit Emphysem weniger als beim Gesunden (Lindemann 2001).

Ausruhposition: Die Dehnlage wird *langsam aufgelöst*. In der Ausruhstellung wird erneut den Atembewegungen nachgespürt. Die gedehnten Körperabschnitte werden wahrgenommen. Fragen wie: *„Wie fühlt sich die gedehnte Seite an? Wärmer-kälter, weiter-enger, länger-kürzer, liegt sie höher oder tiefer?"* lenkt die Konzentration und Wahrnehmung.

▄▄▄ Ziele und Wirkungen

- Verbessern der Thoraxmobilität,
- Aktivieren der Zwerchfellatmung/Umstellen der Atemform und -muster,
- Vertiefen und Lenken des Atems,
- Herabsetzen erhöhte Atemwegswiderstände,
- Sekretlösung und -transport,
- Verbessern der Durchblutung und Belüftung der Lunge,
- Unterstützen der gestörten bronchialen Reinigung,
- Atemvertiefung und -erleichterung in den Ausruhpositionen,
- Erreichen eines psychophysischen gelösten Zustandes.

▄▄▄ Dosierung

Die Gesamtintensität der Therapeutischen Körperstellungen pro Trainingseinheit lässt sich über die Auswahl der Übungen (Übungen mit mehr oder weniger Kraftaufwand), die Dauer, Häufigkeit und Intensität dosieren. Der Schweregrad der Erkrankung, die momentane Situation und die Gesamtbelastung durch die Physiotherapie muss berücksichtigt werden.
- *Dauer*: 10-12 Atemzüge bis zu mehreren Minuten. Für das tägliche Übungsprogramm erhält der Patient genaue Angaben zur Dauer seiner jeweiligen Körperstellungen (Atemzüge zählen, Wecker stellen, Dauer eines Musikstückes).
- *Intensität:* die Dehnstellung muss so intensiv sein, dass der Patient zwar eine deutliche Dehnung verspürt, aber keine Schmerzen auftreten. Eine gleichmäßige, entspannte, vertiefte Ein- und Ausatmung muss möglich sein.
- *Häufigkeit:* jede Übung 2-3 mal. Die Häufigkeit der Wiederholungen richtet sich nach der Belastbarkeit und dem Befund.
- *Pausen:* in der Ausruhposition erfolgt die Erholung und das Nachspüren der Atembewegungen. Die Dauer der Pause richtet sich nach dem Atembefund und nach dem subjektiven Erholungsempfinden des Patienten, sie sollte jedoch mindestens 6-8 Atemzüge betragen.
- *Auswahl*: der Patient sollte alle Therapeutischen Körperstellungen oder die entsprechenden Dehnlagen/Übungen aus dem Yoga beherrschen.

- *Zeichen der Überforderung:* Atemfrequenzsteigerung, blasses Mund-Nasendreieck, blaue Lippen, Fuß- oder Fingernägel, Einziehungen der Zwischenrippenräume, (verstärkter) inspiratorischer und exspiratorischer Atemhilfsmuskeleinsatz. Bei Patienten mit einer schweren Obstruktion/Restriktion ist die Überprüfung mittels Pulsoximeter sinnvoll.

▄▄▄ Mondlage oder C-Lage

Ausgangsstellung: RL mit ausgestreckten Armen.

Durchführung: In der Rückenlage werden die flektierten Arme langsam auf der Unterlage nach rechts geschoben. Beide Beine werden danach ebenfalls auf der Unterlage langsam nach rechts geschoben, bis der Körper in einer C-Form liegt. Becken- und Schultergürtel bleiben dabei vollständig auf der Unterlage (Abb. 3.**33**).

Variationen/spielerische Umsetzung:
- In einer leichten Dehnstellung können auch die Atembewegungen der nicht gedehnten Seite erspürt werden.
- Kombination mit passiven Techniken (Packegiffe, Hautrollungen).
- Kombination mit der Inhalation und/oder mit dem RC-Cornet oder dem VRP1.
- Während der vertieften Einatmung wird der linke Arm und/oder das linke Bein zusätzlich aktiv gestreckt: Der Patient versucht, die Extremitäten auf der Unterlage nach oben bzw. nach unten zu schieben.
- Abrollen der gedehnten Seite mit verschiedenen Bällen.
- Eincremen und Ausstreichen der gesamten gedehnten Körperhälfte z. B. mit dem Reim: „Der Mond ist rund, der Mond ist rund, er hat zwei Augen, Nase und Mund".

Ausruhposition: Nachspüren der Atembewegungen in der Rückenlage.

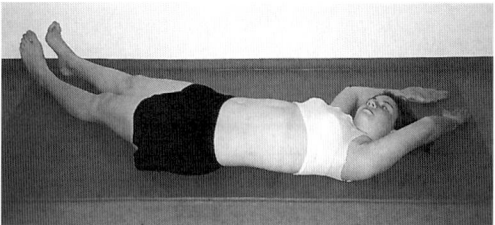

Abb. 3.**33** Mondlage einer 16-jährigen CF-Patientin

Bei allen Körperstellungen gilt folgender Ablauf: Ausgangsstellung – Durchführung – Ausruhposition.

Schraube oder Rückendrehdehnlage

Ausgangsstellung: Seitlage links.

Durchführung: Das untere linke Bein wird gestreckt, das obere rechte Bein ist mindestens 90° im Hüftgelenk flektiert und *aktiv* auf der Unterlage *fixiert*. Der untere Arm ist in leichter Flexion (leichte U-Halte) eingestellt.

Der obere Arm wird in Außenrotation in einem großen Bogen vor dem Rumpf beginnend über den Kopf hinweg nach oben und hinten geführt. Oberkörper und der Kopf folgen der Bewegung des Armes, indem der Patient seiner Handinnenfläche nachschaut, bis der Rumpf maximal nach rechts gedreht ist. Der Arm liegt dann in etwa 135° Abduktion und damit in Verlängerung des M. pectoralis auf der Unterlage auf. Der Patient erhält den Auftrag, sich so weit nach rechts zu drehen, bis die rechte *Schulter (möglichst) die Unterlage berührt*. Beide Arme liegen in der Endstellung in einer lockereren U-Halte auf der Unterlage auf oder werden gegebenenfalls unterlagert (Abb. 3.**34**).

Ausruhposition: Seitenlage links mit leicht gebeugten Beinen. Der untere linke Arm wird zur Unterstützung unter den Kopf gelegt.

Variationsmöglichkeiten/spielerische Umsetzung:
- Bei LWS-Problemen beide Beine 90° anbeugen (kleine Schraube) und LWS mit Kissen stützen.
- Um sich selbst zu fixieren, kann der Patient mit der linken Hand das rechte Knie auf die Unterlage drücken (mittlere Schraube).
- Der Behandler verstärkt die aktive Dehnung, indem er zusätzlich passiv den Thorax/Schultergürtel weiter nach hinten dreht und gleichzeitig das Becken fixiert. Bei Armen in U-Halte nicht über den Arm/Ellbogen die Rotation ver-

stärken (Subluxationsgefahr der Klavikula im Sternoclaviculargelenk).
- Kombination mit passiven Techniken.
- Während der Einatmung kann der Patient die Dehnung verstärken, indem er das oben liegende rechte Bein im Kniegelenk streckt (große Schraube) und zusammen mit dem rechten Arm aktiv verlängert. Während der Ausatmung löst er diese zusätzliche Spannung auf, bleibt aber aktiv in der Schraube liegen.
- In der Seitenlage wird die BWS mit einer Handtuchrolle unterlagert. Durch die damit eingestellte Lateralflexion wird bei der folgenden Drehdehnstellung eine bessere Mobilisation in die Rotation ermöglicht.
- Um die gesamte BWS in ihren einzelnen Abschnitten zu mobilisieren, ist es sinnvoll, zwischen der kleinen, der klassischen und der großen Schraube mit und ohne Einstellung einer Lateralflexion im Verlauf der unterschiedlichen Therapieeinheiten pro Woche abzuwechseln.
- Das Kind ist ein Atem-Saug-Krokodil, dessen Maul (linker und rechter Arm bilden Unter- und Oberkiefer) ganz weit aufgerissen ist, damit es mit seinen riesigen Lieblingsfrüchten gefüttert werden kann. Während einer vertieften Einatmung saugt das Krokodil ohne zu kauen die Riesenfrüchte in sich hinein. Erst wenn das Atem-Saug-Krokodil alle 10 Früchte aufgegessen hat, dreht es sich auf die Seite, macht einen genüsslichen Mittagsschlaf und spürt den Atembewegungen nach.

Bauchschraube oder Bauchdrehdehnlage

Ausgangsstellung: Bauchlage.

Durchführung: Der Kopf ist nach links gedreht und beide Arme sind in Flexion in leichter U-Halte neben dem Kopf abgelegt. Das linke Bein wird unter dem rechten Bein hindurch nach rechts rechtwinklig angebeugt. Das rechte Bein wird möglichst weit nach hinten gestreckt und der rechte Arm ist mit der rechten Thoraxhälfte möglichst weit zum Boden gedreht (Abb. 3.**35**).

Ausruhposition: Bauchlage.

Variationen/spielerische Umsetzung:
- Bei ungenügender Dehnfähigkeit oder einer Einschränkung der Beweglichkeit der HWS kann der Kopf auch nach rechts gedreht werden.

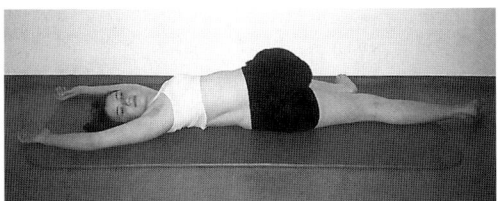

Abb. 3.**34**   Schraube/Rückendrehdehnlage

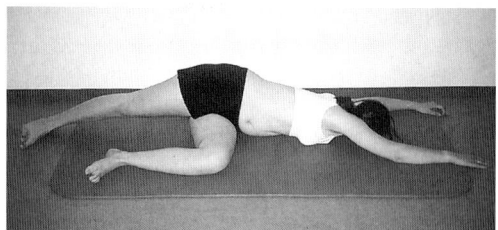

Abb. 3.**35** Bauchschraube/Bauchdrehdehnlage

– Arme in U-Halte.
– Auf dem Fuß des gestreckten linken Beines starten verschiedene Autos, die während einer verlängerten Ausatmung auf der „Bauchschraubenautobahn" bis zum Ziel auf der linken Hand entlang brausen. Nur wenn die Ausatmung lang genug ist, erreichen die Fahrzeuge das Ziel . Für Lastwagen und andere langsame Fahrzeuge muss das Kind besonders lange ausatmen, damit auch sie das Ziel erreichen. Wenn alle 8-10 Fahrzeuge das Ziel erreicht haben, ist die Übung beendet. Die Anzahl der Autos (Atemzüge) ist abhängig vom Gesundheitszustand und vom Alter des Patienten.

Rutschbahn nach vorne

Ausgangsstellung: Fersensitz.

Durchführung: beide Arme werden nach vorne geschoben bis die gesamte Wirbelsäule und die Arme gestreckt sind. Kinder erhalten die Aufforderung, dabei mit den Händen weit nach vorne zu krabbeln. Der Kopf wird in Verlängerung der Wirbelsäule gehalten.

Das Gesäß bleibt etwas hinter den Knien, so erfolgt vor allem in der mittleren BWS eine Extension (Abb. 3.**36**).

Ausruhposition: Hängebauchlage

Variationen/spielerische Umsetzung:
– Arme sind in U-Halte und der Kopf auf der Unterlage abgelegt.
– Arme werden nach links oder rechts eingestellt, so wird eine Rumpfseite zusätzlich gedehnt.
– Kombination mit passiven Techniken und Abrollen mit Massagebällen.
– Während einer verlängerten Ausatmung können verschiedene Spielsachen wie Autos, Stofftiere usw. vom Gesäß bis zum linken

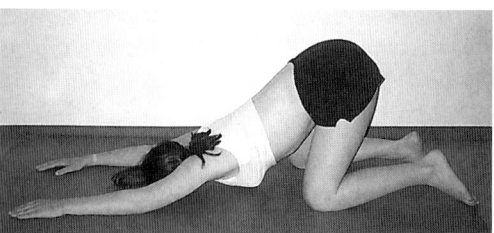
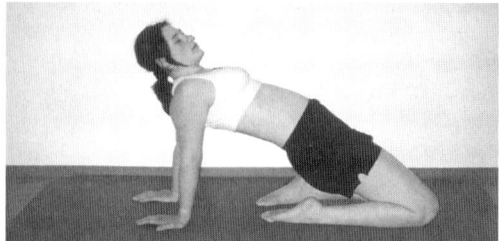

Abb. 3.**36a** Rutschbahn nach vorne
Abb. 3.**36b** Rutschbahn nach hinten

oder rechten Arm rutschen. Als Wahrnehmungsübung kann der Patient zudem erspüren, welcher Gegenstand gerade auf seinem Rücken hinunterrutscht.
– Rutschbahn nach hinten (Abb. 3.**36b**).

Große und kleine Giraffe

Ausgangsstellung: Fersensitz.

Durchführung: Der rechte Arm wird in Flexion und Außenrotation mit gestreckten Fingerspitzen Richtung Decke geschoben (Hals der Giraffe). Der linke Arm wird nach unten gestreckt (Schwanz der Giraffe) und zusammen mit dem Oberkörper und dem Kopf so weit wie möglich nach links gedreht. Der Rumpf dreht sich so weit, bis die Fingerspitzen der linken Hand den Boden hinter dem rechten Fuß berühren. Blick zur linken Hand.

Ausruhposition: Fersensitz

Variationen/spielerische Umsetzung:
– Bei einer guten beidseitigen Dehnfähigkeit des M. iliopsoas und M. rectus femoris quadriceps kann auch die große Giraffe durchgeführt werden. Das Becken ist dabei im Kniestand zur aktiven Fixation maximal aufgerichtet. Die Einstellung der Rumpfrotation und die Armhaltung sind identisch mit der Ausführung der kleinen Giraffe. Der linke Arm wird gestreckt und zeigt in Richtung des rechten Fußes. *Der Patient darf nicht aufgefordert werden, mit der linken Hand den rechten Fuß zu*

berühren. *Dabei erfolgt eine unerwünschte Gewichtsverlagerung nach dorsal und eine Hyperlordosierung in der LWS.* Durch das maximal aufgerichtete Becken ist die LWS möglichst entlordosiert eingestellt, damit die Rotationsbewegung ausschließlich in der BWS stattfindet und nicht als Scherbewegung in die LWS weitergeleitet wird (Abb. 3.**37**).

– Um den Patienten für eine maximale Einnahme der Dehnstellung zu motivieren, stellt sich der Therapeut als Tierpfleger hinter die Giraffe und bietet ihr verschiedene Nahrungsmittel an. Nur wenn sich die Giraffe sehr weit zurückdreht und ihren Hals lange streckt, kommt sie an die Nahrungsmittel.

– Erlernen die Kinder ab einer bestimmten Klassenstufe eine Fremdsprache, lassen sie sich oft durch folgende Geschichte gut motivieren: Die berühmte *sprechende Zirkusgiraffe „Drehlanghals"* ist an einen amerikanischen Zirkus verkauft worden. Damit sich auch die amerikanischen Kinder über die Giraffennummer erfreuen können, muss sie mit ihrem Tierpfleger erst die neuen Namen für die verschiedenen Nahrungsmittel lernen. Die hungrige Giraffe dreht und streckt ihren langen Hals, bis sie das Nahrungsmittel sieht. Der Tierpfleger sagt ihr dann den englischen Namen. Sie

muss ihn nachsprechen und dann wird die Frucht in ein Körbchen gelegt. Nachdem sie 10 Nahrungsmittel erkannt und benannt hat, darf sie sich hinsetzten und in der Pause soviel essen, wie sie Lust hat.

▰ Überschlag

Ausgangsstellung: Sitz mit angestellten Beinen.

Durchführung: Der Patient rollt über den Rücken nach hinten. Die Knie sind *vor den Ohren,* die Halswirbelsäule wird dadurch nur leicht flektiert, um eine Fehlbelastung des zervikothorakalen Überganges zu vermeiden. Der Rumpf wird am Gesäß oder am Becken mit den Händen abgestützt.

Ausruhposition: Rückenlage mit angestellten Beinen

Spielerische Umsetzung:

Der Behandler nutzt während einer verlängerten Ausatmung die mit Zeitungspapier umwickelten Hände und Füße als Trommeln. In der Atempause wird gerasselt (Abb. 3.**38**). Die Ausführung erfolgt sehr vorsichtig, so dass *die Wirbelsäule nicht gestaucht wird.* Viele Kinder mögen die rhythmischen Klopfungen und haben Spaß daran, bekannte Rhythmen zu erraten.

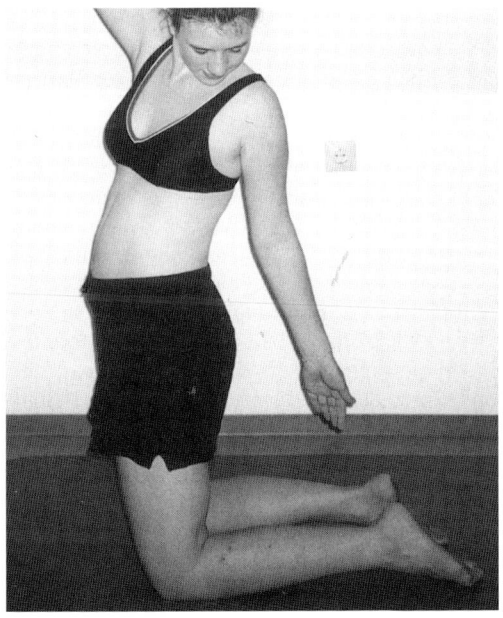

Abb. 3.**37** Große Giraffe oder Mama-Papa-Giraffe

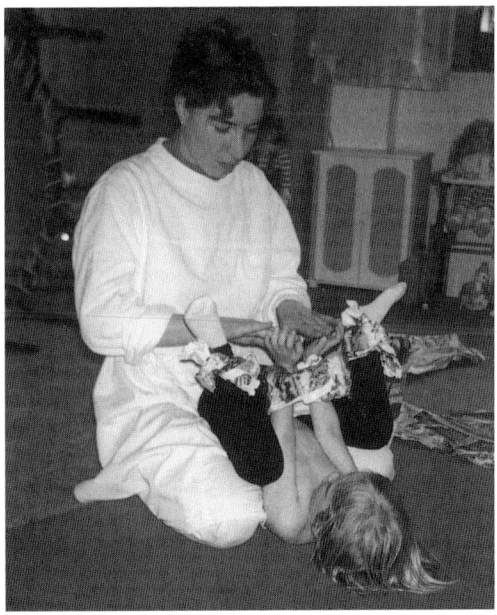

Abb. 3.**38** Überschlag/spielerische Umsetzung

▬ Knoten

Ausgangsstellung: Seitsitz, Kniegelenke zeigen nach links.

Durchführung: Der Fuß des rechten Beines wird nach links neben das linke Knie gestellt. Nun folgt eine Drehung des Oberkörpers und des Kopfes nach rechts (Abb. 3.**39a + b**).

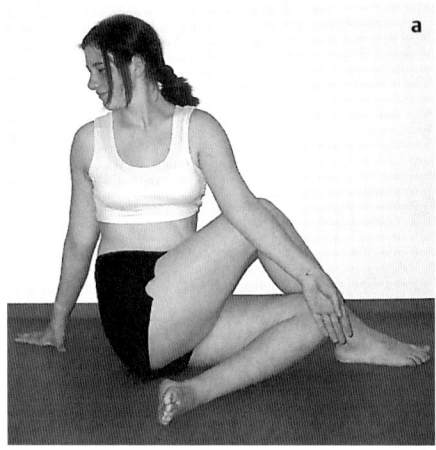

Abb. 3.**39** **a** Knoten **b** Variation des Knotens auf dem Stuhl
Indikation: Patient mit Bandscheiben- und ISG-Problemen, oder einer Hypermobilität

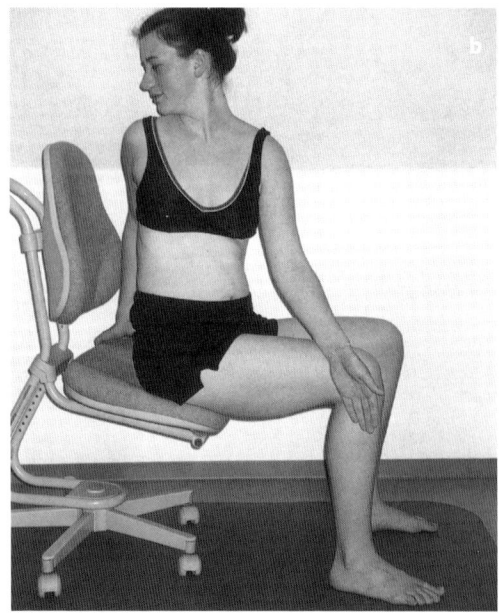

Mit der rechten Hand stützt sich der Patient hinter dem Gesäß ab, wobei die Hand so nah wie möglich am Gesäß sein sollte und die Fingerspitzen dabei nach hinten zeigen (Außenrotation im Schultergelenk).

Der linke Arm ist gestreckt und außenrotiert. Zur Stabilisierung drückt der Ellbogen gegen die Außenseite des rechten Kniegelenkes, wobei *nicht gehebelt* werden sollte!

Ausruhposition: Langsitz mit lockerer Beinhaltung und mit nach hinten abgestützten Armen.

> ❗ Merke: Diese Dehnstellungen haben sich in der Praxis bewährt und sollten regelmäßig (täglich) durchgeführt werden. Je nach Befund können weitere Dehnlagen (z. B. Yoga) das Dehnprogramm erweitern.

3.8.3 Manualtherapeutische Thoraxmobilisation

H. Saemann, B. Martinen

Die Manuelle Medizin ist so alt wie die Heilkunst selbst. Dies wird durch mehr als 4000 Jahre alte Plastiken aus Thailand belegt. Auch die alten Ägypter behandelten Verletzungen und Krankheiten mit den Händen. Nicht zuletzt Hippokrates, der Vater der modernen Medizin, verwendete manualtherapeutische Techniken, insbesondere Traktionen und Hebeltechniken zur Mobilisation der Wirbelsäule und zur Behandlung von Wirbelsäulenverkrümmungen.

Die Manuelle Therapie ist heute eine fest etablierte physiotherapeutische Methode, die bei fast allen Störungen des Bewegungssystems angewandt wird. Ihre Ziele sind die Wiederherstellung freier Beweglichkeit, Schmerzlinderung und die Harmonisierung und Ökonomisierung von Bewegungsabläufen (Ernst 1996).

Diese Ziele sind auch besonders für ältere CF-Patienten von großer Bedeutung. Neben den Techniken, die der Therapeut anwendet, lernen die Patienten auch Automobilisationstechniken in der Manuellen Therapie.

So ist es wichtig, dass der CF-Patient bei der täglichen Wirbelsäulenmobilisation kein undifferenziertes Mobilisationsprogramm durchführt. Eingeschränkte Bewegungssegmente müssen gezielt mit mobilisierenden Techniken unter Entlastung hypermobiler Bewegungssegmente behandelt werden. Ansonsten besteht die Gefahr, dass der Patient „dort bewegt, wo er kann". Das führt zu Hypermobilität oder gar Instabilität.

Die zervikothorakalen und thorakolumbalen Wirbelsäulenübergänge sind beim CF-Patienten durch seine Haltungsänderung besonders gefährdet. Die im Rahmen eines sportlichen Trainings durchgeführten Mobilisationseinheiten müssen diesbezüglich sehr kritisch betrachtet werden. Eine gezielte, segmentale Wirbelsäulenmobilisation bzw. die gesamte physiotherapeutische Thoraxmobilisation lässt sich durch ein sportliches Training nicht ersetzen, nur ergänzen.

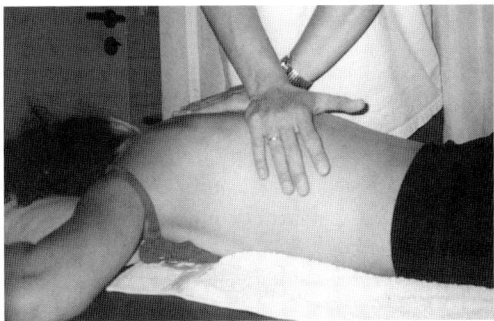

Abb. 3.**40** Test der Separationsfähigkeit im Kostotransversalgelenk

Untersuchungs- und Behandlungsbeispiele

Prüfen der Rippenmobilität und Mobilisation der Rippen

Palpation der Rippen

Ausgangsstellung: Patient liegt in Bauchlage.

Therapeut: Therapeut steht am Kopfende, beide Hände liegen flach auf dem Thorax (rechts und links von der Wirbelsäule).

Niveaukontrolle

Frage: Steht eine Rippe höher als die anderen?

Funktionsdiagnose

Ausgangsstellung: Patient befindet sich für den Test der oberen Rippen in Rückenlage, für den Test der mittleren und unteren Rippen in Bauchlage oder Seitenlage.

Therapeut: Der Therapeut legt seine Finger zwischen 3 Rippen. Bei der Einatmung und Ausatmung wird beobachtet/geprüft, ob die Rippen sich bei der Ein- und Ausatmung gleichmäßig bewegen.

Stellungsdiagnose

Beispiel: Die 9. Rippe steht in Inspirationsstellung.

Es wird ein geringerer Abstand zur 8. Rippe und der vergrößerte Abstand zur 10. Rippe palpiert. Bei der Ausatmung entsteht eine „Lücke" zwi-

schen der 9. und der 10. Rippe. Die Rippen 8, 10 und 11 gelten aufgrund ihrer muskulären Verbindung als mitbehindert.

Test der Separationsfähigkeit und Mobilisation im Kostotransversalgelenk

Ausgangsstellung: Bauchlage.

Therapeut: steht seitlich. Die linke Hand fixiert auf der Gegenseite den Querfortsatz. Mit dem Os pisiforme der rechten Hand wird ein Federtest auf dem gelenknahen Anteil der Rippe durchgeführt, um Hypomobilität zu ermitteln (Abb. 3.**40**).

Mobilisation: Die Mobilisation erfolgt während der Ausatmung nach ventral (bei den kaudal gelegenen Rippen nach ventral/kranial, bei den kranial gelegenen Rippen nach ventral/kaudal).

Beispiele zweier Automobilisationen

Automobilisation in die Extension in Rückenlage

Ausgangsstellung: Patient liegt in Rückenlage mit angestellten Beinen. Durch die Flexion der Beine ist die LWS kyphotisch eingestellt. Eine feste Handtuchrolle wird zur Fixation quer unter die kaudalen Segmente der BWS (unteres Ende des kyphotischen Bogens) gelegt. Der Patient hält seinen Kopf mit den gefalteten Händen, die Ellbogen zeigen nach ventral. Der Oberkörper ist leicht angehoben und damit die Wirbelsäule kyphotisch eingestellt.

Mobilisation: Während einer Ausatmung mobilisiert sich der Patient selbst in Richtung Extension, indem er den kranial der Handtuchrolle befindlichen Teil des Oberkörpers auf die Unterlage absenkt. Die gebeugten Ellbogen/Arme werden dabei zur Seite geführt.

Automobilisation in die Extension im Sitz

Beispiel: Mobilisation des Segments Th 8.

Ausgangsstellung: Patient sitzt angelehnt, der Dornfortsatz von Th 9 ist gegen die Lehnkante des Mobilisationstisches fixiert. Wichtig ist, dass die Beine hoch gestellt sind, um die LWS und die untere BWS zu verriegeln. Die Hände befinden sich im Nacken.

Mobilisation: Die Mobilisation von Th 8 findet bei der Ausatmung durch wiederholtes Bewegen des kranial der Fixation befindlichen Körperteils nach dorsal statt. Auch hier können die Ellbogen zur Seite genommen werden (Abb. 3.**41**).

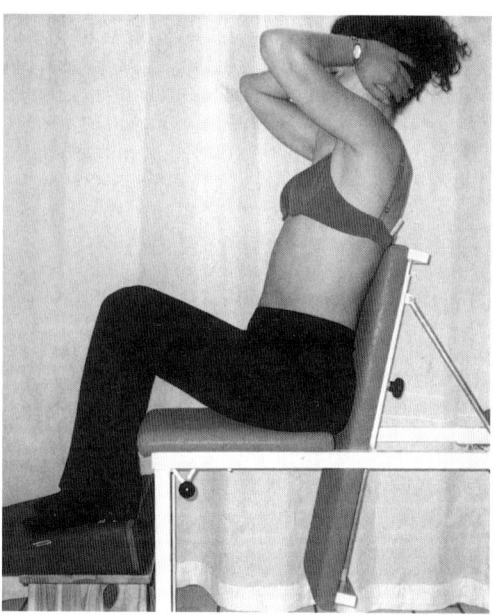

Abb. 3.**41** Automobilisation in die Extension im Sitz

3.8.4 Thoraxmobilisation nach den Gesichtspunkten der Osteopathie

P. Gohl-Frohnmayer

Die Osteopathie ist eine ganzheitlich arbeitende Manuelle Medizin. Ihr geistiger Begründer ist der Arzt Andrew Still, der um die Jahrhundertwende in Amerika lebte. Wachgerüttelt durch den Verlust mehrerer Kinder bei einer Epidemie fragte er sich, warum das eine Kind überlebte und das andere starb. Der Grund dafür musste für ihn im Körper liegen. Er begann ein intensives Anatomiestudium und erforschte Zusammenhänge im Körper. Darauf baute er dann seine Philosophie der osteopathischen Medizin auf. Jeglicher Bewegungsverlust im Gewebe führt zu einer Minderversorgung und kann damit auf lange Sicht zu Krankheit führen. Sein Schüler Gordon Sutherland entdeckte, dass die Schädelnähte nicht fest verwachsen sind, sondern auch zu den Gelenken zählen, und dass hier minimale Bewegungen stattfinden können. Er prägte das Konzept der kranialen Osteopathie. Später kamen noch viele weiteren Techniken hinzu.

Das Ziel der Osteopathie ist es, die Bewegungsverluste im Körper aufzuspüren, egal ob sie durch Infektionen, Unfälle, Traumen (auch emotionaler Art) usw. verursacht sind. Durch die Verbesserung der Mobilität der Gelenke sowie der viszeralen Hüllgewebe, in denen der Stoffwechsel stattfindet und die Blut- und Lymphwege liegen, wird die Vitalität dieser Regionen verbessert. Dies stärkt die Selbstheilungskräfte des Körpers, um selbst mit der Schädigung fertig zu werden. Dazu sind profunde Kenntnisse in Anatomie, Neurologie, Physiologie usw. nötig. Behandelt werden vor allem funktionelle Probleme, solange die strukturellen Schädigungen noch nicht zu stark fortgeschritten sind. Die Osteopathie ist daher eine präventiv arbeitende Medizin. Wenn die Zerstörung des Gewebes zu stark fortgeschritten ist, kann sie nur noch unterstützend begleiten.

Nach einer ausführlichen Anamnese und körperlichen Befunderhebung entwickelt der Osteopath sein Behandlungskonzept. Hier werden die gefundenen Bewegungsverluste in Zusammenhang mit den Beschwerden des Patienten gesetzt. So kann der Patient am Knie Beschwerden haben, der Osteopath behandelt jedoch das Becken, da der dortige Bewegungsverlust ein muskuläres Ungleichgewicht verursacht, das zu einer Fehlbelastung des Knies führt. Die Ursache der Beckenproblematik kann auch an einer rezidivierenden Blasenentzündung liegen.

Es werden in der Osteopathie keine Diagnosen behandelt, sondern Menschen in ihrer Ganzheit.

▨ Behandlung des Lungenbereiches

Die Beweglichkeit der Wirbelsäule und der Rippen muss zuerst geprüft werden.

Die Lunge ist über die Pleura mit den Rippen fest verbunden. Die Hülle der Lunge ist größer als die Lunge selbst und bildet daher Recessi. Diese müssen mobil sein, damit sich bei der Einatmung das Lungengewebe weiten kann. Für die Einatmung ist die Extensionsfähigkeit der BWS, für die Ausatmung die Flexionsfähigkeit der BWS bedeutsam. Es wird kontrolliert, ob die Rippen in Ein- und Ausatemstellung gehen können oder fixiert sind. Die jeweils korrektive Richtung der WS und der Rippen wird manuell mobilisiert. Neben den aus der Manuellen Therapie bekannten Techniken nutzt die Osteopathie noch weitere Techniken, z. B. die Mobilisation der Rippen um 3 Achsen oder die 3-Röhren-Technik. Bei letzterer wird jeweils eine Lungenhälfte gegenüber dem Mediastinum mobilisiert, um hier für die großen Passagewege der Gefäße und Nervengewebe und den Herzbeutel Mobilität zu schaffen.

Nach oben hin ist die Lunge über einen ligamentären Aufhängeapparat (Lig. pleurovertebrale, Lig. costopleurale und über Fasern des M. scalenus minimus) mit der Wirbelsäule verbunden. Hier können chronische Lungenbelastungen zu einem vermehrten Zug führen, was zuerst zu einer Hypermobilität und später zu Arthrose in diesem Bereich führen kann. Durch die chronische Lungenerkrankung wird vermehrt die Atemhilfsmuskulatur eingesetzt und es kommt zur Verspannung der Mm. scaleni, M. subclavius, Mm. pectorales. Durch die Skalenuslücke zieht der Armplexus und die V. subclavia. Längere Fehlspannungen in diesem Bereich können zu pseudoradikulären Symptomen im Arm und zu Stauungsproblematiken des venösen Blutes auf dem Weg zurück zum Herz führen. Diesen Bereich passiert auch der N. phrenicus und N. vagus. Durch Entrapments kann es hier zur Faszilitation des

Segmentes C0/1 und C3/4 kommen, was dort zu Bewegungsverlust und Schmerz in der autochthonen Muskulatur des Segmentes führen kann und ins Dermatom ausstrahlt. Daher ist es sehr wichtig, die Halsfaszien und die ventrale Halsmuskulatur zu behandeln.

Die sympathische Versorgung der Lungenregion kommt aus der Region Th1-4. Probleme hier können zu einem Übergewicht des Sympathikus führen. Die parasympathische Innervation ist in dieser Region vermindert und damit die Regeneration eingeschränkt. Der Patient reagiert bei den Techniken mit einer Dermographia rubra, einer starken Rötung der Haut, bis hin zur Quaddelbildung).

Das Zwerchfell ist der Motor der Atmung und steht in engem Kontakt mit den unteren Rippen und der oberen Lendenwirbelsäule. Einschränkungen des Zwerchfells führen zu Bewegungseinschränkungen der unteren Rippen und der LWS. Durch die Arkaden des Zwerchfells zieht das Aszygossystem, ein Nebenkreislauf zur Vena cava, der sympathische Grenzstrang und der Milchbrustgang. Hier kann es sekundär zu Stauungsproblematiken kommen. Eine große Rolle spielt in diesem Bereich der Psoasmuskel, der bei Verspannung die Beschwerden nach unten fortsetzt. Der M. quadratus lumborum hat großen Einfluss auf die unteren Rippen, aber auch auf die LWS. Der thorakolumbale Übergang ist als Rotationszentrum für den Gang wichtig. Rotationsbewegungen aktivieren die Durchblutung nach unten und die Nebennieren.

Eine Veränderung der Position des Zwerchfells und der Rippen hat ebenfalls einen Einfluss auf die subdiaphragmalen Organe, die dadurch einen Bewegungsverlust und eine Funktionsschwäche erfahren können. Es gilt, den Bewegungsverlust auszugleichen.

Auch die Lunge selbst wird behandelt. Dazu gehört die Mobilisation der Segmente gegeneinander. Jedes Organ hat eine Eigenbeweglichkeit, die mit viel Übung zu tasten ist. Bei Erkrankungen schränkt sich diese Motilität ein.

Auf jeden Fall muss bei Lungenproblemen auch den Kopfgelenken Aufmerksamkeit geschenkt werden. Aus dieser Region kommt der N. vagus, der den parasympathischen Anteil der Lungenversorgung übernimmt. Störungen in diesem Bereich hemmen evt. den Nerven und verschlechtern damit die Regenerationsfähigkeit. Auch die Arbeit an den kranialen Strukturen verbessert den parasympathischen Tonus und führt zu einer Entspannung.

Die erwähnten Zusammenhänge sind der Kontext, unter dem die Osteopathie arbeitet. Als Beispiel soll ein möglicher osteopathischer Behandlungsverlauf aufgezeigt werden, der natürlich je nach den gefundenen Einschränkungen variieren kann.

Die Behandlung wird am zervikothorakalen Übergang begonnen, um die Abflusswege Richtung Vena subclavia frei zu machen.

Es folgen Mobilisation Th1-4 in beiden Seitlagen, Mobilisation des Gleitlagers zwischen Skapula und Thorax, Mobilisation der oberen Rippen um die 3 Achsen, Dehnung des M. trapezius, M. subclavius und M. levator scapulae, Dehnung der Trapeziusfaszie, Mobilisation der Rippen, der Extension und Rotation der BWS, Dehnung des M. quadratus lumborum, Lösen des Zwerchfells, Behandlung der Leber in Seitlage links. Diese Ausgangsstellung eignet sich gut zur Mobilisation der Lungensegmente und der Lunge. Über eine leichte Kompression nimmt man über die Hände die Spannung im Gewebe wahr, von den oberen, bis zu den tiefen Schichten. Diese Spannung wird gehalten und das Gewebe entwickelt Eigenbewegungen, denen der Therapeut folgt. Dies wird so lange gehalten, bis die Spannungen sich gelöst haben. Diese Technik ist vergleichbar mit dem Hochhalten einer verwickelten Telefonschnur, bei der durch das Gewicht des Hörers die Schnur sich auspendelt. Dieses Unwinding ist eine zentrale Technik in der Osteopathie.

Die Mobilisationstechniken werden langsam und rhythmisch ausgeführt (Technik des Body adjustment), um zusätzlich eine gute Drainage des Gewebes zu erhalten.

In Rückenlage werden im Überhang die Halsfaszien, die Mm. scaleni und die Mm. pectorales gedehnt. In dieser Ausgangsstellung können das Sterno- und Akromioklavikulargelenk, die vorderen Rippengelenke und das Sternum behandelt werden. Bei stärkeren Verspannungen der Halsmuskulatur wird die infra- und suprahyoidale Muskulatur behandelt, um die Gefäß- und Nervenstraßen Richtung Gehirn offen zu halten. Dehnung und Mobilisation des Zwerchfells in Ein- oder Ausatmung mit zusätzlicher Mobilisation der Rippen und der WS sind möglich. Eine Dehnung des M. psoas und der Nierenloge erzielt einen positiven Einfluss auf die posterioren Gefäßbahnen.

Zum Abschluss wird noch einmal die Motilität der Lungen überprüft und behandelt. Da es über den Einsatz der Atemhilfsmuskulatur zu Verspannungen des OAA-Komplexes kommen kann, werden hier die subokzipitale Muskulatur behandelt und die eingeschränkten Gelenksbewegungen mobilisiert. Um den vegetativen Tonus zu regulieren, kann die Behandlung je nach Befund mit kranialen Techniken abgeschlossen werden. Hierbei wird versucht, das Becken mit einzubeziehen, das über die Dura mater mit dem Schädel verbunden ist. Ziel ist es, einen Ausgleich in den fazialen Strukturen zu finden und den Körper Richtung Harmonie auszugleichen. Die anfangs befundeten Bewegungsverluste sollten sich verbessert haben.

3.8.5 Reflektorische Atemtherapie (RAT)

A. Dautzenroth

In den letzten Jahren hat die Reflektorische Atemtherapie nach Dr. J. L. Schmitt von Frau L. Brüne auch bei der Behandlung von CF-Patienten an Bedeutung gewonnen. Besonders das positive Echo bei den Patienten selbst hat dazu geführt, dass mehr und mehr Therapeuten sich in diesem Bereich fortbilden.

Die Behandlung besteht aus 3 Teilen:
– manuelle Techniken,
– Wärmeanwendung,
– Übungen/Atemgymnastik.

Manuelle Techniken

Ziele sind das reflektorische Beeinflussen der Atmung und das Beeinflussen der inneren Organe über die sogenannten Headschen Zonen.

In verschiedenen Ausgangsstellungen erzeugt man über Dehnungs-, Klopf,- Vibrations- und Schmerzreize einen verstärkten Drang zum Einatmen, der nach mehreren Wiederholungen der Griffe zu einer gesteigerten Zwerchfellaktion führt. Dies ist die unbewusst herbeigeführte Antwort des Patienten auf den gesetzten Reiz. Die spontan auftretenden, unwillkürlichen, vertieften Atemzüge sind Zeichen einer erfolgreichen Behandlung. Manuell wird vor allem an den Übergängen vom Muskel zur Sehne, von der Sehne zum Knochen (Periost) und an den Seitenrändern einzelner Muskeln

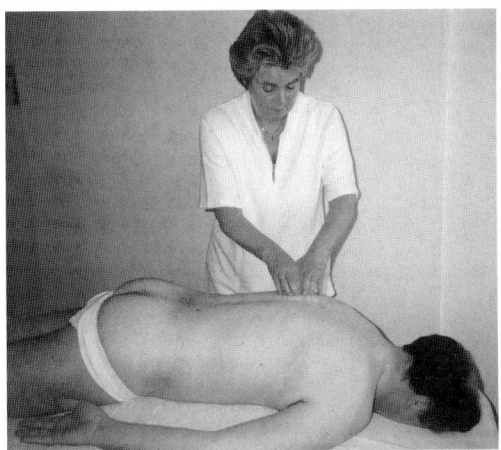

Abb. 3.**42**   Manuelle Technik „Scheuergriff"

gearbeitet. Während der Behandlung gefundene Verhärtungen oder andere Befunde werden entsprechend behandelt (gefundene Prioritäten). Die meisten Griffe werden quer zur Muskelfaserrichtung ausgeführt. Die Dosierung richtet sich nach der Reaktion der Atembewegung und nach dem Empfinden des Patienten (Abb. 3.**42**).

Folgende Reaktionen können unter anderem beobachtet werden: Anhalten des Atems, flache, vertiefte Atemzüge.

Das Anhalten des Atems und flache Atemzüge sind nicht erwünscht. Die Dosierung muss in diesem Fall geändert werden.

Das wesentliche Ziel der RAT ist die vertiefte Atmung. Hierdurch kommt es zu einer Verbesserung der Zwerchfelltätigkeit.

Um dem Patienten die Möglichkeit zu geben, die *reflektorische Atembewegung bewusst zu erfahren*, brauchen die Patienten zwischen den einzelnen Griffen und besonders nach einem Reizgriff genügend Zeit.

▬ Wärmeanwendung

Eine Wärmeanwendung mit heißen Tüchern kann vor und nach einer Behandlung durchgeführt werden. Dazu sind zwei Handtücher, 1 Paar Gummihandschuh und eine Schüssel mit heißem Wasser nötig. Die Temperatur des Wassers soll so hoch sein, dass es für den Patienten gerade noch erträglich ist. Erst dadurch wird die beabsichtigte Reaktion erreicht. Der Behandler braucht die

Handschuhe, um sich gegen das heiße Wasser zu schützen. Nach dem Auswringen wird das für einige Zeit an der Luft abgekühlte Handtuch langsam auf den zu erwärmenden Körperabschnitt aufgelegt. Nach dem vorsichtigen Auflegen des ganzen Handtuchs kann der Behandler zusätzlich einzelne Packegriffe bei aufgelegtem Tuch durchführen. Das zweite Handtuch kommt nach dem Auswringen über das erste Handtuch. Dann wird das ganze gewendet und das erste nun obenliegende Tuch wieder entfernt. Diese Art des Handtuchwechsels vermeidet die zwischenzeitliche Abkühlung. Die Wärmeanwendung ist in kurzer Zeit sehr intensiv.

▬ Atemgymnastik

Besondere Körperstellungen, Dehnhaltungen und Gleichgewichtsübungen ermöglichen es dem Patienten, den durch die manuellen Techniken und die Wärmeanwendung erzielten Zustand selbstständig zu erhalten. Wie bei den Therapeutischen Körperstellungen (z. B. Schraube) ist die Stellung über längere Zeit einzunehmen. Die Luft darf dabei nicht angehalten werden und der Patient begibt sich nach der Übung in eine entspannte Lage, wobei es dann reflektorisch zu einer vertieften abdominalen Atmung kommt.

▬ Wirkungen

– Verbessern der Atembewegungsfunktion zur individuellen Norm und Vertiefen der Atmung,
– Thoraxmobilisation,
– Lockern von Gewebe,
– Verbessern der Durchblutung,
– positive Beeinflussung des Vegetativums,
– allgemeine psychische Entspannung,
– Sekretmobilisation.

▬ Stellenwert der RAT für CF-Patienten

Vorteile:
– bei allen CF-Patienten unabhängig vom Gesundheitszustand einsetzbar,
– gute Möglichkeit der reflektorischen Atembeeinflussung,

- als Therapieerfolg ist eine Lockerung von Haut und Muskulatur (z. B. Bauch und Rumpf) und eine Schmerzlinderung (z. B. Nacken) zu beobachten,
- kleine Kinder und Säuglinge können grundsätzlich auch therapiert werden. Besonders die manuellen Techniken für den Bauch und Rücken eignen sich dafür.
- Die bei der CF-Physiotherapie sonst sehr aktiven Patienten können hier passiv aktiv sein, ihre Atmung erleben, geschehen lassen und sie als unwillkürlich erfahren,
- der schwerkranke Patient empfindet diese Therapie als besonders wohltuend. Unterstützt wird diese Aussage der Patienten durch Pulsoximeter-Messungen, die zeigen, dass die Sauerstoffsättigung während und nach der Therapie ansteigt.

Kommentare einzelner CF-Patienten zur Reflektorischen Atemtherapie:
- „Können wir mal wieder diese Therapie mit den warmen Tüchern machen?"
- „Mein Kopfweh ist seltener geworden."
- „Einige Zeit nach der Behandlung fühle ich mich leichter und kann besser durchatmen."
- „Heute wünsche ich mir eine Reflektorische Behandlung."
- „Mein Bauch ist weiter."
- „Kannst du mal wieder an meinem Bauch zupfen?"
- „Ich habe danach supergut geschlafen.

3.9 Erlernen einer guten Hustentechnik

H. Saemann

Husten gehört zu den Reinigungs- und Abwehrmechanismen der Lunge und ist damit ein Schutzmechanismus. Husten ist der „Wachhund der Lunge" und richtet sich gegen schädliche chemische und physikalische Fremdstoffe, Bakterien, Viren, Parasiten, Allergene, endogene Abfallstoffe und exzessives Bronchialsekret.

Reinigungsmechanismen sind die tracheobronchiale mukoziliäre Clearance (Klärmechanismus), die alveoläre mukoziliäre Clearance und die Hustenclearance.

Unter *Abwehrmechanismen* fallen die angeborene unspezifische immunologische Abwehr und die erworbene spezifische immunologische Abwehr.

Beim Husten kommt es zur willkürlichen oder unwillkürlichen explosiven Entleerung von Luft aus der Lunge mit einer enormen Beschleunigung des Atemstroms. Spitzengeschwindigkeiten bis 333 m/Sek. – dies entspricht der Schallgeschwindigkeit – konnten gemessen werden. Intrathorakale Drücke steigen bis 300-400 mmHg. Zum Vergleich: beim Räuspern entsteht ein Druckaufbau von nur 20-30 mmHg.

Der Husten ist vorwiegend in den oberen Luftwegen effektiv, von der Trachea bis zur 7. Luftwegsgeneration. In den kleinen Bronchien ist der mukoziliäre Klärmechanismus für die Reinigung verantwortlich.

Der Hustenstoß entsteht durch ein Zusammenspiel der Kraft der Exspirationsmuskulatur, der elastischen Dehnungskräfte des Thorax sowie der Reizung von pulmonalen Dehnungsrezeptoren.

Beim reifen Neugeborenen ist der Hustenreflex zu 50 % vorhanden, beim Frühgeborenen zu 30 %. Je unreifer der Säugling ist, umso länger dauert die Ausbildung des Hustenreflexes. Beim gesunden Neugeborenen ist der Hustenreflex mit ca. 8 Monaten ausgereift.

Produktiver Husten

Wenn Sekret den Husten verursacht, spricht man von produktivem Husten, unabhängig davon, ob abgehustet wird oder nicht.

Wird Sekret abgegeben, spricht man von effektivem Husten, wenn nicht von ineffektivem.

Beim Hustenstoß sind die wandnahen Abscherkräfte sehr gering. Schleim kann durch den Hustenstoß weder bewegt noch abgerissen werden. Eine effektive Hustenclearance setzt eine ausreichende Menge lockeren Sekretes voraus.

Unproduktiver Husten

Beim unproduktiven Husten (auch Reizhusten oder „trockener Husten") ist nicht Sekret die Ursache, sondern z. B. Rauch, Gase, eine beginnende Entzündung, eine Überempfindlichkeit der Bronchialschleimhaut oder ein psychogener Husten.

Bei Kindern mit Reizhusten besteht zu etwa 90 % eine asthmatische Komponente. Auch Kinder mit einem rezidivierenden Krupp entwickeln aufgrund der Überempfindlichkeit der Schleimhaut unproduktiven Husten.

Bei CF-Patienten mit asthmatischer Komponente können zeitweise beide Hustenformen parallel auftreten. Physiotherapeutisch ist dies bei der Sekretelimination und den Hustenvermeidungstechniken zu berücksichtigen.

Bei Patienten, die im Winter Sport im Freien betreiben, kann die kalte Luft einen unproduktiven Husten auslösen. Vor dem Sport, der mit dem Arzt abgesprochen sein sollte, ist eine gründliche Sekretelimination durchzuführen.

Kinder setzen den Husten als Druck- oder Ausdrucksmittel gegenüber ihrer Umwelt ein, z.B. um vermehrt Aufmerksamkeit zu erregen.

Bei einer schlechten Hustentechnik mit vielen Hustenstößen kann es im Lauf der Jahre zu einem Elastizitätsverlust der Pars membranacea (dorsaler Teil der Trachea) kommen. Die erschlaffte Pars membranacea stülpt sich bei Hustenattacken vollständig in das Tracheallumen und berührt die ventral liegenden hufeisenförmigen Knorpelspangen der Trachea. Das reizt die Hustenrezeptoren erneut. Chronischer Dauerhusten ist die Folge. Schonende Sekreteliminations- und Hustenvermeidungstechniken sind deshalb bei der CF sehr wichtig.

▬ Ursachen einer gestörten Hustenclearance

– Zähes Bronchialsekret,
– eingeschränkte mukoziliäre Clearance aufgrund vermehrten, zähen Sekrets,
– Kollapsphänomene aufgrund chronischer Entzündungen des Bronchialsystems,
– instabile Pars membranacea , die sich beim Husten ganz einstülpt (s.o.).

▬ 4 Phasen des Hustenvorgangs

1. Irritationsphase: Die Hustenrezeptoren werden gereizt und lösen einen Hustenreflex aus. Unterschieden werden mechanische Reize (Dehnung, Berührung, Schleim), thermische Reize (Kälte), chemische Reize (Gas, Toxine) und viszerale Reize (nervale Querverbindungen zwischen den Organen). Die Stimulation der Rezeptoren kann inhalativ und hämatogen (Keuchhusten) erfolgen.

Hustenrezeptoren kommen vor
– in den oberen, weniger in den unteren Atemwegen sowie in der Pars membranacea und in der Bronchialmuskulatur. Durch eine vertiefte Einatmung oder einen Lagewechsel können Dehnungsrezeptoren in der Lunge gereizt werden und einen Hustenreiz auslösen. Des Weiteren haben die Rezeptoren im Nasen-Rachen-Raum über die beteiligten Nervenstrukturen eine enge Koordination zum Würge- und Schluckreflex; deshalb kann zur Hustenreizunterdrückung auch das Schlucken eingesetzt werden.
– an der Pleura (Lungenfell). Bei einer Lungenentzündung mit Beteiligung der Pleura kann der Husten auf die gereizten Hustenrezeptoren der Pleura zurückzuführen sein.
– am Zwerchfell, am Mediastinum, im Ösophagus,
– am Perikard, postoperativ kann dies für die Therapie eine große Rolle spielen,
– im äußeren Gehörgang. 5-10% der Menschen fühlen einen Hustenreiz, wenn sie im äußeren Gehörgang gekitzelt werden.

2. Inspirationsphase: Zu Beginn des Hustens erfolgt eine rasche tiefe Einatmung durch den Mund. Im Verlauf werden die statisch-elastischen Rückstellkräfte des Thorax verstärkt, die Exspirationsmuskulatur aktiviert, die Bronchialdurchmesser vergrößert und der bronchiale Widerstand herabgesetzt. Die Inspirationsphase endet mit dem Verschluss der Glottis.

3. Kompressionsphase: Zu Beginn dieser Phase erfolgt ein Anspannen der Bauch-, Beckenboden- und gesamten Rumpfmuskulatur. Der intrathorakale Druck steigt an (bis zu 300 mmHg). Es kommt zu einer Einstülpung der Pars membranacea mit Einengung der Trachea und der Bronchien. Mit dem schnellen Öffnen der Stimmritze (Glottis) endet die Kompressionsphase.

4. Expulsionsphase: Ein schneller, turbulenter Luftstrom (ca. 280 m/Sek.) entsteht. Gleichzeitig kommt es zu einer Einstülpung der Pars membranacea sowie zur Verkleinerung des Bronchialquerschnitts bis auf ein Sechstel des Ausgangswertes. Fremdkörper und Sekret werden aus den Atemwegen entfernt.

Störungen des Hustenvorganges

– Schmerzen verhindern tiefes Einatmen,
– die Glottis bleibt offen (Intubation, Rekurrenzlähmung),
– die Obstruktion behindert eine schnelle Ausatmung,
– Bauchmuskulatur zu schwach oder gelähmt.

Gefahren und negative Effekte des Hustens

– Ruptur von Bronchialgefäßen (selten),
– Platzen von Emphysemblasen mit Auftreten eines Pneumothorax (selten),
– Rippenfrakturen (vor allem bei Osteoporose),
– Tracheobronchialkollaps mit Sekretretention: Bei der CF ist der Reinigungsmechanismus durch Husten infolge des wasserarmen und zähen Bronchialsekrets gestört. Durch chronische Entzündungen sind die Atemwege geschwächt und instabil. Die Wandspannung in den Atemwegen ist beim obstruktiven Emphysem-Patienten gering. Beim Husten entsteht daher in einigen Teilen des Bronchialbaums ein exspiratorischer totaler Bronchialkollaps. Sekret wird zurückgehalten oder sogar in die peripheren Bronchien zurückgedrückt. Die Kollapsphänomene verhindern den Aufbau des erforderlichen exspiratorischen Atemstromes.
– Hustenattacken: Bei einer gesteigerten Reaktion der Hustenrezeptoren und/oder einem Atemwegskollaps kann ein quälender, ineffektiver Husten ausgelöst werden. Empfindliche Hustenrezeptoren verursachen immer wieder den nächsten Hustenanfall.
– Erschöpfung: Durch lange Phasen ineffektiven Hustens kommt es zu einer kontinuierlichen Abnahme der erforderlichen Flow-Rate für den Hustenstoß.
– Hustensynkopen: Die hohen intrathorakalen, intraabdominalen und intrakranialen Drücke verursachen einen vorübergehenden Bewusstseinsverlust. Durch die starken Drücke im Thorax wird über die Venen auch der Liquorraum mit gleich hohen Druckschwankungen belastet. Der hohe Liquordruck von 300 mmHg drückt in Sekundenschnelle die im Gehirn befindliche Blutmenge aus dem Gehirn heraus. Eine akute Blutleere entsteht, die die

Synkope bewirkt. Bei CF-Patienten ist die Gefahr einer Hustensynkope sehr gering. Meist tritt eine Hustensynkope bei Männern ab 40-45 Jahren mit Lungenemphysem auf und dauert nur wenige Sekunden. Vorboten sind Schwindel und Sehstörungen.

3.9.1   Hustentechniken

Zum Erlernen und Durchführen dieser Atemtechnik benötigt der Patient viel Disziplin.

Ziele

– Erreichen eines effektiven Hustens mit Sekretabgabe,
– Sekretabgabe durch nur 1-2 Hustenstöße oder durch Räuspern,
– Vermeiden von zu frühem Husten; Sekret, das sich noch weit in der Peripherie der Lunge befindet, wird durch ein zu frühes Husten zurückgedrückt,
– Vermeiden von Hustenattacken und Kollapsphänomenen.

Hustenprovokation zur Sekretabgabe

Sekret, das sich im Bereich der Trachea befindet (Trachealrasseln), wird nach einer vertieften Einatmung mit 1 bis max. 3 Hustenstößen bei geschlossenen Lippen oder mit vorgehaltener Hand abgehustet. Der Therapeut kann den Patienten durch eine Thoraxkompression unterstützen. Falls sich das Sekret in den tieferliegenden Lungenabschnitten befindet, muss der Hustenreiz unterdrückt werden (s. Abb. 5.**1**).

Hustentechniken zur Vermeidung eines ineffektiven Hustens (Hustenreizunterdrückung)

– Speichel schlucken,
– in kleinen Schlucken trinken,
– Luft anhalten (Mund und Nase zuhalten) und den „Kitzel" aushalten,
– langsam durch die Nase einatmen, Luft kurz anhalten und dann oberflächlich weiteratmen,

– Technik wechseln,
– Aufmerksamkeit auf die Atembewegungen lenken,
– Lagewechsel (meist Hochlage),
– Einnehmen einer atemerleichternden Ausgangsstellung; dabei wird die Atemmittellage angehoben, um die Atemwege zu erweitern,
– beruhigendes Streichen mit der Hand über den Rücken,
– ist der Hustenreiz zu groß, empfiehlt sich ein Anhusten oder Anräuspern gegen die geschlossenen Lippen oder den Handrücken.

▬ Hustentechniken zur Vermeidung hoher intrathorakaler Drücke

Der Patient soll langsam, mäßig tief durch die Nase einatmen, mit dosierter Lippenbremse ausatmen und dann das Sekret mit 2-3 Hustenstößen oder Räuspern eliminieren. Beim Husten entstehen intrathorakale Drücke von bis zu 400 mmHg, beim Räuspern dagegen nur von 20-30 mmHg. Bei einem Verlust der Retraktionskraft der Lunge können die Bronchien nicht mehr offen gehalten werden. Es kommt zu Kollapsphänomenen, die ein effektives Abhusten unmöglich machen. Die erhöhten Drücke drosseln zudem den Rückstrom zum rechten Herzen. Das Blutangebot für das linke Herz wird reduziert, das Schlagvolumen deutlich verringert. Gefahr: zerebraler Schwindel und Synkopen vor allem bei älteren Patienten und/oder Vorschädigung.

▬ Husten beim Säugling

Ungefähr ab dem 8. Lebensmonat ist der Hustenreiz voll ausgebildet. Schon im Babyalter wird dem Kind die Hand vor den Mund gehalten, um die Wahrnehmung für den geschlossenen Mund beim Husten zu schulen. Im Kleinkindalter üben die Kinder mit der Puppe, die sich die Hand vor den Mund hält, wenn sie hustet.

▬ Husten gegen Widerstand

Die Atemwege werden durch eine Stenose offen gehalten. Die Stenose entsteht durch Husten gegen die geschlossenen Lippen oder den Handrücken, in den VRP1 oder in die PEP-Maske oder das PEP-System.

▬ Huff/Huffing

Der Huff aus der ACBT (active cycle of breathing techniques) ist eine Möglichkeit, um Sekret aus den Atemwegen zu transportieren und zu eliminieren. Ein bis zwei Huffs werden mit vertieften, entspannten Atemzügen kombiniert. Beim Huff wird die Stimmritze nicht verschlossen.

Nach einer mäßig tiefen Einatmung durch die Nase mit anschließender Atempause erfolgen unter Bauchmuskeleinsatz 1-2 (max. 4) schnelle Huffs. Ein Huff ist also ein schnelles Aushauchen der Luft bei offener Stimmritze. Dazu ist ungefähr 70 % der Vitalkapazität erforderlich.

Für das Erlernen der Technik kann der Patient mit dem Bild arbeiten, eine Scheibe anzuhauchen. Das Huffing erfolgt von einer mittleren inspiratorischen Ausgangslage aus. Durch die geöffnete Stimmritze ist die transpulmonale Druckkapazität im Vergleich zum Husten relativ gering. Eine übermäßige Kompression der Atemwege scheint damit vermindert zu sein und die Gefahr eines Bronchialkollaps ist geringer.

Je zentraler (in den größeren Atemwegen) sich das Sekret befindet, umso kürzer der Huff – je peripherer (kleine Atemwege), umso länger wird der Huff durchgeführt. Ein sanfter Huff entspricht der Ausführung eines Räusperns.

▬ Hinweise zur Ausführung der Techniken

– Nur mit mäßiger Stärke abhusten,
– Bauchmuskeln gleichmäßig anspannen,
– Husten ohne zu pressen,
– nach Frahmann (1969) soll in einer Exspirationsstellung (bei tiefstehender Atemmittellage) abgehustet werden,
– in einer Ausatemstellung kommt es zu einer Einengung des Brustkorbes, zur Lumenverkleinerung der Bronchien, zum Zwerchfellhochstand und in der Folge zu einem höheren intrathorakalen Druck und einem gesteigerten exspiratorischen Atemstrom (Flow). Damit kann mit geringerem Krafteinsatz das Hustenmanöver effektiv durchgeführt werden. Die Schwierigkeit des Therapeuten liegt darin,

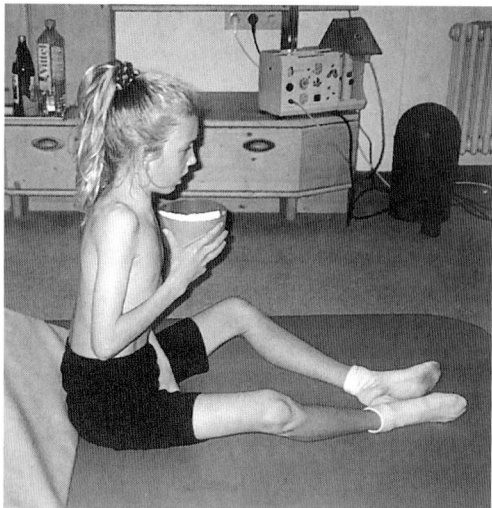

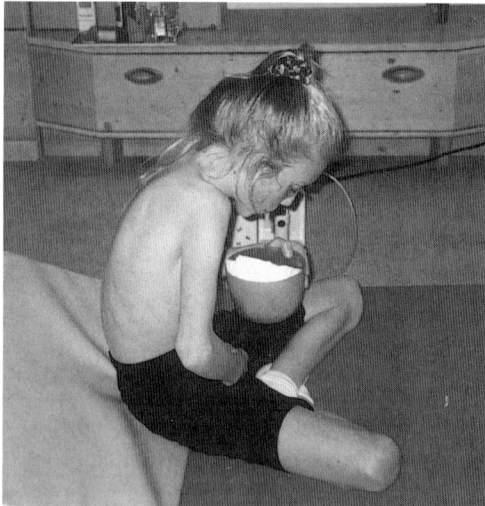

Abb. 3.**43 a** Durch die Abduktion und Außenrotation in den Hüftgelenken und die hoch gehaltene Sputumschale lässt sich die aufrechte Körperhaltung besser einnehmen; **b** Das Abhusten im Schneidersitz begünstigt die Kyphosierung der Wirbelsäule. Durch die zu tief gehalten Sputumschale beugt sich die Patientin nach vorne

die richtige Exspirationsstellung zu finden. Bei zu eng gestellten Atemwegen und bei einem instabilen Bronchialsystem und/oder bei sekretverlegten Atemwegen können Kollapsphänomene auftreten,

– auf ein Hustenmanöver sollte immer eine Entspannungsphase folgen,

– Sputum in einer größeren (Nieren-)Schale sammeln, um Menge, Farbe und Konsistenz gut beurteilen zu können (Abb. 3.**43 a** u. **b**),

– Hygiene einhalten, d. h. den Mund geschlossen halten, Hände häufiger waschen, gegen ein Taschentuch husten statt gegen die Hand,

– Ekel bezüglich Sekret abbauen.

3.9.2 Husten und Harninkontinenz

R. Tanzberger

Für erwachsene CF-Patientinnen, die an Familienplanung denken, ist ein suffizienter Beckenboden von großer Wichtigkeit. Die Beckenbodenmuskulatur kann prophylaktisch und bei Harninkontinenz aktiviert werden, z. B. mit dem „Hustendreh" (Abb. 3.**44**). Langjährige Beobachtungen inkontinenter Patienten zeigen, dass diese Hustentechnik den Beckenboden vor größeren Druckbelastungen bewahrt. Es ist anzunehmen, dass auch CF-Patienten von dieser Technik profitieren.

Die jahrelangen, teilweise sehr starken Druckbelastungen des Beckenbodens durch das Husten schwächen den Beckenboden. Die längere Lebenserwartung und der Kinderwunsch der CF-Patien-

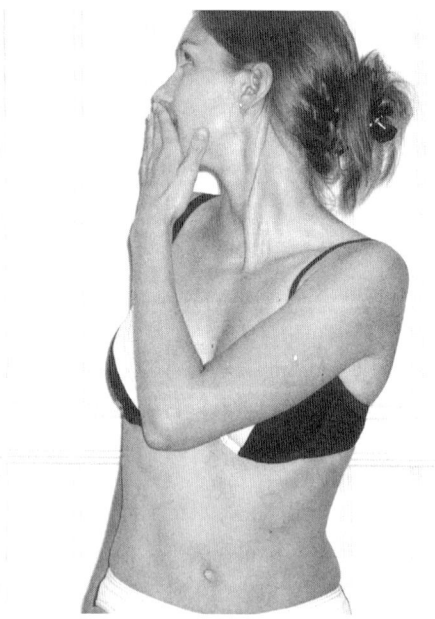

Abb. 3.**44** „Hustendreh". Es wird mit mäßiger Stärke gegen die Hand gehustet

tinnen sind eine Indikation für eine prophylaktische Beckenbodentherapie, die bereits mit Kindern im Schulalter spielerisch beginnen kann.

Die Technik „Hustendreh" zur Verarbeitung von Hustendruckwellen wurde für junge Frauen nach Geburten zum Schutz des Beckenbodens entwickelt. Eine labile muskuläre Verschlusskraft der Harnröhre führt bei Druckerhöhungen im Bauchraum – vor allem beim Husten – zu unfreiwilligem Verlust von Harn. Husten in der Haltung „Hustendreh" verhindert das. Druckbelastungen werden reduziert. Voraussetzung für die Wirkung des „Hustendreh" ist die intakte Innervation des Beckenbodens.

Zur Kontinenztherapie gehören – begleitet von Bildmaterial – die anschauliche Beschreibung der Arbeitsweise der Beckenboden-Sphinktermuskulatur, die Darstellung der funktionellen Arbeitsverbindungen der Beckenboden-Sphinktermuskeln zum unteren Harntrakt und zum Enddarm sowie verhaltenstherapeutische Aspekte und schließlich therapeutische Übungen.

Kognitive und funktionelle Hilfen zur Druckentlastung des Beckenbodens:
– Kenntnisse über die reflektorische Bewegung des Beckenbodens beim Husten,
– bildliche Vorstellung der Bewegungsrichtung des Beckenbodens beim Husten,
– Aktivierung der Bauchmuskulatur zur funktionellen Druckentlastung des Beckenbodens.

Struktur und Funktion des Beckenbodens:
Muskeln des Beckenbodens bilden gemeinsam mit den muskulären Verschlüssen, den Sphinktern der Harnröhre und des Analkanals, den flächigen Abschluss des Beckenausgangs.

Die äußere Schicht der Muskeln des Beckenbodens wird dem Diaphragma urogenitale zugeordnet, die innere Schicht dem Diaphragma pelvis, das auch Beckenboden-Zwerchfell genannt wird. Es ist wesentlich an der Hustentechnik „Hustendreh" beteiligt. Aus weitläufigen sehnigen Verankerungen gewinnt das Beckenboden-Zwerchfell die Fähigkeit zur elastischen Rückfederung. Das ist die wichtigste Funktion zur Kontinenzsicherung bei spontanen Druckereignissen im Bauchraum. Durch die seitlichen bogenförmigen Ursprungssehnen und die hintere Bandaufhängung verfügt das Diaphragma pelvis über elastische kraniale und kaudale Bewegungsmöglichkeiten, vgl. mit einem Trampolin, dem *„Beckenboden-Trampolin"*. Versteht der Patient

das Bild des Trampolins, kann er sich auch vorstellen, dass sein Beckenboden „nach innen hustet".

Zwerchfell, Bauch-, Rücken- und Beckenbodenmuskeln bilden das *Funktionssystem* Bauchkapsel. Alle Anteile der Bauchkapsel arbeiten aufeinander bezogen. Ihre funktionelle Zusammenarbeit ist synergistisch oder antagonistisch (Abb. 3.**45**). Der „Hustendreh" macht sich dies zunutze. Bewegung und Haltung beim „Hustendreh" lösen sekundenschnell folgende Reaktionskette aus:
– Der Hustendreh erfolgt aus aufgerichteter Position,
– Kopf- und Brustkorb drehen nach hinten,
– rotierend streckt sich die Wirbelsäule,
– die konzentrisch aktivierten Rückenmuskeln stabilisieren die Brustwirbelsäule,
– die Schrägvergurtung der Bauchmuskulatur bremst exzentrisch die leicht nach hinten geneigte Körperhaltung (Körperlängsachse) und baut ventrale Spannung auf, die weiterlaufend zur Kokontraktion des Beckenboden-Zwerch-

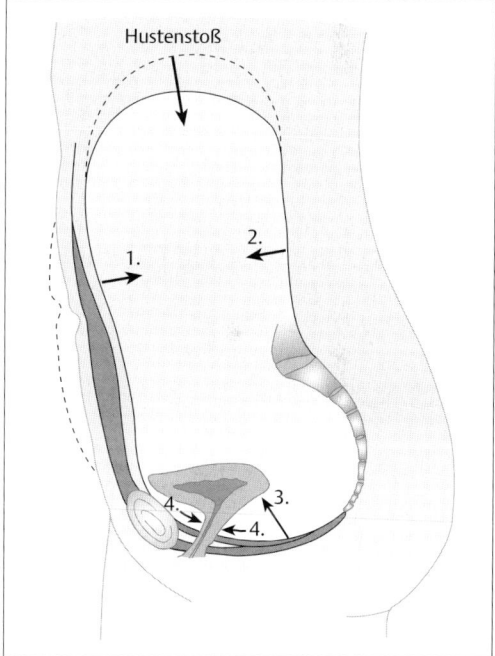

Abb. 3.**45** Intraabdominale Druckverteilung beim Hustenstoß mit Reaktion der Bauchkapsel (bei der Frau); 1 ventrale Wand; 2 dorsale Wand; 3 kaudale Wand/Beckenboden: die Levatorfunktion des Beckenbodens (Trampolinaktivität) tritt bei Druckereignissen auf; 4 die Druckwelle erhöht den Verschlussdruck der Harnröhre (passive Drucktransmission)

fells führt (speziell die Anteile des M. pubo-coccygeus).
- Der rotatorisch aktivierte M. transversus abdominis hebt als Baucheinschnürer das Eingeweidepaket beim Hustenstoß nach kranial und fängt nach kaudal gerichtete Druckstöße oberhalb des Beckeneingangs ab.
- Die weiterlaufende, gemäßigte Druckwelle stimuliert die Dehnungsrezeptoren im Beckenboden-Zwerchfell,
- der kontinenzsichernde „Trampolin-Effekt" des Beckenboden-Zwerchfells kann sich, unterstützt von der „visuellen Information" (Fantasiebild), einstellen.

Die Wirkung des „Hustendreh" auf den Beckenboden ist von seiner normalen Position im Beckenausgangsbereich abhängig. Ein deszendierter (abgesenkter) Beckenboden kann weder eine zuverlässige Verschlussdruck-Übertragung auf die Ausfuhrkanäle ausüben, noch eine Rückfederung erbringen. Bei Beckenbodendeszensus ist die Kontinenzfähigkeit bei intraabdominellen Druckerhöhungen unzuverlässig.

Um die muskuläre Reaktionskette zur Druckverarbeitung innerhalb des Bauchkapselsystems nutzen zu können, wird die beschriebene Hustentechnik in aufrechter Körperposition ausgeführt.

3.10 Hilfen bei erschwerter Ein- und Ausatmung in Ruhe und Belastung

H. Saemann

Die Mukoviszidose geht mit obstruktiven und restriktiven Ventilationsstörungen, rezidivierenden Infektionen und asthmatischen Komponenten einher. Für die erschwerte Ein- und Ausatmung der CF-Patienten gibt es unterschiedliche Ursachen. Je nach Krankheitsstadium, Befund und momentanem Zustand des Patienten muss der Therapeut in jeder Therapiestunde ermitteln, welche Ursachen im Vordergrund stehen.

▬ Hilfen für die erschwerte Ein- und Ausatmung in Ruhe

▬ Atemhilfen

- *Sekretelimination* ist vor allem bei bestehender starker endobronchialer Obstruktion wichtig. Sind die Sekretmassen in den großen Atemwegen entfernt, kann der Patient besser ein- und ausatmen.
- *Langsames, entspanntes Ein- und Ausatmen* wird am besten in einer atemerleichternden Ausgangsstellung durchgeführt.
- Gähnendes Einatmen ist besonders geeignet, wenn eine spastisch verursachte Atemwegsobstruktion im Vordergrund steht.
- Ausatmen gegen eine Stenose (Lippenbremse, stimmhaftes Ausatmen, Flutter, PEP) vermeidet den Bronchialkollaps.
- *Atemwahrnehmung z. B. über die Basaltexte oder das Kontaktatmen* vertieft die Ein- und Ausatmung.
- *Ein- und Ausatmen mit Unterstützung eines Handtuchs um den Thorax*. Patienten mit einem starren Thorax unterstützen so die Ausatmung und mobilisieren gleichzeitig den Thorax. Bei der Einatmung wirkt das Handtuch als flächiger Führungs- und Richtungskontakt zur Atemlenkung und -vertiefung (Abb. 3.**46**).
- Entspannungsübungen bewirken eine langsame Ein- und Ausatmung.

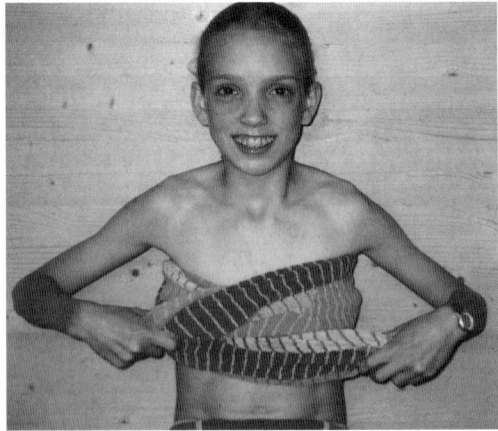

Abb. 3.**46** Ausatmen mit der Unterstützung eines Handtuches um den Thorax

– Das Herabsetzen der erhöhten Gewebewiderstände am Thorax und im Bauchraum erleichtert ebenfalls Ein- und Ausatmung.

■ Atemerleichternde Stellungen

Bestimmte Körperstellungen und -positionen haben einen positiven Einfluss auf die Atemarbeit. Bei Ruhedyspnoe und bei einer Atemerschwerung durch eine körperliche oder psychische Belastung sucht der Patient in bestimmten Stellungen im Liegen, Sitzen und Stehen eine Atemerleichterung.

Die atemerleichternden Stellungen gehören nach Ehrenberg zu den Therapeutischen Körperstellungen und sind durch folgende Kriterien gekennzeichnet:
– möglichst geringe Muskelarbeit,
– Atemerleichterung,
– Ausruhposition und Entspannungsmöglichkeit nach Belastungen.

Es sollen folgende Wirkungen erzielt werden:
– Senken der erhöhten Atemarbeit
– Atemerleichterung
– Atemvertiefung
– Sekretmobilisation
– Angstminderung und Entspannung.

Dazu müssen folgende Bedingungen erfüllt sein:
– Ungehinderte, freie Bauchatmung
– Leichte Flexionseinstellung der Wirbelsäule und Beckenaufrichtung mit einer entspannten Rückenmuskulatur: Infolge einer geringeren Arbeit der Rückenmuskulatur (z. B. Reitsitz mit abgelegten Armen auf der Stuhllehne) wird weniger Energie benötigt. Die dorsalen Rippen sind von der angespannten Rückenmuskulatur befreit und können sich leichter bewegen. Bei einer leichten Beckenaufrichtung mit einer entlordosierten LWS werden die dorsolumbalen Lungenanteile besser belüftet. Sie sind die größten pulmonalen Kapazitätsreserven (Larsen 2001).
– Gewichtsabgabe des Schultergürtels, der Arme und evtl. des Kopfes: Die Arme werden ungefähr in Schulterhöhe oder über dem Kopf abgelegt. Der Brustkorb wird vom Gewicht des Schultergürtels entlastet und kommt in Einatemstellung.
– Angenehme und entspannende Stellung.

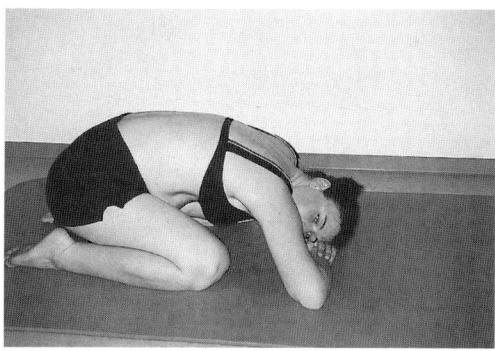

Abb. 3.**47** Hängebauchlage

Zu den atemerleichternden Stellungen gehören die Hängebauchlage (Abb. 3.**47**), der (Reit-)Sitz mit nach vorne abgelegten Armen, der Kutschersitz, angelehnter Stand, Paschasitz, Seitlage im Bett mit erhöhtem Oberkörper und abgestütztem Arm, Torwartstellung, Ablegen der gefalteten Hände auf dem Kopf oder hinter dem Nacken und der Sitz an der Bettkante mit Abstützen der Arme hinter dem Gesäß.

Beispiele:
– *Hängebauchlage*
Fersensitz mit leicht gegrätschten Beinen, die Arme werden vorne unten auf der Unterlage abgelegt oder mit einem Kissen unterlagert. Der Rücken ist *leicht* gerundet, die Arme dürfen nicht zu nah an die Kniegelenke platziert werden. Der Kopf liegt mit der Stirn entspannt auf den Händen auf oder ist zu einer Seite gedreht. Durch die gegrätschten Beine kann eine ungehinderte Bauchatmung stattfinden. Abbildung 3.**48** zeigt eine Anpassung für Säuglinge.
– *(Reit-)Sitz mit nach vorne abgelegten Armen*
Sitz mit gegrätschten Beinen und bequem aufgestellten Füßen. Die Arme liegen vorne auf der Stuhllehne oder auf einen Tisch (evtl. mit Kissen). Bei einer kippbaren Schreibtischstuhllehne kann das Gewicht des Oberkörpers optimal abgestützt werden. Der Kopf liegt entspannt auf den Unterarmen oder auf einem Kissen und kann auch zur Seite gedreht werden.
– *Kutschersitz*
Sitz mit gespreizten Beinen. Die Hüftgelenke sind etwas höher als die Kniegelenke. Der Oberkörper ist nach vorne geneigt, die Ellbogen stützen sich auf den Oberschenkeln ab.

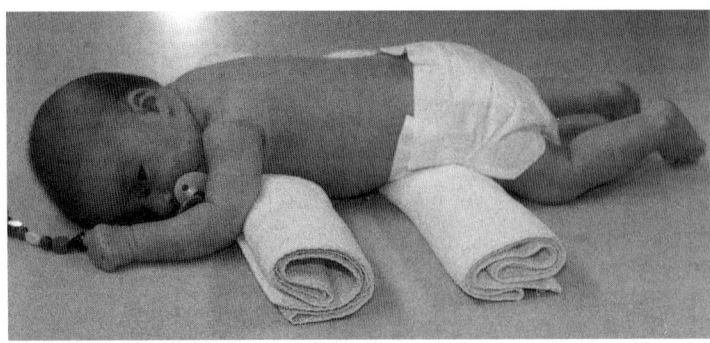

Abb. 3.**48** Hängebauchlage beim Säugling

Die Kopfhaltung wird von jedem Patienten individuell bestimmt.

– *Angelehnter Stand*
Schrittstellung mit neutraler Beckenstellung. Das hintere Bein ist gestreckt und schiebt den gesamten Körper nach ventral zur Wand. Das vordere Bein trägt kein Gewicht. Der Oberkörper ist nach vorne gegen die Wand geneigt, der Schultergürtel wird mit den gebeugten Armen an der Wand abgestützt. Der Kopf liegt auf den Armen. Die Wirbelsäule ist leicht gebeugt und das gesamte Gewicht des Rumpfes ist an die Wand abgegeben.

▬ Hilfen für die erschwerte Ein- und Ausatmung bei Belastung

– *Lippenbremse oder das Ausatmen auf Sch-Laute.*
– Bei der *Kopplung von Atmung und Bewegung* bzw. bei entsprechenden Übungen aus dem Qigong, Tai chi, Yoga usw. werden Atmung und die Bewegung harmonisch aufeinander eingestellt. Durch die genauen Vorgaben von Ein- und Ausatmung, gekoppelt an eine rhythmische und nicht zu schnell ausgeführte Bewegung, lernt der Patient auch unter Belastung gleichmäßig und lange ein- und auszuatmen.
– Bei einem *Zählrhythmus für die Ein- und Ausatmung* orientiert sich der Patient bei rhythmischen gleichmäßigen Bewegungen an einer für seinen Befund optimalen Ein- und Ausatemzeit und zählt in Gedanken mit. Das verlängert die Ein- und Ausatemzeit und es ist einfacher, die Zeit konstant zu halten.

3.11 Angst mindern bei Atemnot

H. Saemann

Es gibt verschiedene Arten der Atemnot (Dyspnoe). Der Therapeut muss sie unterscheiden, um Angst gezielt mindern zu können.

▬ Beurteilungskriterien bei Atemnot

– *Häufigkeit, Dauer, Charakter:*
  – sporadisch (nicht jeden Tag) oder täglich,
  – anfallsartig (z. B. für den Asthmaanfall),
  – akut (z. B. Spontanpneumothorax),
  – dauernd/chronisch (z. B. bei obstruktiven Atemwegserkrankungen)
  – mit Keuchen (z. B. bei Asthma bronchiale),
  – mit inspiratorischem oder exspiratorischem Stridor.
– *Belastungsgrad:*
  – Belastungsdyspnoe bei schwerer körperlicher Arbeit (Treppen steigen),
  – Belastungsdyspnoe bei leichter körperlicher Arbeit (Gehen auf der Ebene),
  – Ruhedyspnoe,
  – Orthopnoe: abhängig von der Lage (Patienten müssen z. B. aufrecht sitzen).

Weitere Auslöser einer Atemnot sind z. B. Rauchen, Staub, Gase, Dämpfe, kalte Luft, psychische Belastungen. Angst, Unruhe und körperliche Verkrampfung können die Dyspnoe steigern.

▰▰ Maßnahmen gegen Dyspnoe

– Ruhiges, sicheres Auftreten des Therapeuten bzw. der Eltern oder des Partners. Streichungen mit der flachen Hand über den Rücken des Patienten.
– Gemeinsames Besprechen der Ausgangsstellung, Atemtechnik usw., die die Atemnot lindert.
– Konzentration auf die Atembewegungen. Die Eingrenzung des Bewusstseins auf das rhythmische Geschehen der Ein- und Ausatmung kann von der Angst ablenken.
– Ablenken von der Atemnot, z. B. durch Erklären der Wirkungen der Selbsthilfemaßnahmen, um das Gefühl der Hilflosigkeit zu mindern oder durch Autogenes Training.

3.12   Fördern der Entspannung und allgemeinen Stressbewältigung

H. Saemann

3.12.1 Entspannung

Das Lösen von Spannungszuständen im Organismus nennt man Entspannung.

Entspannt sein bezieht sich auf eine gelöste Muskulatur, das Auftreten angenehmer Empfindungen und auf ein ausgeglichenes Denken (psychophysische Gelöstheit).

Für CF-Betroffene gibt es viele Gründe, nicht entspannt sein:
– Dauerverspannte Muskulatur, die sich aus der erhöhten Atemarbeit und den Haltungsproblemen ergibt.
– Negative Körperwahrnehmungen und psychische Verspannungen: CF-Patienten haben häufig eine negative Beziehung zu ihrem Körper.
– Körper, Seele und Geist sind über Jahre mit Schmerzen, Atemnot und Angst konfrontiert.

▰▰ Ziele der Entspannungstherapie

– Erreichen der bestmöglichen psychophysischen Gelöstheit,
– Muskelspannungen, subjektive Angst und Stress selbst reduzieren können.

▰▰ Richtlinien für die Entspannungsbehandlung

– Einstimmung: vor dem Üben hat der Patient die Möglichkeit, zur Ruhe zu kommen. Vorherige Aktivitäten werden klar und deutlich abgeschlossen. Kinder nicht zur Ruhe zwingen, sondern ihre Aktivität steuern.
– Raum: der Übungsplatz soll angenehm, hell, farbenfroh, frisch gelüftet, warm und von allen Störungen des alltäglichen Lebens (Telefon) abgeschirmt sein.
– Zeit: Entspannungsbehandlungen und Physiotherapie sollen möglichst immer zur gleichen Zeit und mindestens 1 Stunde nach einer Hauptmahlzeit durchgeführt werden. Dadurch verbindet der Patient einen fixen Zeitpunkt mit Entspannung.
– Rituale: durch Absprachen und gleichbleibende Abläufe wird der Anfang einer Entspannungsbehandlung bzw. jeder PT-Stunde markiert (Kerze anzünden, ein Lied singen).
– Rücknahme: sie beendet jede Entspannungsbehandlung. Aus der evtl. tiefen Entspannung wird in das Tagesbewusstsein umgeschaltet. Das Ende von Wahrnehmungsübungen und Entspannungsgeschichten, aber auch das Ende von Übungen im Rahmen der Physiotherapie muss für Kinder klar definiert sein.

▰▰ Methoden und Techniken

Neben den passiven Maßnahmen und Techniken gibt es Entspannungstechniken, die der Patient aktiv erlernt und später alleine durchführt.

Beispiele körperlicher Entspannungstechniken:

Auflageflächen erspüren, Erfahrbarer Atem nach Middendorf, Atementspannung, Basaltexte, Progressive Relaxation nach Jacobson, Tai Chi, Yoga, Lösungstherapie nach Schaarschuch/Haase.

Beispiele meditativer Techniken:

Autogenes Training (AT), bewusste Autosuggestion n. E. Coue, Meditation (z. B. Atemmeditation, Mantras).

CF-Therapeuten sollten sich in mehreren dieser Methoden weiterbilden, um die Patienten individuell anzuleiten.

Ein wichtiges Mittel zum Üben von Entspannung ist die Körperwahrnehmung. Die Konzentration auf Körperfunktionen führt zu einer Eingrenzung des Bewusstseins und kann über viele therapeutische Methoden erreicht werden. Ganz besonders aber über die Wahrnehmung des Atembewegungen. Auch mit Kindern sind Wahrnehmungsübungen möglich, bei denen sie lernen, sich auf ihren Körper zu konzentrieren.

Übungsbeispiel „Autowaschanlage"
Das Kind darf sich aussuchen, welches Auto es sein möchte und was für ein Waschprogramm ablaufen soll. Es liegt mit dem Bauch auf den Oberschenkeln des Behandlers. Rücken (Autodach), Beine (Reifen), Kopf (Motorhaube) und Po (Auspuff) werden dann durch die Hände des Therapeuten abgewaschen, eingeseift, gebürstet, getrocknet usw..
Das Kind wird dabei gefragt, welcher Waschvorgang ihm am besten gefällt, um die bewusste Wahrnehmung auf die unterschiedlichen Gefühle auf der Haut zu lenken. Manche Kleinkinder lieben die Waschanlage sehr. Sie kann zur Gewebelockerung oder als Belohnung für eine gute Therapiestunde eingesetzt werden.
Sehr geeignet sind auch Entspannungsgeschichten, über sie lässt sich die Aktivität der Kinder steuern und allmählich in eine entspannte und ruhige Situation führen.

Übungsbeispiel „Schiffbruch eines Piratenschiffes"
Ein Piratenschiff (Pezziball) ist im Sturm gesunken. Die Piraten schwimmen, tauchen, paddeln mit einem Rettungsboot oder auf dem großen Schiffsmast bis ans Ufer einer einsamen, wunderschönen Südseeinsel. Der Sand ist furchtbar heiß und sie hüpfen, rollen und laufen möglichst schnell über den heißen Strand, bis sie den wunderbar kühlen Schattenbereich (Therapiematte) eines Palmenwaldes erreichen. Hier bleiben sie liegen und ihre Glieder werden vor Erschöpfung ganz schwer und sinken tief in den warmen, weichen Sand ein. Die Augenlider werden ebenfalls schwer und die Kinder träumen von den vielen Abenteuern, die sie auf ihrer Reise erlebt haben, bis ein Schmetterling sich auf ihre Nase setzt und sie wieder aufweckt (je nach Entspannungs- und Konzentrationsfähigkeit des Kindes kann jetzt eine kürzere oder längere, spannende oder stimmungsvolle Geschichte erzählt werden).
Das klar definierte Ende der Entspannung (des Traumes) durch den Schmetterling hilft den Kindern, sich auf diese geführte Situation einzulassen. Atem- und Ruheformeln z. B. aus dem Autogenen

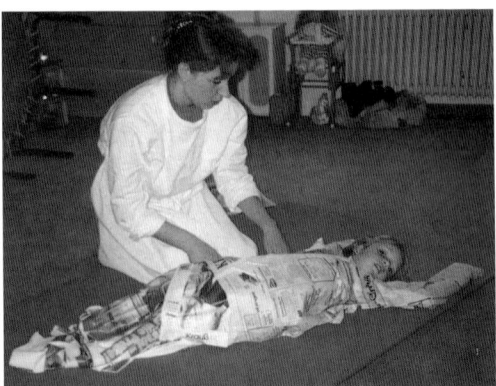

Abb. 3.**49** Während das Kind in der Schraube liegt, wird es mit Zeitungen zugedeckt. Die Kinder haben das gerne und verweilen durch diese zusätzliche Wahrnehmungsschulung länger in der Schraube. Um die korrekte Ausführung der Atmung zu fördern, wird das Kind erst bei einem gut ausgeführten Atemzug mit einer neuen Zeitung zugedeckt.

Training lassen sich nach und nach in die Traumgeschichte einbauen. Wenn der Pirat unterschiedliche Abenteuer erlebt, kann diese Piratengeschichte öfter erzählt werden, und die Kinder sind oft neugierig auf die Fortsetzungen.

Beispiel einer Kombinationstherapie (Materialerfahrung/Dehnung/Atemschulung) zeigt Abb. 3.**49**.

Literaturtipps:
 Buch: Friebel V, Knyphausen S. Geschichten, die Kinder entspannen lassen. Südwest Verlag, 1999.
 CD: Friedrich S, Friebel V, Walter P. Gute Nacht, kleiner Traumbär.

3.12.2 Stressbewältigung

Die chronische und lebensverkürzende Erkrankung und der hohe zeitliche Therapieaufwand bedeuten für CF-Betroffene und ihre Familien unterschwellig immer Stress.
 Stressbewältigungsstrategien führen zu einer kurzfristigen Besserung einer Situation oder zu mittel- bzw. langfristigen Veränderungen.
– *Kurzfristige Besserungen* lassen sich durch Ablenkung erzielen, durch positive Selbstgespräche, in denen man sich die positiven Aspekte einer Situation vor Augen führt, durch gezielte

Entspannungstechniken (z. B. Autogenes Training) oder durch Abreagieren. Dieses „Dampf ablassen" ist z. B. durch Sport möglich oder durch Gespräche, in denen man sich den Frust von der Seele redet.

- *Mittelfristige Veränderungen* erreicht man durch systematische Problemlösungsstrategien, die der Patient lernen kann, oder durch Zeitpläne, die helfen den Tag zu strukturieren und Zeit optimal zu nutzen. Das können Tages- oder sogar Wochenpläne sein.
- *Langfristige Veränderungen* entstehen, wenn es dem Patient gelingt, Zufriedenheitserlebnisse wahrzunehmen. Nicht nur das Negative zu sehen. Weiter, wenn er gelernt hat, Entspannung systematisch zu betreiben, sei es durch das Nutzen von spezifischen Methoden oder durch das Hören von Musik. Eine gute Wirkung hat auch der Sport.

3.13 Fördern der motorischen Entwicklung

A. Dautzenroth

Das Kind mit Mukoviszidose ist motorisch gesund und unauffällig, wenn keine zusätzliche Erkrankung oder Behinderung vorliegt. Die heutigen Lebensbedingungen führen bei vielen Kindern zu typischen Haltungsmängel. Viele Kinder verbringen mehr Zeit im Autositz als im Kinderwagen. Sie sitzen und stehen zu früh oder werden zu oft getragen. Vielen fehlt im häuslichen Wohnbereich der Platz für Bewegung. Häufige Klinikaufenthalte im frühen Säuglingsalter können die Entwicklung verzögern.

In der Physiotherapie kann diesen Faktoren entgegen gewirkt werden. Das gezielte Fördern der motorischen Entwicklung durch das Nutzen der Prinzipien neurophysiologischer Behandlungsmethoden (z. B. Bobath-Konzept, Sensorische Integrationstherapie) fließt in die CF-Therapie ein. Für ein Kind mit Mukoviszidose ist es von großem Vorteil, eine gute Körperhaltung zu entwickeln, beweglich und geschickt zu sein.

3.14 Vermitteln von Bewegungsfreude und Koordination

H. Saemann

Häufige negative Körperwahrnehmungen durch erschwerte Atmung, Schmerzen, Verspannungen und Müdigkeit über viele Jahre prägen das Verhalten, die Lebenseinstellung und das Bewegen chronisch kranker CF Patienten. Es gilt, Eigenaktivität in jeder Form zu fördern.

Den CF-Kindern muss es ermöglicht werden, die unterschiedlichen Entwicklungsschritte vollständig zu durchlaufen, indem sie durch die Eltern/PT und eine günstige Umgebung gefördert werden, ihre spontane Aktivität und Bewegungsfreude zu entwickeln.

▬ Entwicklung spontaner Aktivität und leistungsmotivierten Verhaltens

- Der *Säugling* reagiert auf optische, akustische, taktile und andere Reize. Er zeigt Orientierungsreaktionen und ist von sich aus spontan motorisch aktiv.
- Im *Alter von 0,5 Jahren bis zum Ende des 1. Lebensjahres* lernen die Kinder durch motorische Aktivität den Umgang mit Gegenständen. Sie erleben, dass dabei bestimmte Effekte zu erwarten sind (z. B. Geräusche der Rassel). Die *Effektivitätsmotivation* steht im Vordergrund.
- Vom *1. bis zum 3. Lebensjahr* interessiert sich das Kind zunehmend für das Neue in seiner Umgebung. Neugierverhalten treibt die Entwicklung voran.
- Etwa *mit 2-3 Jahren* erfolgt der Entwicklungsschritt des „Selbermachen-wollens". Die *Leistungsmotivation* beginnt.
- Ab dem *Schulalter* wollen die Kinder Erfolgserfahrungen sammeln. Ihre Bereitschaft zur aktiven Bewegung und zum Erlernen einer Sportart hängt von Erfolgserlebnissen ab.

Eine Psychomotorik-Zusatzausbildung ist für CF-Therapeuten sehr empfehlenswert. Hier erhalten sie Ideen und Hintergrundwissen, um den Kindern gezielt Freude an Bewegung zu vermitteln und die intrinsische Motivation zu fördern. Je sportlicher und bewegungsfreudiger das Umfeld des Kindes (Eltern, Geschwister), umso mehr kann es auch durch Nachahmung lernen.

Zwei Übungsbeispiele für Schul-/Kleinkinder:
- **„Hoppelhäschen" (Laufspiel)**
  „Ich bin das kleine Hoppelhäschen
  der Hasenmutter liebstes Kind
  ich hab ein kleines Stoppelschwänzchen
  und laufen kann ich wie der Wind."

Mit diesem Vers werden die kleinen Kinder angeregt, schnell zu laufen, ohne in einen Wettbewerb mit anderen mitspielenden Kindern zu geraten. Jedes Kind ist für seine Hasenmutter das schnellste Hoppelhäschen und läuft so schnell wie der Wind und nicht schneller als der Bruder oder als die Freundin.

- **Pendeln an der Sprossenwand**
  Während das Kind an der Sprossenwand hin und her schwingt, singt es:

  Große Uhren machen „t i c k-t a c k, t i c k-t a c k",
  (großer Pendelausschlag)
  Kleine Uhren machen „tick-tack, tick-tack",
  (kleinerer Ausschlag)
  Taschenuhren machen „ticke-tacke, ticke-tacke",
  (kleiner Ausschlag)
  und der Wecker macht „brrrrrrrr".
  (Zappeln mit dem ganzen Körper)

Für Erwachsene eignet sich das Minitrampolin in Kombination mit Musik sehr gut zur Bewegungsmotivation. Ist der Allgemeinzustand sehr reduziert, sind evtl. Spaziergänge möglich oder leichte Übungen mit dem Pezziball (siehe Kap. 5).

3.15 Haltungsschulung, Muskelkräftigung, Rückenschule

H. Saemann

Haltung ist das Ergebnis des Zusammenwirkens vieler körperlicher und seelischer Kräfte. Während bei der Atmung zwischen Erfordernis- und Ausdrucksatemform unterschieden wird, kann bei der Körperhaltung in Funktions- und Ausdrucksanteil differenziert werden. Haltung ist unbewusst. Sie kann aber bewusst gemacht und willkürlich verändert werden.

Der gesunde Mensch kann in allen Körperhaltungen „durchatmen". In der Atemtherapie z. B. während der Inhalation kann beim aufrechten Sitz von der Einhaltung der LWS-Lordose abgesehen werden, um auch in der Lungenbasis eine optimale Belüftung zu erreichen (Larsen 2001). Wichtig ist, dass der Patient entspannt sitzen kann und die Atembewegungen in keine Richtung behindert werden.

Neben anatomischer Gegebenheiten, konstitutioneller Faktoren kommt es beim CF-Patienten durch die erschwerte Atemarbeit kurz- oder langfristig zu Veränderungen der Haltung. Entwickeln sich z. B. eine fixierte BWS-Kyphose und ein Fassthorax, wird der Bauchraum komprimiert und die Zwerchfellatmung behindert. Prophylaktisch ist bereits beim Kind die gute Beweglichkeit ein Behandlungsziel, um fixierte Fehlhaltungen zu vermeiden.

3.15.1 Haltungsschulung

Für die Behandlung der teilweise schwerwiegenden Haltungsveränderungen der CF-Patienten (Kyphose, Fassthorax, Skoliose), die sich durch erschwerte Atmung und Bewegungsmangel bei Belastungsdyspnoe oder in Folge einer Osteoporose entwickeln, gelten die Behandlungsverfahren der Physiotherapie am Bewegungssystem. Die Dosierung der Maßnahmen ist vom Zustand der Patienten abhängig.

▬ Aufbau der Haltungsschulung

- Bewusstmachen der Fehlhaltung (Spiegel),
- Korrektur in verschiedenen Ausgangsstellungen, verbal und taktil,
- wiederholtes Üben, Stabilisieren der korrigierten Haltungen, Ziel: Selbstkontrolle.

3.15.2 Muskelkräftigung

In den stabilisierten Ausgangsstellungen (BL, RL, SL, Vierfüßlerstand) werden die geschwächten Muskelgruppen mittels Kräftigungsübungen mit dynamischen Muskelkontraktionen trainiert. Im Vordergrund steht die Kräftigung der aufrichtenden Muskulatur. Es eignen sich Übungen aus der Funktionellen Bewegungslehre (FBL), Spiraldynamik, PNF und Übungen mit dem Flexaband. Üben auf beweglichen Unterlagen wie Pezziball, Weichbodenmatte, Kreisel, Schaukelbrett, Trampolin fördern das Gleichgewicht. Auch das Trainieren an Kraftmaschinen im Fitnessstudio ist möglich, wenn die Patienten gut eingewiesen und das Üben kontrolliert werden.

Die Muskelkräftigung erfolgt nach einem individuell ausgearbeiteten Trainingsplan, der Intensität und Dosierung festlegt (siehe Kap. 5.2).

3.15.3 Rückenschule

Das Lernen von wirbelsäulenfreundlichem Verhalten im Alltag beginnt schon im Kindergartenalter. Kinderrückenschulen sind spielerisch und die Kinder lernen gerne. Im Schulalter sind die Schwerpunkte der Rückenschule das richtige Sitzen und ergonomische Beratung zu Schreibtisch und Schreibtischstuhl.

In der Rückenschule werden auch Bewegungsübergänge gelernt sowie das Heben und Tragen. Beides kann beim Üben mit der Atmung gekoppelt werden. Besonders das Heben von Lasten ist häufig mit Atempressen verbunden. Dieses schädigende Atemmuster lässt sich vermeiden, wenn der Patient zum Weiteratmen aufgefordert wird (Ehrenberg 2001). Der Patient muss lernen, z.B. die Lippenbremse gezielt einzusetzen. So wirkt er einem Bronchialkollaps entgegen.

Übungsbeispiel: Bücken und Anheben einer Last
 – *Ziele:* Haltungsschulung, Muskelkräftigung, wirbelsäulenfreundliche Umsetzung von Alltagsbewegungen, Koppelung von Atmung und Bewegung (Kombinationstherapie).
 – *Ausgangsstellung:* Stand (Bückstellung) mit gebeugten Knie- und Hüftgelenken, die Körperabschnitte sind in der Körperlängsachse eingeordnet. Die Fußsohlen der gegrätschten Beine stehen plan auf der Unterlage, das Gesäß wird nach hinten verlagert und der Oberkörper nach vorne geneigt.
 – *Bewegungsausführung:* Ein Gewicht wird zwischen den gegrätschten Beinen mit gerader Wirbelsäule und unter Anspannung der Bauch- und Rückenmuskulatur zunächst mit den Armen bis an den Rumpf gehoben. Dann richten sich der Oberkörper und die Beine auf. Dabei wird die Last so nah wie möglich am

Rumpf gehalten. Der Schwerpunkt ist in der Unterstützungsfläche zentriert.

▬ Koppelung von Atmung und Bewegung

„Nach meinen Beobachtungen atmen die meisten Patienten bei Hebebeginn ein und beim anschließenden Tragen frequent weiter. Die Patienten aufzufordern, vor dem Heben einzuatmen und stets beim Heben auszuatmen, entspricht nicht der unwillkürlichen Koppelung von Heben und Atmen. Nur bei sehr schwerer Last kann das Heben beim Ausatmen günstiger sein" (Ehrenberg 2001).

Beim Anheben einer Last kann der Bewegungsablauf je nach Gewicht unterschiedlich an die Atmung gekoppelt werden. Das folgende Beispiel „Anheben einer schweren Last" zeigt eine mögliche Koppelung.

Beispiel: Wird die Sprudelkiste nach und nach mit vollen Flaschen gefüllt, kann der Patient die Intensität des Trainings stufenweise steigern und sich langsam an das Gewicht herantasten, das er 15-20 mal anheben soll bis er eine Pause einlegen muss. Mit diesem Gewicht trainiert er dann 2-3 mal die Woche mit 2-3 Serien und 15-20 Wiederholungen. Die Pause zwischen den Serien beträgt 1-3 Min. Sie kann in einer atemerleichternden Ausgangsstellung stattfinden.
Bei dieser Dosierungsstufe und besonders bei noch schwereren Lasten ist es sinnvoll, beim Anheben der Last gegen leichten Widerstand der Glottis dosiert auszuatmen.
Ablauf:
 – Einnehmen der Bückstellung: Einatmen
 – Anheben der Last: Ausatmen
 – Halten der Last im Stand: Einatmen
 – Absetzen der Last: Ausatmen
 – in der Bückposition: Einatmen
 – erneutes Anheben der Last: Ausatmen

3.16 Hinführen zum Sport

H. Saemann

Patienten mit fortgeschrittener Mukoviszidose weisen schon bei geringer körperlicher Belastung wie Treppensteigen Zeichen der Zyanose und Atemnot auf. Patienten, die bei körperlicher Belastung mit Atemnot reagieren, neigen dazu, körperliche Anstrengungen zu meiden. Körperliche Inaktivität schwächt das kardiopulmonale und das muskuläre System, fördert die Entwicklung von Osteoporose und verschlechtert die Koordination.

Regelmäßiges und richtig dosiertes Trainieren steigert auch bei CF-Patienten die körperliche Leistungsfähigkeit und verbessert die Sekretelimination.

3.16.1 Erhalten/Verbessern der Ausdauerleistung

Ausdauertraining fordert über einen längeren Zeitraum vermehrte Muskelarbeit, das führt zu einem erhöhten Sauerstoffbedarf. Dieser muss durch die Lunge mit einer vermehrten Ventilation und Perfusion gedeckt werden. Damit folgt die Atmung der Bewegung. Bewegungstherapie im Sinne des Ausdauertrainings ist die natürlichste Form der Atemtherapie. Fortbewegungen wie Gehen, Laufen und Schwimmen steigern die Atemfrequenz, das Atemzugvolumen, die Perfusion der Lunge und das Schlagvolumen des Herzens. Sie sind ideale Trainingsreize zur Verbesserung der Atmung. Die Ausbildung des pulmonalen Systems ist von Bewegungsreizen geprägt (Larsen 2001).

Das Ausdauertraining (Dauermethode oder Intervallmethode) kann vielfältig gestaltet werden. Sei es durch Trampolinhüpfen, Walking, Ausdauergymnastik nach Musik, Radfahren auf dem Ergometer, Tanzen oder Schlittschuhlaufen im Winter. Der Patient kann die Intensität selbst regulieren. Die Sportarten sind ohne großen Aufwand möglich. In den Kapiteln 5.2 bis 5.4 werden die Prinzipien des Ausdauertrainings beschrieben.

Auch Mannschaftsportarten sind geeignet für das Ausdauertraining, wenn die Regeln auf die Bedürfnisse und Möglichkeiten der CF-Patienten zugeschnitten sind.

3.16.2 Sport

Sport ermöglicht den CF-Patienten Unabhängigkeit vom Therapeuten. Das Kind lernt die Freude an der Bewegung bereits in Mutter-Kind-Turngruppen, Kindersportschulen oder in Psychomotorikgruppen kennen, aber auch auf dem Abenteuerspielplatz. Sport hilft die Angst vor körperlicher Belastung abzubauen, erhöht die Akzeptanz eigene Grenzen auszuloten, fördert die Selbstständigkeit und stärkt das Selbstvertrauen.

CF-Kinder sollten Sport nicht unter Leistungsdruck betreiben. Es gilt der Grundsatz: *Fördern statt fordern.*

Die Patientin Susanne Peters schreibt in ihrer Broschüre „Der CF-Patient" (Deutsche Gesellschaft zur Bekämpfung der Mukoviszidose e.V. Bonn. 1991):

Eine wichtige therapieunterstützende Maßnahme ist der Sport. Entsprechender Ratschlag gehört zur „Standardausrüstung" des Arztes. Gerade deshalb ist es wichtig zu bedenken, dass nicht jeder Mensch – und auch nicht jeder CF-Patient – eine „natürliche" Sportbegeisterung besitzt. Die Freizeit des CF-Patienten sollte nicht durch einen Sportzwang belastet werden.

3.17   Anleiten der Eltern und Partner

H. Saemann

Eltern, Partner oder auch das Pflegepersonal können therapeutische Maßnahmen begleiten, sie anzuleiten ist Hilfe zur Selbsthilfe. Ziel ihrer Anleitung ist es, eine größtmögliche Unabhängigkeit vom Therapeuten zu erreichen und dadurch die Therapie so effektiv wie möglich zu gestalten.

Die Therapie beim Säugling und Kleinkind besteht vorwiegend aus passiven Maßnahmen. Die Eltern können diese lernen und täglich durchführen. Aktive Übungen können ebenfalls von den Eltern überprüft werden. Dabei ist es notwendig Grundlagen der Atemphysiologie aber auch Pathologie zu erklären, so werden therapeutische Techniken besser verstanden.

Wird der Behandlungsplan mit den Eltern besprochen, können alle Einflussfaktoren wie Schulzeiten, Berufstätigkeit der Eltern, räumliche Verhältnisse berücksichtigt werden. Die Eltern erfahren, welche Übungen wann und wie oft zur Zielerreichung nötig sind. Weiter werden Anleitungen zur Desinfektion und Pflege der Therapiegeräte gegeben.

Jugendliche Patienten werden an die selbstständige Therapie herangeführt, die sie als Erwachsener in Eigenverantwortung durchführen sollen.

Tabelle 3.7. Die Tabelle gibt einen Überblick über die verschiedenen physiotherapeutischen Techniken und Atemtherapiegeräte und deren Anwendung bei den verschiedenen Altersgruppen. Bei der Auswahl der jeweiligen Technik spielen neben dem Alter des Patienten auch folgende Faktoren eine Rolle: Lungenzustand, Thoraxmobilität, Entspannungsfähigkeit, Lernfähigkeit, Erfahrung des Therapeuten und die häusliche/berufliche Situation des Patienten

Physiotherapeutische Techniken:	Säugling 0 – 12 Monate	Kleinkind		Schulkind	Jugendlicher/ Erwachsener	Schwerkranker
		1 – 3 Jahre	4 – 6 Jahre			
Vibrationen						
Schüttelungen						
Kontaktatmung						
Lagerungen/Lagewechsel						
Thoraxmobilisationen						
Therapeutische Körperstellungen						
Atemerleichternde Stellungen						
Ein-/Ausatemtechniken						
Hustentechniken						
Inhalation						
VRP1/VRP2						
RC-Comet						
PEP-Atmung						
Autogene Drainage (AD)						
Entspannungstechniken						
Körperliche Aktivität						
Vermitteln von Bewegungsfreude und Koordination						

Literaturtipps:
Goldbach B, Könecke K. Dr. Pulmos Pustefibel.
Zwei Physiotherpeutinnen haben dieses Buch in Zusammenarbeit mit der Illustratorin B. Figge speziell für Kinder mit CF konzipiert.

Bestellen bei: CF-Selbsthilfe/Klopfzeichen, Am Landgericht 24, 41061 Mönchengladbach.

Der *Leitfaden „Physiotherapie bei Mukoviszidose"* wurde vom Arbeitskreis Physiotherapie des Mukoviszidose Bundesverbandes e. V. erstellt. Er enthält alle wichtigen Informationen über die physiotherapeutische Behandlung bei CF. Vor allem Eltern und Patienten erhalten einen Überblick über die verschiedenen Techniken und Maßnahmen.

Bestellen bei: Bundesverband Muko e. V., Bendenweg 101, 53121 Bonn.

3.18 Hygiene

3.18.1 Gerätedesinfektion

H. Saemann

Patienten und die Eltern müssen in Bezug auf die Reinigung und *vollkommene* Trocknung der Geräte intensiv geschult werden.

▬ Hände waschen und desinfizieren

Vor der Reinigung der Geräte die Hände frisch waschen und mit einem ebenfalls frischen Handtuch abtrocknen. Auch bei Gesunden befinden sich Keime auf der Haut. Vor dem Waschen das Wasser eine Minute fließen lassen, um Keime im Abfluss zu entfernen (Pseudomonas-Bakterien).

Im häuslichen Bereich kann auf Desinfektionsmittel verzichtet werden; bis auf folgende Ausnahmen:

– Berührung mit Pseudomonas aeruginosa besiedeltem Sputum. Die Patienten müssen darüber aufgeklärt sein, dass Pseudomonas-Bakterien im Sputumverband nicht nur an feuchten, sondern auch auf trockenen Flächen viele Stunden überleben und infektiös bleiben.
– Die reinigende Person hat einen Atemwegsinfekt (Mundschutz tragen).
– Im Urlaub und auf Reisen, falls gründliches Händewaschen nicht möglich ist.

Desinfektionsmittel muss so lange eingerieben werden bis die Hände ganz trocken sind. Die Einwirkzeit beträgt 3 Minuten.

▬▬ Reinigen der Geräte

1. Geräte in Einzelteile zerlegen.
2. Die Geräte nach jeder Anwendung von Speichel-, Medikamenten- und Sputumresten mit heißem Wasser und etwas Spülmittel befreien (Gebrauchsanweisung beachten), mit klarem Wasser nachspülen.

Beim VRP1 keine chlorhaltigen Spülmittel verwenden.

3. Im häuslichen Bereich kann auf eine *Desinfektion* verzichtet werden.

Falls desinfiziert werden muss, sind folgende Verfahren möglich:

– Auskochen in Wasser: mindestens 10 Min. in sprudelnd kochendem Wasser.
– Verwenden eines Vaporisators bzw. eines Desinfektionsgerätes für Babyfläschchen: die genaue Wassermenge (Gebrauchsanweisung) muss eingehalten werden. Vor der nächsten Nutzung muss das Gerät ganz trocken sein.
– Für alle Hitzedesinfektionsverfahren zur Abtötung vorhandener Keime gilt: Wassertemperatur von mindestens 70 °C oder Wasserdampf über einen Mindestzeitraum von 10 Min. einwirken lassen.
– Autoklavieren: in der Klinik erfolgt die Desinfektion/Sterilisation durch die Anwendung von Überdruck und erhöhter Temperatur.
– Chemische Desinfektion: kontraindiziert bei den Inhaliergeräten wegen des Risikos einer chronischen Schleimhautirritation (Lindemann 2000).

– Bei VRP1 keine alkalischen, sauren, chlorhaltigen oder anderen oxydierenden Lösungsmittel verwenden, auch keine Gassterilisation mit Äthylenoxid oder Heißluftsterilisation. Das Cornet kann mit Sekosept 2 %ig und Cidex 2–3 %ig desinfiziert werden.

 Merke: In der Praxis und in der Klinik die Hände immer und die Geräte nach jeder Reinigung zusätzlich desinfizieren.

4. Das Trocknen der Einzelteile ist sehr wichtig. Das gilt für alle Vertiefungen und Rillen des Geräts und besonders für die Düsen und Medikamentenbecher der Vernebler/Inhaletten der Inhaliergeräte. Abgetrocknet wird mit einem sauberen, fusselfreien und völlig trockenen Tuch. Mit dem Kompressor die letzten Feuchtigkeitsreste aus der Düse des zusammengebauten Gerätes blasen, dann das Gerät wieder zerlegen. Die *Nachtrockenzeit* der abgedeckten Einzelteile beträgt 2–4 Stunden. Der Trockenvorgang kann durch die Anwendung von Warmluft (1 Minute) mit einem sauberen Fön beschleunigt werden.

Danach die letzte Feuchtigkeit mit dem Kompressor aus der Düse herausblasen. Die Nachtrockenzeit des zerlegten Verneblers beträgt dann nur noch eine Stunde.

Im Verbindungsschlauch vom Kompressor zum Vernebler kann sich nach der Inhalation Kondenswasser bilden. Bleibt der Kompressor nach der Inhalation und dem Abtrennen des Verneblers vom Schlauch noch weitere 5 Min. in Betrieb, nimmt die Druckluft die Feuchtigkeit.

5. Die Einzelteile werden in ein sauberes und trockenes Tuch locker eingeschlagen und an einem trockenen Ort (nicht Küche oder Bad) für die Nachtrockenzeit 2 bis max. 4 Stunden gelagert (bei trockener Heizungsluft 2, im Spätsommer bei hoher Luftfeuchtigkeit 3 bis. 4 Stunden). Die Geräte unmittelbar vor der nächsten Nutzung zusammenbauen.

Bei 3 Inhalationseinheiten pro Tag sollte der Patient 6 Vernebler besitzen. *Ein* Reservevernebler reicht nach Erfahrung der Autoren nicht aus.

Am Abend werden alle 3 Vernebler gereinigt, getrocknet, in ein Tuch eingeschlagen. Über Nacht ist eine ausreichend lange Nachtrockenzeit gewährleistet.

3.18.2 Hygieneleitfaden

▄▄▄▄ **Hygieneleitfaden für Physiotherapeuten**

B. Tümmler

Das Übertragen von Krankheitserregern bei der Physiotherapie soll so gut wie möglich vermieden werden.

Übertragung direkt von Patient zu Patient oder indirekt über Personal oder Inventar von CF-Versorgungseinrichtungen tragen zur Infektion von CF-Patienten mit *Staphylococcus aureus, Pseudomonas aeruginosa* und *Burkholderia cepacia* bei. Insbesondere die Pseudomonas- und Burkholderia-Infektionen bestimmen maßgeblich Lebensqualität und Prognose von Mukoviszidosepatienten. Das Infektionsrisiko ist durch organisatorische und hygienische Vorsorge so gering wie möglich zu halten.

Pseudomonaden und Burkholderien sind Feuchtkeime, die in wässriger Lösung lange überleben. Ein Milliliter Sputum eines Pseudomonas-positiven CF-Patienten enthält im Mittel mehr als 100 Millionen Pseudomonas-Keime.

In einer CF-Versorgungseinrichtung werden in den Behandlungsräumen typischerweise alle Feuchtquellen (Wasserhähne, Ausgüsse, Seifenlösungen usw.) kontaminiert.

Minimieren des Infektionsrisikos:
- Pseudomonas-freie und Pseudomonas-kolonisierte Patienten in unterschiedlichen Räumen und zu verschiedenen Zeiten behandeln.
- Die Einzelbehandlung sollte die Regel, Gruppenbehandlung die Ausnahme sein.
- Wenn sich im Behandlungsraum ein Waschbecken befindet, sind die Wasserhähne mit bakteriendichten Sterilfiltern zu bestücken. Krankenhaushygienische Studien zeigten, dass Leitungswasserproben im CF-Versorgungsbereich regelmäßig mit Feuchtkeimen wie Pseudomonaden kontaminiert sind. An der CF-Ambulanz der Med. Hochschule Hannover wurden 1994 Sterilfilter unter die Wasserhähne montiert. Die Filtereinsätze werden täglich gewechselt. Seit dieser Zeit sind Leitungswasserproben keimfrei oder geringfügig kontaminiert. Die Filtereinsätze sind mindestens wöchentlich zu wechseln. Werden täglich CF-Patienten behandelt, ist der Filter mindestens alle 2 Tage zu wechseln.

- Minimieren der Zahl der Feuchtquellen (z. B. Blumentopferde) in der Physiotherapie-Praxis und Verzicht auf Seifenlösungen (z. B. Pustefix) und Spielsachen, die nicht desinfiziert werden können.
- Alle Therapiehilfsmittel und Inhalationsgeräte nach Gebrauch desinfizieren.
- Therapiematten mit glatter abwaschbarer Oberfläche wählen.
- Inhalationsgeräte niemals ohne vorherige Desinfektion benutzen.
- Seifenspender und Einmalhandtücher verwenden.
- Behandlungsraum: abwaschbare und desinfektionsmittelfeste Wände und Böden, Türklinken regelmäßig desinfizieren. Nach der Desinfektion Raum lüften.
- Hände vor und nach jeder Behandlung desinfizieren: 3 Milliliter Desinfektionsmittel 90 Sek. verreiben.
- CF-Patienten halten sich beim Husten ein Einmaltaschentuch vor den Mund, das danach hygienisch entsorgt wird.
- Burkholderia cepacia-positive Patienten sind außerhalb der CF-Versorgungseinrichtung zu behandeln.
- Multiresistente Staphylokokken (MRSA) werden typischerweise über das asymptomatische Klinikpersonal übertragen. Bei der Behandlung von MRSA-positiven Patienten sind Mundschutz und Kittelpflege obligat. Diese Regel gilt auch für Klinikpersonal und Besucher. Der lokale Hygieneplan des Krankenhauses informiert über den Umgang mit potenziell MRSA-kontaminierten Materialien und Abfällen. Bei Verlegung eines MRSA-Trägers sind die weiterbehandelnde Klinik oder physiotherapeutische Praxis vor Eintreffen des Patienten über den MRSA-Status zu informieren.

Spezielle Empfehlungen für die Physiotherapie-Praxis:
- Pseudomonas-freie und Pseudomonas-infizierte CF-Patienten in getrennten Räumen und an verschiedenen Tagen behandeln.
- Kein Spielzeug im Warteraum.
- Zur Atemtherapie und Inhalationsbehandlung bringt der Patient eigene Geräte von zu Hause mit.
- Aus hygienischer Sicht ist die mobile Physiotherapie in der Wohnung des Patienten eine

erstrebenswerte Alternative zur ambulanten Behandlung in der Praxis.
– Burkholderia cepacia-, Burkholderia gladioli- oder Burkholderia pseudomallei-positive Patienten oder MRSA-positive Patienten sind außerhalb der Praxis zu behandeln (z. B. zu Hause).

Spezielle Empfehlungen für die Physiotherapie an einem CF-Zentrum:
– Burkholderia cepacia- oder MRSA-positive Patienten außerhalb der Physiotherapieräume und außerhalb der CF-Ambulanz und CF-Station behandeln.
– Patienten mit multiresistenten Pseudomonaden am Ende des Tages behandeln.

Spezielle Empfehlungen für die Physiotherapie an einer CF-Rehabilitationsklinik und während Gemeinschaftsveranstaltungen:
– Pseudomonas-positive und Pseudomonas-negative CF-Patienten sollen nicht miteinander in Kontakt kommen (z. B. getrennte Einrichtungen, getrennte Termine).
– Schmierinfektionen über kontaminierte Hände sind ein typischer Übertragungsweg von Pseudomonaden. Pseudomonas-positive Patienten sollten daher auf Hautkontakte mit anderen CF-Patienten verzichten.
– CF-Patienten in Einzelzimmern unterbringen.
– Die CF-Ambulanz des Heimatorts soll der Reha-Einrichtung den jüngsten bakteriologischen Befund vor Eintreffen des CF-Patienten mitteilen. Dem Physiotherapeuten muss der bakteriologische Status zu Beginn der Behandlung bekannt sein.
– Der Nachweis von Burkholderia cepacia ist absolute Kontraindikation zur Aufnahme in eine CF-Rehaeinrichtung bzw. zur Teilnahme an einer Gemeinschaftsveranstaltung. Die für CF-Patienten hochkontagiösen Burkholderia cepacia-Epidemiestämme werden mittlerweile auch in Deutschland beobachtet, Ausnahmen sind unzulässig.

▪ Hygieneleitfaden für Patienten

H. Saemann

Die Empfehlungen dienen den Patienten zur Prävention gegen eine bakterielle Kolonisation besonders mit Pseudomonas aeruginosa (PSA).

Eine Lungeninfektion mit Pseunomonaskeimen kann entstehen, wenn der Keim aus dem Wasser in die Lunge des CF-Patienten gelangt. Dies kann z. B. über die Hände erfolgen oder über das Einatmen von (Sprüh)Nebeln aus verkeimten Flüssigkeiten.

Der Pseudomonaskeim siedelt sich bevorzugt auf Lungengewebe an, das durch frühere Infektionen besonders mit Staphylokokken vorgeschädigt ist.

Präventive Maßnahmen:
– Sorgfältige Reinigung/Desinfektion und Trocknung aller Therapiegeräte, besonders der Vernebler, und Verwendung von sterilen Inhalationslösungen.
– Trockene Zahnbürsten und Waschlappen benutzen.
– Wasser zuerst 2-3 Min. laufen lassen, um Keime im Abfluss wegzuspülen.
– Toilettendeckel vor dem Spülen schließen.
– Feuchtquellen (z. B. Bio-Müll) minimieren.
– Pseudomonas-Bakterien im Sputumverband sind auch auf trockenen Flächen viele Stunden infektiös.
– Spuckbecken beim Zahnarzt meiden. Zahn- und HNO-Ärzte bitten, keine Spülvorrichtungen zu benutzen.
– In Chlor- und Salzwasser der Schwimmbäder oder am Meer können Pseudomonaskeime nur kurze Zeit überleben. Im Duschraum des Schwimmbades aber kommen Pseudomonaskeime vor. Der Patient soll zu Hause duschen.
– Eigenes Spielzeug und Bilderbücher für Wartezeiten mitnehmen.
– Kein Händeschütteln im klinischen Bereich und mit anderen CF-Patienten.
– Obst und Gemüse gründlich waschen.
– Keinen Kontakt zu erkälteten Personen.
– Der normale soziale Kontakt zwischen CF-Patienten stellt kein erhöhtes Infektionsrisiko dar. Direktes Anhusten, Händeschütteln, intime Kontakte und die gemeinsame Benutzung von Schlafräumen sind problematisch. Patienten mit Bukholderia cepacia und mit

multiresistenten Keimen müssen den Kontakt zu anderen CF-Patienten meiden.

Hygieneleitfaden zum Vorbereiten der Inhalationslösung

H. Saemann

– Saubere und evtl. desinfizierte Hände.
– Verwenden eines gereinigten, vollkommen trockenen und im klinischen Bereich auch desinfizierten Verneblers.
– Wenn möglich, *sterile Einmalampullen* verwenden. Dies gilt auch für Kochsalzlösungen.
– Medikamente in größeren Medikamentenbehältern immer gut verschließen und (wenn nicht anders angegeben) im Kühlschrank aufbewahren. Normalerweise dürfen sie bis zu 2 Wochen nach dem Öffnen benutzt werden (Öffnungsdatum auf dem Medikament notieren).
– Bei neuen Medikamenten den Arzt/Apotheker fragen, wie es zu lagern und zu nutzen ist.
– Tropfpipetten nur am Gummihütchen anfassen.
– Bei Medikamentenbehältern mit Gummikappenverschluss eine sterile Einmalspritze mit Kanüle verwenden. Eine Spritze kann 24 Stunden lang verwendet werden. Spritze und Kanüle nicht berühren und nach jeder Benutzung verschlossen und sauber lagern.
– Den gefüllten Vernebler nicht über längere Zeit stehen lassen, direkt nach dem Einfüllen beginnen.
– Jeder Patient besitzt seinen eigenen Vernebler. Im klinischen Bereich/Praxis werden die Vernebler fachgerecht desinfiziert und können von verschiedenen Personen benutzt werden.
– Der Kompressor kann in der Klinik/Praxis von mehreren Personen benutzt werden. In der Klinik/Praxis erfolgt nach jeder Benutzung eine Flächendesinfektion des Gerätes.
– Es besteht die Möglichkeit, die gesamte Tagesmenge des Medikamentes mit einer Spritze aufzuziehen und dann jeweils portionsweise (z. B. 3 × 2 ml) für die jeweilige Inhalation in den Vernebler zu füllen.

Literatur

(im Anschluss an Kapitel 4)

4 Altersspezifische Physiotherapie

4.1 Das erste Lebensjahr

A. Dautzenroth

„Die Geburt eines Kindes ist wie der Beginn der Blütezeit einer Blume, etwas Einzigartiges beginnt zu leben."

Das erste Lebensjahr stellt einen Meilenstein in der Behandlung der Mukoviszidose dar. Die Therapeuten der ersten Stunde (Arzt, Physiotherapeut, Psychologe usw.) bestimmen wesentlich mit, wie Eltern die Diagnosestellung verkraften und wie sie Schritt für Schritt lernen mit ihrem kranken Kind ein weitgehend normales Leben zu führen.

Viele Gespräche sind zur Aufklärung nötig. Der Arzt trifft die Eltern in kurzen Abständen. Der Schock über die Diagnose vermindert die Aufnahmefähigkeit für die vielen Informationen, die die Eltern jetzt aufnehmen müssen. Die Eltern erfahren, warum ihr Kind Physiotherapie braucht und sie erfahren, dass physiotherapeutische Techniken den zähen Schleim aus der Lunge entfernen können. Von Beginn an müssen die Eltern die physiotherapeutischen Techniken selbst erlernen, um das Kind zu Hause behandeln zu können.

Untersuchungen zeigten (Lindemann 1997), dass die abnorme Schleimproduktion in der Lunge mit der Geburt beginnt. Sicht- und Tastbefund oder Auskultation lassen dies nicht gleich erkennen.

Beginnt die Physiotherapie bereits im Säuglingsalter, wirkt sie einer Schädigung der Lunge von Anfang an entgegen. Ziel ist die Entfernung des Sekretes aus der Lunge. Der Schleim bildet den Nährboden für Entzündungen. Die Sekretentfernung ist Prophylaxe. Regelmäßige Physiotherapie wirkt außerdem gegen die Veränderungen der Körperhaltung und der Thoraxform. Sie und die tägliche Therapie zu Hause durch die Eltern unterstützen die Entwicklung des Kindes positiv.

Der frühe Einstieg in die Physiotherapie findet in entspannter Atmosphäre und ohne Erfolgszwang statt. Die jahrelange Erfahrung der Autoren bestätigt den enorm positiven Einfluss des frühen Starts auf die langfristige Compliance von Patient und Familie. Säuglinge und „neudiagnostizierte" Kinder sollten stets von erfahrenen Physiotherapeuten betreut (bzw. mitbetreut) werden. Kind und Eltern lernen die Physiotherapie als selbstverständlichen Bestandteil des täglichen Lebens kennen. Die meisten Kinder haben im ersten Lebensjahr wenig oder keine pulmonalen Probleme. Treten durch „normale" kindliche Infekte Probleme ein, sind die Eltern bereits in die Therapie eingewiesen und können ihr Kind adäquat behandeln. Das erspart dem Kind evtl. sogar einen Klinikaufenthalt.

In der CF-Ambulanz hat sich das Vorstellen der Physiotherapeutin durch den Arzt als besonders günstig erwiesen. Eltern lernen so das CF-Team kennen. Regelmäßige Besprechungen zwischen Arzt und Physiotherapeut sollten heute selbstverständlich sein.

Im ersten Lebensjahr werden Kind und Eltern behutsam an die Physiotherapie herangeführt. Angewandt werden passive Techniken wie die Kontaktatmung in Kombination mit Drainagelagerungen, Vibrationen in die Ausatmung, Schüttelungen, Körperstellungen und die Inhalation. In den ersten 6 Monaten wird der Säugling auf dem Schoß behandelt.

Voraussetzungen für den Beginn mit der Physiotherapie sind: eine sichere Diagnose, die ausführliche Aufklärung der Eltern durch den Arzt, die ärztliche Verordnung und die Akzeptanz der Eltern.

4.1.1   Behandlungsziele

- Mobilisation und Elimination des Sekrets aus den Bronchien
- Verbessern der Ventilation und Perfusion
- Erhalten der Thoraxmobilität
- Fördern der motorischen Entwicklung
- Vermitteln von Bewegungsfreude
- Fördern der allgemeinen Entspannungsfähigkeit
- Anleiten der Eltern.

▬ Mobilisation und Elimination des Sekrets aus den Bronchien

Die Atemzüge des Säuglings lassen sich durch Kontaktatmung in Kombination mit den Drainagelagerungen besonders sanft vertiefen (Abb. 4.1). Das Kind fühlt sich wohl auf dem Schoß der Therapeutin und hat in der Rückenlage Blickkontakt zu ihr. Mehrere Brustkorbabschnitte können nacheinander intensiv behandelt werden. Die Eltern lernen diese Technik leicht.

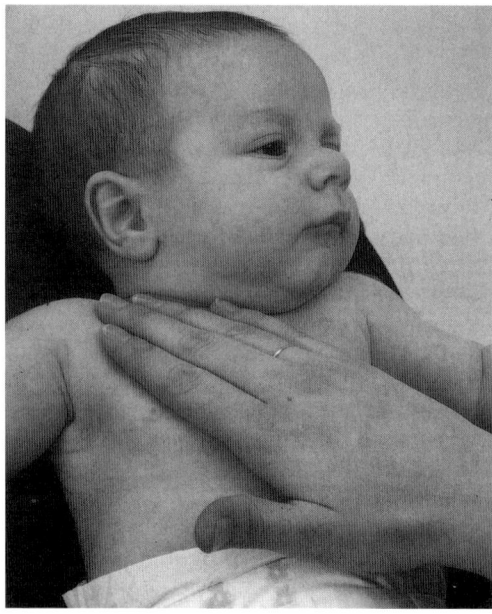

Abb. **4.1**   Der Säugling fühlt sich bei der Schoßbehandlung sehr wohl. Die Hand der Mutter begleitet und unterstützt die Atembewegungen, fördert den Körperkontakt zwischen beiden und die Körperwahrnehmung des Kindes

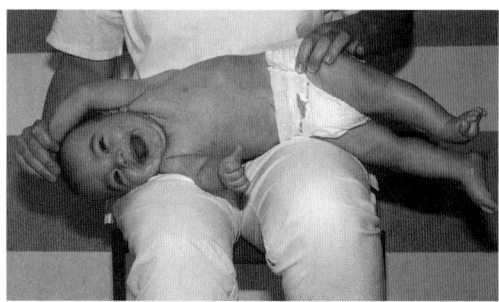

Abb. **4.2**   Schüttelungen des Beckens in der Seitenlage und leichter Kopftieflage beim 7 Monate alten Säugling mit gleichzeitiger Dehnung der linken Körperseite

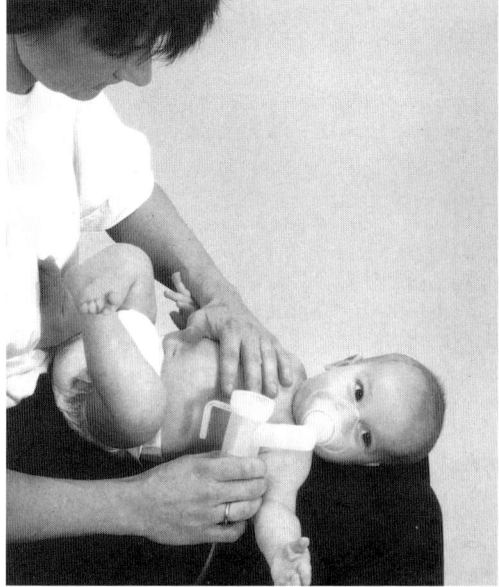

Abb. **4.3**   Mit Hilfe eines Winkelstückes an der Inhalette kann der Säugling im Liegen inhalieren. Mit der Hand begleitet und unterstützt die Physiotherapeutin die Atembewegungen

Der Säugling nimmt die Hand des Behandlers auf dem Brustkorb wahr. Er lernt, entspannt zu bleiben und die Bewegung zuzulassen. Kinder, die ein paar Monate alt sind, lautieren während der Ausatemphase und beginnen ihre Töne selbstständig zu wiederholen. Sie setzen das Ausatmen mit Tönen bewusst ein und freuen sich daran. Vibrationen werden dann eingesetzt, wenn Sekret vorhanden ist. Sanfte Schüttelungen mögen die Kinder (Abb. 4.2). Diese Technik wird auch von unsicheren Eltern leicht gelernt.

Beim Inhalieren sind die heute sehr kindgerecht gestalteten Vernebelungssysteme (weiche Gesichtsmaske, Schwenkhahn) leicht zu handhaben (Abb. 4.**3**). Die Maske wird sanft auf das Gesicht gesetzt. Bewegt das Kind sein Gesicht weg, wird dies zuerst zugelassen und die Maske wird anschließend wieder aufgesetzt. So lernt das Kind, sie zu tolerieren. Das Inhalieren in verschiedenen Lagen lässt sich gut mit der Kontaktatmung und den Vibrationen kombinieren.

Husten die Kinder Sekret ab, hält der Behandler ganz sanft 2 Finger vor den Mund des Kindes. So wird – in einem ersten Schritt – eine gute Hustentechnik gelernt.

▬ Verbessern der Ventilation und Perfusion

Lageveränderungen wirken sich positiv auf die Durchblutung und Belüftung der Lunge aus. Unten liegende Lungenabschnitte werden vermehrt durchblutet, oben liegende werden besser belüftet. Das Kind soll mindestens 3–5 Min. in einer Lage verbleiben. Drainagelagerungen in Kombination mit der Kontaktatmung oder den therapeutischen Körperstellungen beeinflussen beim Säugling Perfusion und Ventilation günstig. Beobachtungen bei der Behandlung von Säuglingen auf Intensivstationen, deren Atemexkursionen per Monitor aufgezeichnet werden, zeigen deutlich die vertieften Atemzüge bei der Kontaktatmung und in den Körperstellungen.

Zum Schlafen sollte das Kind im Wechsel auf die rechte und linke Seite oder auf den Rücken gelegt werden.

▬ Erhalten der Thoraxmobilität

Schraube, Bauchdrehdehnlage, Mond und Überschlag sind ideale Stellungen für die Thoraxmobilisation (Abb. 4.**4**). Dabei werden nicht nur die Haut und Muskulatur des Rumpfes gedehnt, sondern die Wirbelsäule wird in alle Richtungen bewegt. Der Bewegungsumfang richtet sich dabei nach der Beweglichkeit des Kindes. Fühlt es sich in der Dehnstellung wohl, erreicht man eine Mobilisation. Meckern und Unruhe des Kindes sind Zeichen der Überforderung. Dann muss weniger stark gedehnt werden.

Zwischen dem 4. und 6. Lebensmonat beginnt der Einsatz des Pezziballs. Er muss klein (Durch-

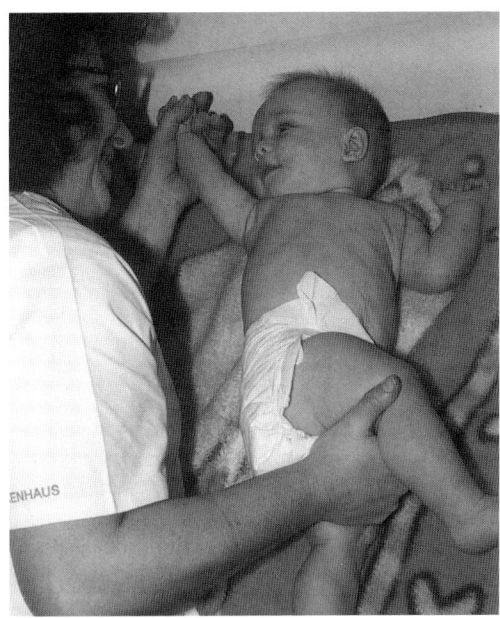

Abb. 4.**4** Schraube beim 8 Monate alten Säugling mit Blickkontakt zur Therapeutin

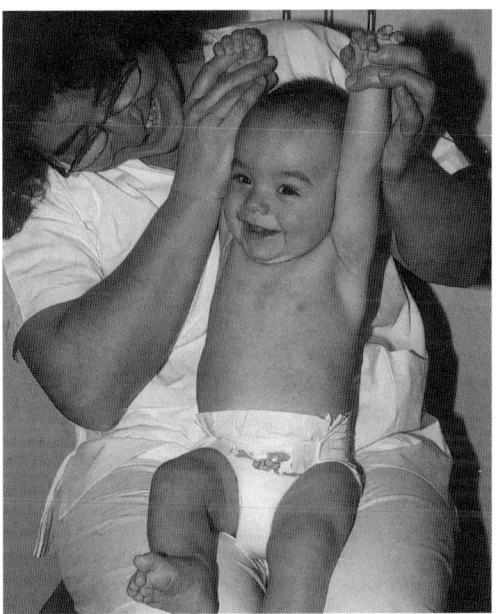

Abb. 4.**5** Anbahnen der Rotation beim 7 Monate alten Säugling zur Thoraxmobilisation

messer ca. 45 cm) und säuglingsgerecht (nicht zu hart aufgeblasen) sein. Über Gleichgewichtsreaktionen in der Bauchlage kommt es zu einer Mobilisation der Wirbelsäule und in der Rücken-

und Seitenlage zusätzlich zu einer Dehnung der ventralen bzw. der lateralen Körperseite. Diese Übungen können auch auf dem Schoß des Behandlers durchgeführt werden (Abb. 4.**5**).

■ Fördern der motorischen Entwicklung

Die Sensorische Integration ermöglicht, das Kind durch viele verschiedene Reize zu stimulieren. Besonders das Gleichgewicht, die Körperwahrnehmung und die Bewegungssinne werden dabei angesprochen. Die Bobathmethode bietet mit dem Handling und dem Anbahnen von Bewegungsübergängen weitere Möglichkeiten die motorische Entwicklung zu optimieren. Zeigen sich Auffälligkeiten in der Entwicklung, nimmt die Bedeutung der neurophysiologischen Behandlung zu.

■ Vermitteln von Bewegungsfreude

Bewegen sich die Eltern eines CF-Kindes viel und gerne, entwickelt sich auch beim Kind ganz unbe-wusst die Freude an der Bewegung. Eltern eines kranken Kindes sind vorsichtig und verunsichert. Mit der Physiotherapie kann das kompensiert und den Eltern Mut gemacht werden. Bewegungsspiele in Kombination mit einem Lied mögen schon die Allerkleinsten.

Liedbeispiel
„Wir schaukeln, wir schaukeln, wir schaukeln hin und her,
wir schütteln, wir schütteln, die Arme hin und her,
wir schaukeln, wir schaukeln, wir schaukeln hin und her,
wir schütteln, wir schütteln, den Popo hin und her,
wir schaukeln, wir schaukeln, wir schaukeln hin und her,
wir schütteln die Beine, die Mama (Papa usw.) kann nicht mehr.“
(Text einer Mutter, Melodie von „Zeigt her eure Füße“)

Zwischen dem 6. und 9. Lebensmonat kann mit dem „Hoppe-Hoppe-Reiter-Spiel“ auf dem Schoß oder auf dem Pezziball begonnen werden.
Ein weiteres Liedbeispiel zeigt die Abbildung 4.**6**.
Bei allen Bewegungs- und Singspielen ist es wichtig, immer dasselbe Lied zu wiederholen. Die Bewegungen werden dem Kind dadurch

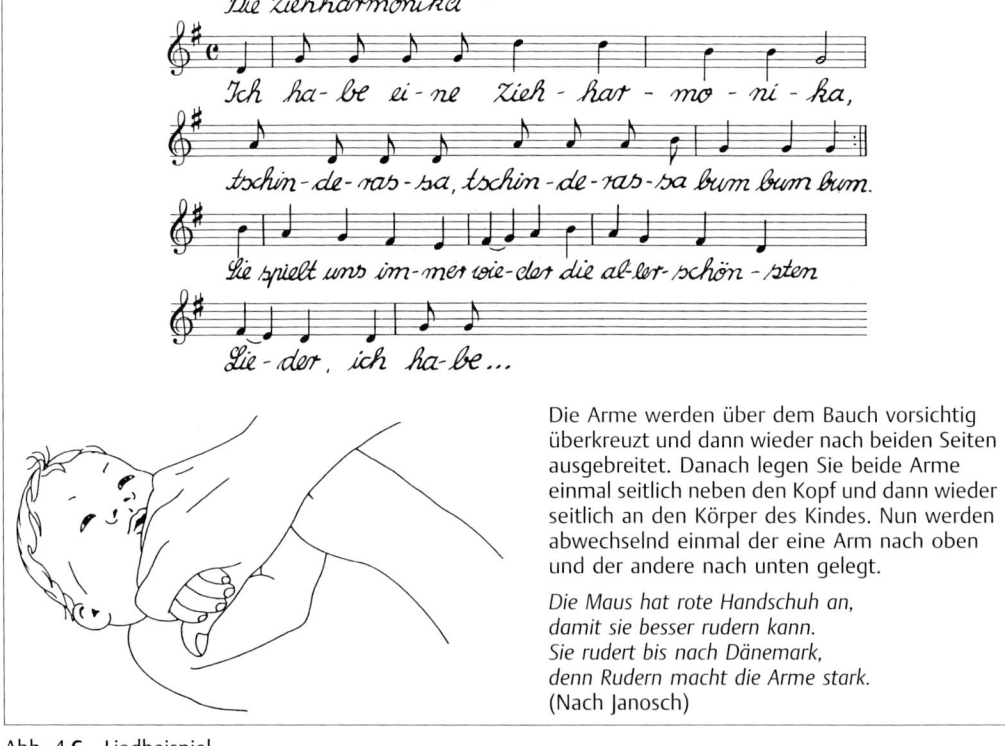

Die Arme werden über dem Bauch vorsichtig überkreuzt und dann wieder nach beiden Seiten ausgebreitet. Danach legen Sie beide Arme einmal seitlich neben den Kopf und dann wieder seitlich an den Körper des Kindes. Nun werden abwechselnd einmal der eine Arm nach oben und der andere nach unten gelegt.

Die Maus hat rote Handschuh an,
damit sie besser rudern kann.
Sie rudert bis nach Dänemark,
denn Rudern macht die Arme stark.
(Nach Janosch)

Abb. 4.**6**   Liedbeispiel

immer vertrauter, Freude an Musik und Bewegung entwickeln sich. Alle Kinder haben eine ausgeprägte Vorliebe für Rhythmik.

▬ Fördern der allgemeinen Entspannungsfähigkeit

Gesichtsausdruck, Muskeltonus und Bewegungen lassen erkennen, ob ein Säugling entspannt ist.

Regelmäßiger Schlaf, Schmusen, Streicheln und die Babymassage fördern das Entspannen. Allein spielen, schauen und beobachten geben dem Kind die Möglichkeit, Entspannung auf seine ganz eigene Art zu erleben. Eine entspannte Atmung ist für den Patienten jeder Altersstufe wichtig. Entspannte Eltern haben entspannte Kinder. Das gesamte CF-Team muss den Eltern helfen, Ängste und Spannungen abzubauen und Raum für Entspannung zu gewinnen.

▬ Anleiten der Eltern

Wird das Kind mit Mukoviszidose in eine Familienstruktur hineingeboren, in der es bereits gesunde Geschwister gibt, ist die Situation anders, als bei unerfahrenen Eltern. Diese sind noch unsicherer. Alle Eltern erleben Angst, Verzweiflung, Wut, Schuldgefühle usw. Psychosoziale Unterstützung ist notwendig (s. Kapitel 6).

Physiotherapeuten kommt die Aufgabe zu, den Eltern im wahrsten Sinn des Wortes „Berührungsängste" zu nehmen. Sie verbringen viel Zeit mit dem Kind und seinen Eltern. Sie können noch offene Fragen zur Krankheit beantworten, die Eltern ermuntern, beim Arzt so lange zu fragen, bis alles verstanden ist, positiv von anderen CF-Kindern berichten u. v. a. m.

Eltern lernen die therapeutischen Techniken und gewinnen Sicherheit im Umgang mit ihrem Kind.

4.1.2 Behandlung

▬ Die erste Physiotherapiestunde

Ziel ist es, sich kennen zu lernen. Die Eltern schildern den Verlauf der Schwangerschaft, Geburt, Diagnosestellung und die bisherige Therapie. So erhält der Therapeut ein Bild über ihren Wissensstand und erweitert die eigenen Kenntnisse über die Anamnese.

Bei der Untersuchung wird zuerst der Entwicklungszustand festgestellt. In der Regel sind CF-Kinder motorisch normal entwickelt.

Danach folgt die in Kapitel 2 vorgestellte Untersuchung. Besonders wichtig ist es, die psychosoziale Situation der Familie und des Kindes kennen zu lernen.

In der ersten Behandlung wird selten ein vollständiger Befund erhoben. Der erste komplette Befund liegt nach 2–3 Behandlungen vor.

Ist Inhalation verordnet, werden die Eltern mit dem Gerät und dessen Reinigung vertraut gemacht. Inhaliert das Kind noch nicht, kann mit Schüttelungen begonnen werden. Sie sind für die Eltern leicht lernbar und werden von den Kindern gut angenommen. Am Ende einer ersten Behandlung gehen die Eltern mit dem beruhigenden Wissen nach Hause, etwas aktiv für ihr Kind tun zu können.

Schon in den ersten Monaten erlebt der Säugling die Physiotherapie als festen Bestandteil seines Lebens. Alle Beteiligten werden in Zukunft Zeit und Geduld brauchen!

▬ Behandlung bei Infektionen

Jeder noch so kleine Schnupfen, jedes vermehrte Husten wird bei einem Kind mit Mukoviszidose ernst genommen. Die kindlichen Atemwege sind enger und instabiler und ein pulmonaler Infekt im Säuglingsalter kann schwer oder sogar bedrohlich verlaufen.

Bei Schnupfen wird die Nase freigehalten und vorbeugend ein Übergreifen auf die Lunge verhindert. Zu den Maßnahmen gehören:

– Entfernen von Nasensekret mit der Taschentuchspitze,
– Entfernen von Nasensekret durch sanftes Andrücken und nach unten Ausstreichen eines Nasenflügels,
– Befeuchten der Atemwege mittels Inhalation mit physiologischer Kochsalzlösung bzw. z. B. Emser Nasenspray unterwegs, Kochsalztropfen,
– Nasentropfen nur wenn unbedingt erforderlich und in Absprache mit dem Arzt geben.
– Weiter soll das Kind viel trinken und bei frischer Luft kühl schlafen.

Hat sich der Infekt bereits auf die Atemwege ausgebreitet, entscheidet der Arzt, ob Medikamente notwendig sind. Die Physiotherapie erfolgt nun alle 2 Tage oder sogar täglich. Die Eltern intensivieren die Therapie zu Hause. Kinder tolerieren die Therapie auch bzw. gerade, wenn es ihnen schlecht geht.

Umfang des Therapieprogramms

Der Stellenwert der Physiotherapie lässt sich gut mit der täglichen Zahnpflege vergleichen. Der einmalige Ausfall der Therapie ist „kein Beinbruch", darf aber nicht zur Regel werden. Grundsätzlich gilt: So viel wie nötig, so wenig wie möglich. Und: *Machen, was Spaß macht!*

Zu Hause sollte eine Therapieeinheit mit An- und Ausziehen nicht länger als eine ½ Stunde dauern. In Infektzeiten kann die Therapie auf bis zu 3 × täglich erhöht werden. Gute Kinder werden 1 × täglich behandelt.

Fallbeispiel: Felix

Anamnese und Diagnose: Felix ist 4 Monate alt. Er fiel durch eine fehlende Gewichtszunahme in den ersten Lebenswochen auf. In der Kinderklinik wurde der Verdacht auf Mukoviszidose wegen auffälliger Schweißteste von 180 und 190 mmol/l geäußert. Bei Felix wurde der genomische Status Delta F 508 homozygot bestimmt. Stationär wurde eine Kreonsubstitution begonnen, so wurde der Gedeihstörung entgegen gewirkt. Die Stühle sind seitdem unauffällig, der Junge leidet jedoch oft unter Blähungen und Winden. Das Herz ist o. B. und über der Lunge sind bisher immer saubere Atemgeräusche zu hören. Die Mutter ist 20 Jahre alt, Felix ihr erstes Kind. Bei den ersten Arztbesuchen in der CF-Ambulanz war auch der Vater dabei. Die Ärztin der CF-Ambulanz leitete eine frühe Physiotherapie ein.

Physiotherapeutische Untersuchung

Allgemeinbefund: Felix ist ein freundliches Kind mit einem wachen Gesichtsausdruck. Er lautiert und lächelt bei freundlicher Ansprache. Er ist „propper", seine Hautfarbe ist blass (pergamentfarben), das Nasen-Mund-Dreieck ist leicht rosig, seine Bewegungen entsprechen seinem Alter.
Atemform: In Rückenlage atmet er durch die Nase, die nicht eingeengt ist.

Atemfrequenz: je nach Aktivität zwischen 35–55 Atemzügen pro Minute.
Atemrhythmus: in Ruhe gleichmäßig und unauffällig, bei Aktivität der Belastung angepasst. Atemtiefe: altersentsprechend.
Atembewegungen: vorwiegend kostoabdominal. Keine Auffälligkeiten hinsichtlich der Bewegungen und keine Seitendifferenzen im Tastbefund, obwohl der Bauch mittelgradig gebläht ist.
Akustische Beurteilung: keine Atemgeräusche, die Stimme ist beim Meckern und Schreien kräftig.
Husten/Sputum: Husten tritt (laut Mutter auch zu Hause) nicht auf.
Haltung und Motorik: altersentsprechende Aufrichtung der Wirbelsäule, Hand-Hand- und Fuß-Fuß-Kontakt vorhanden, die Körpermitte ist gefunden, gute Symmetrie. In Bauchlage symmetrischer Unterarmstütz möglich. Trotz des mittelgradig geblähten Bauches keine Mängel in der Aufrichtung der LWS und der Bauchmuskelaktivität.
Thoraxform: keine Auffälligkeiten.
Thoraxbeweglichkeit: altersentsprechend.
Haut, Bindegewebe und Muskulatur: blasse, leicht marmorierte Haut, unauffällige Muskulatur.
Allgemeine Bemerkungen/Psychosoziale Situation: Felix ist das erste Kind gesunder, sehr engagierter Eltern, die beide gern etwas für ihr Kind tun wollen. Die Großeltern unterstützen die Eltern. Freunde und Bekannte sind zum Teil schon informiert. Die Mutter besucht mit Felix eine Mutter-Kind-Gruppe.

Behandlung

Felix hat gut geschlafen, vor 1 Stunde gegessen und liegt nur mit einer Pampers bekleidet in Kopfhochlage auf dem Schoß der Therapeutin. Die Therapie beginnt mit der Inhalation von Kochsalzlösung mittels eines Düsenverneblers. Während der Inhalation wird die **Kontaktatmung für die oberen vorderen Brustkorbabschnitte**, zunächst rechts, dann links für jeweils 5 Minuten durchgeführt. Der Brustkorb ist beidseitig weich und lässt sich gut in die Ausatemlage bewegen.
Felix ist entspannt und hört aufmerksam auf die Worte der Therapeutin. Während er strampelt und kurzfristig die Luft anhält, wartet die Physiotherapeutin, bis er wieder entspannt ist und die Atmung fortsetzt.
Die **Schüttelungen von den Armen** her mag Felix besonders gern, er lächelt und gibt ein paar Töne von sich. Das verlängert seine Ausatmung.

Die Mutter berichtet, dass die Therapie morgens zu Hause in der Regel sehr gut klappt, wenn er „nicht so gut drauf" sei, singe sie ihm ein Lied vor. Das fasziniert ihn und er hört auf zu meckern.

In horizontaler Lage werden die **vorderen mittleren Brustkorbabschnitte** rechts und links mit der **Kontaktatmung** behandelt. Mittlerweile ist Felix etwas ungeduldig. Die Lageänderung in die Bauchlage lenkt ihn ab. Er ist wieder zufrieden und liegt nun quer über den Oberschenkeln der Therapeutin. **Schüttelungen vom Becken aus** – zunächst in sagittaler Ebene und dann in die Rotation rechts und links – mobilisieren den Thorax intensiv. Bei der Wiederholung liegt das Kind in leichter **Kopftieflage**. Felix macht gut mit.
Wieder in Rückenlage, horizontal gelagert, wird Felix nun in eine **Schraube** gebracht. Während er über mehrere Atemzüge in dieser Stellung gehalten werden kann, kommt es zu einer verstärkten Zwerchfellaktivität. Das zeigen die vergrößerten Bauchatembewegungen.
Die Therapeutin erklärt der Mutter die Wirkung: die bessere Belüftung der Lunge, das Dehnen der Haut und Muskulatur des Rumpfes, die Mobilisation der Gelenke der Rippen und der Wirbelsäule. Mögliches Sekret lässt sich mit all den bisher getroffenen Maßnahmen mobilisieren.
Am Ende wird Felix tüchtig gelobt, geknuddelt und wieder angezogen.

Zu Hause soll die Mutter jeden Morgen während der Inhalation die Kontaktatmung durchführen. Sie soll stets die vorderen oberen Brustkorbabschnitte behandeln. Die anderen Brustkorbabschnitte soll sie in allen Lagen und im Wechsel behandeln. Pro Behandlung 4 Abschnitte, Schüttelungen und therapeutische Körperstellungen werden im Anschluss an die Inhalation durchgeführt. Die Mutter wird ermutigt, oft mit Felix spazieren zu gehen und ihn zu Hause häufig auf eine Decke zu legen, um ihm motorische Eigenaktivität zu ermöglichen.

4.2 Kleinkind und Kindergartenkind

A. Dautzenroth

Kinder sind Rätsel von Gott und schwerer als alle zu lösen;
aber der Liebe gelingt's wenn sie sich selber bezwingt. (Friedrich Hebbel)

Beim Übergang vom Säuglings- zum Kleinkindalter lernt das Kind das freie Laufen. Das ermöglicht ihm die Eroberung neuer Räume, um seine unendliche Neugierde zu stillen. *Der starke Bewegungsdrang des Kindes und seine Neugier bestimmen im wesentlichen die Therapie.* Es ist die Zeit, in der auch der Physiotherapeut häufig hinter dem Kind herläuft und Eltern nicht mehr ruhig sitzen können, da ihr Kind sie ständig in Bewegung hält. Das Anfassen und Ausprobieren ist in dieser Entwicklungsphase wichtig. Trotzphasen fordern die Erwachsenen immer wieder aufs Neue, im Umgang mit dem Kind entsprechende Strategien zu entwickeln.

Die Trotzphase ist dadurch charakterisiert, dass das Kind die Euphorie der eigenen Kräfte und „Autonomie" durch elterliche Eingriffe bedroht sieht. Die Regeln der Therapie drängen sich als Schauplätze fast auf, um die unvermeidlichen Machtkämpfe auszutragen. Das Problem ist, dass die Eltern natürlich viel unsicherer und auch ungeordneter reagieren, wenn das Kind etwa anstatt das Anziehen eines roten Pullovers zu verweigern, das Mitmachen bei der Physiotherapie oder die Aufnahme hochkalorischer Nahrung verweigert. Hier werden sofort elterliche Ängste mobilisiert, so dass auch ohne eine „neurotische Eltern-Kind-Beziehung" schnell Konstellationen entstehen, die als stark verstrickt und schwer auflösbar bezeichnet werden müssen.
Hier kann es für die Eltern hilfreich sein zu sehen:
- auch die Physiotherapeutin steht vor ähnlichen Hürden,
- auch sie überwindet nicht alle Hürden,
- aber es bringt sie nicht aus der Ruhe, weil sie erstens weiß, dass diese Episoden nicht gleich irreversiblen Schaden anrichten und zweitens wieder vorbeigehen, wenn man sich nicht verbeißt.

Im Kleinkindalter findet der Übergang von der Schoßbehandlung zur Behandlung auf der Matte statt. Je zarter und kleiner ein Kind ist, umso länger kann die Therapie auf dem Schoß durchgeführt werden. Sie hat den Vorteil des Körperkontaktes und gibt dem Behandler die Möglichkeit, über seine eigene Atmung die Atmung des Kindes zu stimulieren und zu beeinflussen. Während im Säuglingsalter die Anwendung der passiven Techniken im Vordergrund steht, kommen in dieser Altersgruppe die aktiven Techniken verstärkt zum Einsatz. Trotzdem kann auf die passiven Techniken nicht verzichtet werden, da die Ausdauerleistung der Kinder nicht ausreichend ist. Infekte sind in dieser Altersgruppe besonders häufig. Ein Schwerpunkt der Behandlung ist, die Eltern auf den Umgang mit dieser Situation vorzubereiten.

4.2.1 Behandlungsziele

– Mobilisation und Elimination des Sekrets aus den Bronchien,
– Verbessern der Ventilation und Perfusion,
– Erhalten und Verbessern der Thoraxmobilität,
– Verschiedene Atemtechniken vermitteln,
– Vermitteln von Bewegungsfreude und Fördern der Koordination,
– Allgemeine Entspannungsfähigkeit fördern,
– Anleiten der Eltern.

▄▄▄ Mobilisation und Elimination des Sekrets aus den Bronchien

Die Kontaktatmung und die Vibrationen können in diesem Alter nur über kurze Zeit und mit regelmäßigen Unterbrechungen durch das Kind angewandt werden. Der Blick des Kindes ist weder auf dem Schoß noch auf dem Keil auf den Behandler gerichtet, sondern Spielzeuge aller Art sind nun eher gefragt. Das Kind lässt sich behandeln, während es selbst mit etwas anderem beschäftigt ist.

Die verschiedensten Geräusche und Tierlaute können das Kind motivieren, bei den Vibrationen lange auszuatmen (Abb. 4.**7**). Die Kontaktatmung und die Vibrationen lassen sich mit der Inhalation kombinieren. Im Alter zwischen 3–4 Jahren wird von der Maske Schritt für Schritt auf das Mundstück umgestellt (Abb. 4.**8** u. 4.**9**). Die Bereitschaft des Kindes ist ausschlaggebend für die endgültige Umstellung. Klappt die Inhalation mit dem Mund-

stück nicht besonders gut, sollte auf jeden Fall weiterhin mit der Maske inhaliert werden, besonders dann, wenn z. B. Antibiotika inhaliert werden müssen. Bei der Inhalation mit physiologischer Kochsalzlösung kann das Ganze etwas lockerer gehandhabt werden. Das Vorlesen von Büchern kann schon sehr früh das Kind zum ausdauernden Inhalieren bewegen. Robuste Bilderbücher für die Kleinsten gibt es mittlerweile in großer Zahl. Tiere, Bauernhof und Fahrzeuge sind die bevorzugten Themen. An den Behandler stellt dies allerdings hohe Anforderungen, denn er muss gleichzeitig vorlesen, behandeln und das Buch oder die Inhalette halten. Eltern erweisen sich dabei oft als sehr erfinderisch. Das an die Inhalation gewöhnte Kind kann schon im Kleinkindalter seine Inhalette richtig und allein halten. Das Vorlesen fördert das Kind zusätzlich in seiner sprachlichen und kognitiven Entwicklung. Es kann nicht vom Fernseher ersetzt werden. Geschwisterkinder setzen sich beim Vorlesen gerne dazu, so dass z. B. für das kranke Kind die Situation: „ich muss noch inhalieren und meine Schwester darf noch…" wegfällt.

Die Schüttelungen kommen immer weniger zum Einsatz, dafür gewinnt das Hüpfen, Springen und Bewegen immer mehr an Bedeutung. Der Pezziball bietet dazu im häuslichen Bereich die ideale Möglichkeit. Ab dem Alter von 3 Jahren kann das Trampolin (weiche Federung) eingeführt

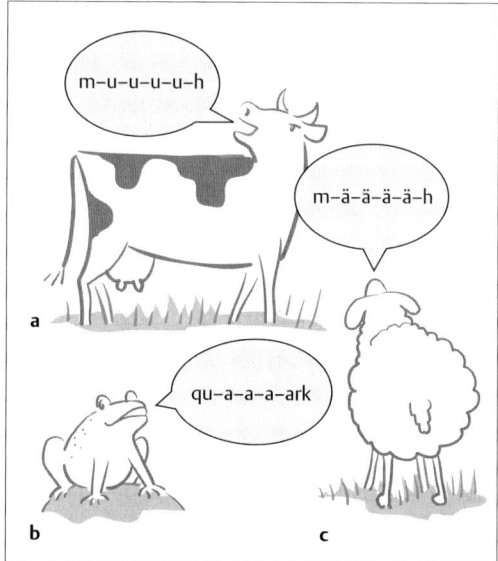

Abb. 4.**7** Die Ausatmung wird durch die Imitation von Tierstimmen spielerisch verlängert

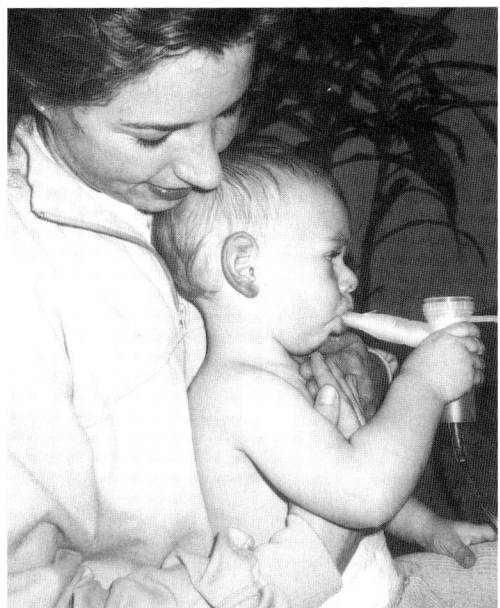

Abb. 4.**8** Das Einüben der Inhalation mit dem Mundstück beginnt bereits im Kleinkindalter

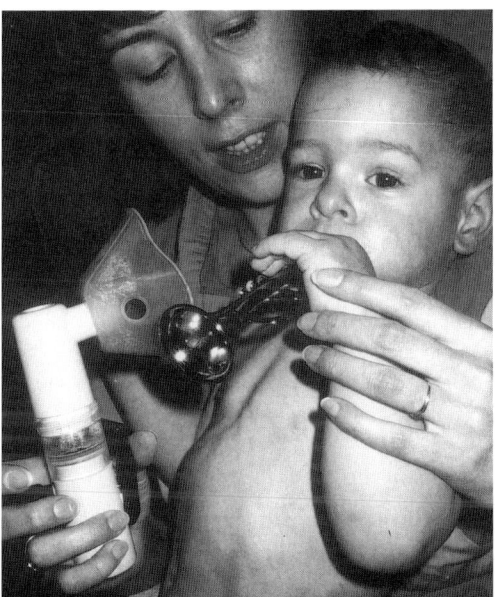

Abb. 4.**9** Auch das Kleinkind kann die Inhalation mit der PEP-Atmung (Trompete) kombinieren

werden. Draußen bieten der Kinderspielplatz und die Gegebenheiten der Natur ideale Bedingungen, durch Bewegung und Hüpfen vorhandenes Sekret zusätzlich zu mobilisieren.

Am Ende des ersten Lebensjahres kann man schon anfangen, mit dem Kind das Pusten (sanfte, aktive verlängerte Ausatmung) zu üben. Hierbei eignet sich das Anblasen von Mobiles und kleinen Windrädern (Abb. 4.**10**). Mit 2 Jahren kommen kleine Pfeifen mit geringem Widerstand zum Einsatz. Diese Ausatemübungen werden im dritten Lebensjahr intensiviert. Dabei nimmt man das Kind auf den Schoß und macht mit oder vor. Ab diesem Alter können sie bereits auf Aufforderung eine vertiefte Einatmung und die passive Ausatmung nachmachen. Bis auf die Atempause hat das Kind bereits alle Bausteine der Autogenen Drainage (AD) gelernt und kann sie wiederholen. Ab 4 Jahren gelingt die AD schon über mehrere Atemzüge richtig. Ist dabei Sekret zu hören, wird das Kind darauf aufmerksam gemacht und gelobt. Beim Abhusten sollte möglichst die Hand vor den Mund gehalten werden (Abb. 4.**11**). Mit 4 Jahren kann das Kind dies bereits allein. Auch das Räuspern sollte man schon früh vormachen. Die AD ist in diesem Alter nicht die wichtigste Technik, sondern eine von vielen Möglichkeiten und sollte so gut wie möglich mit der Inhalation kombiniert werden. Die AD muss in den folgenden Jahren abwechselungsreich und kindgerecht gestaltet werden.

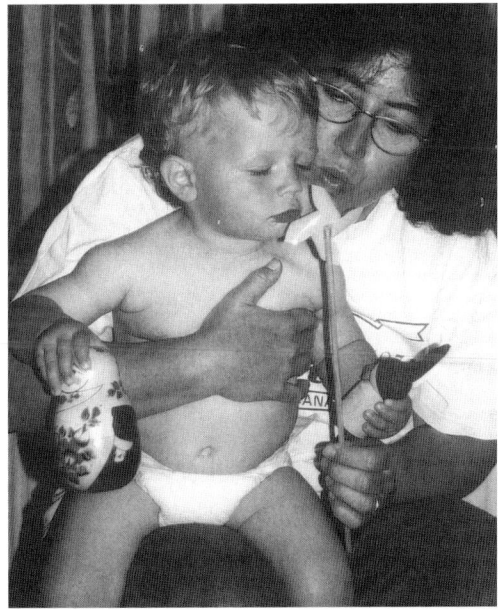

Abb. 4.**10** Gemeinsames Anblasen eines Windrädchens zur Verlängerung der Ausatmung

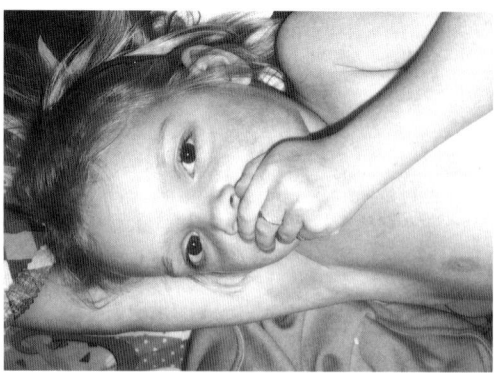

Abb. 4.**11** Anwendung der richtigen und schonenden Hustentechnik

Übungsbeispiel
„Atemraupe oder Tausendfüßler"
Das Kind atmet langsam und tief ein. Zu Beginn der Ausatmung wird jedes Mal auf einem Blatt so lange ein Strich von oben nach unten gezogen, bis die Ausatmung zu Ende ist. Die während der Ausatmung gezeichneten Striche sind in der Regel unterschiedlich lang. Verbindet man die Striche an der Oberseite des Blattes durch eine lange Linie, malt an den Anfang einen Kopf, an das Ende einen Schwanz und an die Längsstriche jeweils einen Fuß, dann entsteht die bekannte Atemraupe. Fragt man die Kinder, wie dieses Tier laufen kann, dann lächeln sie meistens und sagen, dass es humpelt. Um der kleinen Raupe nun ein richtiges Laufen zu ermöglichen, strengen sich die Kinder unheimlich an und atmen mit großer Motivation viele Male gleichmäßig lang aus (Abb. 4.**12**). Dabei lernen sie schnell, langsam und tief ein- und lange und sanft auszuatmen. Mit 3–4 Jahren kennen sie schon den Unterschied zwischen passiver und aktiver Ausatmung. So entstehen viele lustige Raupen mit Hüten, Ketten, Koffern, Schuhen, bunte

und einfarbige Tiere. Das Vorschulkind kann die Raupe schon ganz allein malen. Dabei sollte man dem Kind diese selbstständige Leistung auch zutrauen. Gemeinsame und alleinige Ausführungen im Wechsel fördern die Selbstständigkeit des Kindes und entlasten die Eltern. Die Atemraupe findet in der Altersgruppe bis 8 Jahre guten Anklang, manchmal sogar noch etwas länger. Dann wird die Raupe allerdings immer vom Kind selbst gemalt.

Beispiel eines Hand- oder Fingerpuppenspiels:
„Kasperle oder einer seiner Freunde"
– Kasperle möchte gerne weggeblasen werden, und zwar ganz weit weg. Die Puppe bewegt sich dabei je nach Ausatemläge unterschiedlich weit fort.
– Kasperle möchte gerne in die Luft steigen, die Puppe bewegt sich je nach Einatemtiefe unterschiedlich weit nach oben.
– Kasperle kann nicken. 1, 2 oder 3 Mal je nach Länge der Atempause.
In Abhängigkeit von der Leistungsfähigkeit werden wieder einzelne Bausteine der Autogenen Drainage oder alle hintereinander geübt.
Das Kind spricht bei diesem Spiel in der Regel mit dem Kasperle und nicht mit dem Erwachsenen, da es sich mit der Figur in der Fantasiewelt befindet. Bei solch interessanten Spielen machen auch gerne Freunde oder Geschwisterkinder mit.

Es gibt unendlich viele Mal- und Spielideen. Physiotherapie kann abwechselungsreich sein und Spaß machen.
Der Einsatz des VRP 1, des RC-Cornet und der unterschiedlichen PEP-Systeme zur Sekretmobilisation ist in der Altersgruppe 3–5 Jahre nur dann angezeigt, wenn diese Geräte effektiv eingesetzt werden können und ihr Einsatz auch wirklich notwendig ist. Dies trifft nur für Kinder mit viel Se-

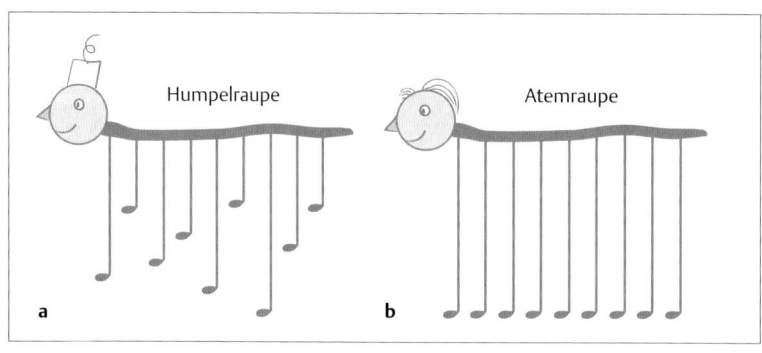

Humpelraupe

Atemraupe

a

b

Abb. 4.**12**
a Humpelraupe;
b Atemraupe

kret und/oder mit starker Obstruktion zu. Ansonsten kann auf diese Geräte noch verzichtet werden. Sie kosten Geld, müssen gereinigt werden und erhöhen die Zahl der häuslichen Therapiegeräte.

▬ Verbessern der Ventilation und Perfusion

Das Kind im Alter zwischen 1–5 Jahren lässt sich problemlos in der aufrechten Position behandeln. Für eine gute Ventilation und Perfusion sind aber auch die anderen Lagen gefragt. Auf dem Schoß gelangt das Kind sehr gut beim „Hoppe-Reiter-Spiel" in die Kopftieflage. Der Pezziball bietet durch Hin- und Herrollen in allen Lagen gute Möglichkeiten der Lageveränderungen. Für die Kinder ist es lustig, in der Bauchdrehdehnlage als Flieger auf und ab durch die Luft zu rasen und wirkt sich sowohl auf die Belüftung als auch auf die Durchblutung der Lunge günstig aus. Der Kopfstand auf der Matte mit Hilfestellung oder andere Variationen bieten zusätzliche Möglichkeiten.

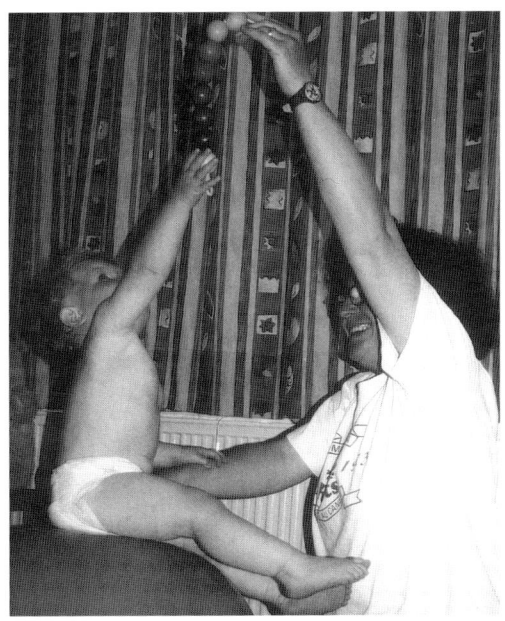

Abb. 4.**13** Thoraxmobilisation auf dem Pezziball. Gleichzeitige Förderung der Entwicklung einer guten Koordination und Geschicklichkeit bei aufrechter Körperhaltung

▬ Erhalten und Verbessern der Thoraxmobilität

Die Thoraxmobilisation ist in dieser Altersgruppe von allen Gesichtspunkten der einfachste Teil. Dabei wird der starke Bewegungsdrang und die Neugierde der Kinder genutzt. Ein Recken und Strecken nach Gegenständen ist aus allen Ausgangsstellungen möglich (Abb. 4.**13**). Aus dem Sitz oder Stand kann die Bewegung nach oben, nach unten, zur Seite nach rechts und links oder in die Drehung unter Berücksichtigung aller Bewegungsrichtungen der Wirbelsäule erfolgen. Besonders gut eignet sich hierbei der Pezziball ebenso wie das Fangen und Werfen von weichen Bällen und das Singen von Liedern in Verbindung mit entsprechenden Bewegungen.

Übungsbeispiel „Der Mond"
„Der Mond ist rund,
der Mond ist rund,
er hat zwei Augen, Nas und Mund
und eine Zipfelmütze auf dem Kopf."
Die Hand streift während des Sprechens sanft an der Körperseite entlang und berührt die entsprechenden Körperteile (Abb. 4.**14**).

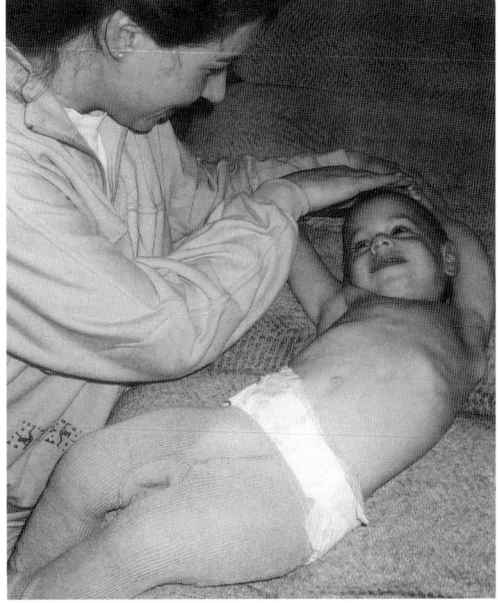

Abb. 4.**14** „Der Mond ist rund...". Die Therapeutin streicht dabei auf der gedehnten Körperseite entlang.

Die Vibrationen und die Kontaktatmung verbessern und erhalten auch die Thoraxmobilität. Dabei sollte besonders darauf geachtet werden, das Kind zu einer maximalen In- und Exspiration zu bewegen. Die Hände des Behandlers können den Patienten über Zug und Druck am Brustkorb unterstützen und so die Atemexkursionen vergrößern und gleichzeitig die Atemarbeit des Kindes reduzieren. Bei Kindern, die schon stärker überbläht sind, liegt der Schwerpunkt auf der Ausatembewegung. Es sollte aber nie ausschließlich in die Ausatembewegung gearbeitet werden.

Kinder im Kindergartenalter können schon sehr gut über Bilder Aufgaben lösen.

▪ Vermitteln verschiedener Atemtechniken

Von den Einatemtechniken kommen das Riechen und das Schnüffeln zum Einsatz. Das Kleinkind kann schon auf Aufforderung die Nase rümpfen und dabei etwas vertieft einatmen. Mit 3–4 Jahren lernen die Kinder, richtig tief einzuatmen. Dabei lässt sich die Tiefe der Einatmung gut steuern, indem gleichzeitig eine passende Bewegung ausgeführt wird.

Übungsbeispiele „Riechen"
– Wir gehen gemeinsam in die Hocke und machen uns ganz klein. Plötzlich riechen wir etwas ganz besonders Leckeres. Mama backt gerade einen Kuchen und wir riechen diesen tollen Duft und saugen dabei ganz langsam und lange diesen herrlichen Geruch durch unsere Nasen ein. Dabei werden wir gleichzeitig langsam immer größer.
– Verschiedene Duftseifen oder unterschiedlich gefüllte Duftsäckchen geben Anreize zum Schnuppern und Schnüffeln.
– Das Kind liegt in der Rückenlage auf der Matte. Auf dem Bauch sitzt sein Freund, der kleine Bär. Während das Kind riechend einatmet, wird sein Bauch langsam dicker und der kleine Bär fährt wie in einem Aufzug langsam nach oben. Über das schnuppernde Einatmen beginnt das Tier gleichzeitig zu hüpfen und fällt bald auf die Matte. In gleicher Weise kann der Bär auch auf der Brust liegen. Neben der vertieften Einatmung wird dem Kind gleichzeitig die Bauch- und Brustatembewegung bewusst. Beobachtet das Kind nun, was mit dem kleinen

Bären bei der Ausatmung passiert, erreicht es gleichzeitig den Übergang zur Ausatemtechnik.

Weitere Ein- und Ausatemübungen sind bereits in Kapitel 3 ausführlich beschrieben.

Besonders wichtig ist das Erlernen der dosierten und der langen Lippenbremse. Am besten lernen die Kleinen wiederum durch Vormachen und bildhafte Vergleiche.

Pfeifen und andere Pustegeräte sollen so ausgesucht werden, dass die Kinder damit lange und nicht zu kräftig ausatmen. Heuler mit kleinen eingebauten Kugeln zur Oszillationserzeugung verbessern neben der Sekretmobilisation besonders die Motivation, lange auszuatmen. Dies gilt auch für den Einsatz von altersgerechten Musikinstrumenten und dem schon erwähnten Nachahmen von Tierstimmen und Geräuschen (z. B. Autohupe).

Das Wasserblubbern lässt sich für die Therapie hervorragend nutzen. Die dabei benutzten Schläuche aus Silikon müssen gut zu reinigen sein, um eine Keimübertragung zu vermeiden. Die Gefäße sollten einen Deckel mit entsprechender Öffnung für den Schlauch haben, um ein Anspritzen des Gesichts mit Wasser zu vermeiden. Auf Seifenlauge kann bei CF-Patienten verzichtet werden. Das Blubbern macht den Kindern auch so Spaß.

▪ Vermitteln von Bewegungsfreude und Fördern der Koordination

Was im Säuglingsalter begonnen wurde, wird im Kleinkindalter fortgesetzt. Bewegungsspiele in Kombination mit einem Lied machen weiterhin Spaß. Das Repertoire wird größer, anspruchsvoller und ab dem Kindergartenalter singen die Kinder richtig mit. Fang- und Versteckspiele, aber auch Ballspiele machen Spaß und fördern die Bewegungsfreude und Koordination ebenso wie das Balancieren und Klettern. Was der physiotherapeutische Behandlungsraum an Möglichkeiten bietet, wird genutzt. Im Alltag findet vieles im Freien und auf dem Spielplatz statt. Das Kinderzimmer sollte möglichst viel Platz zur Bewegung bieten. Es muss nicht groß sein, sollte aber nicht zu vollgestellt werden. Da die Kinder heutzutage über sehr viel Spielzeug verfügen, kann ein Teil davon immer weggeräumt werden. Die Eltern sollten

Freunde und Großeltern am Kauf von unnützem Spielzeug hindern und ihnen Tipps geben, damit sinnvolles Spielzeug angeschafft wird. Durch das Kinderturnen im Verein (s. Kapitel 5) und das häufige Spielen im Freien sind die Kinder körperlich robuster und gesünder.

Nach dem Dreiradfahren sollte erst das Rollerfahren und dann das Fahrradfahren erlernt werden. Wichtig ist, die Fahrzeuge nicht zu früh anzuschaffen. Stützräder am Kinderfahrrad sind überflüssig. Ein Kind, das gut Roller fährt, kann mit 4–5 Jahren spielend ohne Stützräder Rad fahren. Laufen und Treppensteigen sind gesund und fördern Ausdauer und Geschicklichkeit. Die Erwachsenen sollten ein Vorbild sein. Beim Spazieren gehen findet sich so manche Möglichkeit zum Klettern und zum Balancieren. Der Wald oder Park wird so zum beliebten Abenteuerspielplatz.

Das folgende Übungsbeispiel eignet sich für drinnen.

Übungsbeispiel „Kriechtunnel"
Mit diesem Gerät lassen sich die tollsten Spielideen entwickeln:
- Herausholen von Spielsachen, z. B. Auto oder Puppe,
- Durchkrabbeln, allein oder gemeinsam mit dem Therapeuten, einem Elternteil oder mit den Geschwistern, auch als Fang- oder Wettbewerbsspiel,
- durch Zusammenbinden der Enden entsteht ein Schneckenhaus, in das die kleine Schnecke hineinkriechen und in dem sie verweilen kann,
- stülpt man dem stehenden Kind den Tunnel über den Körper und lässt es das obere Ende des Tunnels mit den Händen festhalten, so dass nur noch der Kopf herausschaut, entsteht eine kleine Raupe. Diese kann sich stehend oder liegend in alle Richtungen winden, den Kopf verschwinden lassen und andere Verrenkungen machen.

Des Weiteren bieten Hindernisparcours viel Abwechselung und motivieren. Der Pezziball kommt mit seinen vielfältigen Möglichkeiten zum Einsatz. Purzelbaum schlagen und Schubkarren laufen sollen die Kinder bis zum Schulbeginn können. Beim Purzelbaum schlagen muss auf eine korrekte Stellung der HWS geachtet werden, um Fehlbelastungen zu vermeiden.

Ob Eltern mit ihrem Kind zum **Schwimmen** gehen, hängt auch davon ab, wie der betreuende Ambulanzarzt zu diesem Thema eingestellt ist. Fakt ist, dass sich besonders der Pseudomonas als Feuchtkeim in warmem Wasser gut hält und die Gefahr einer Übertragung im Schwimmbad nicht auszuschließen ist. Das Badewasser darf laut Schwimmbadverordnung keine Pseudomonaskeime enthalten. Gefahrenquellen sind die Duschen. Vorsichtige und aufgeklärte Eltern sind darum in der Regel nicht unbedingt geneigt, mit ihrem Kind in ein Schwimmbad zu gehen. Im Salzwasser ist der Pseudomonaskeim nicht lebensfähig, deshalb können Patienten unbedenklich im Meer baden. Im Sommer kann man ins Freibad gehen und zu Hause duschen. Es ist bekannt, dass besonders das Schwimmen einen positiven Effekt für den lungenkranken Patienten aufweist (s. Kapitel 5). Es gibt Patienten, die oft in Schwimmbädern waren und keine Pseudomonasinfektion aufweisen. Kinder, die in der heutigen Zeit nicht früh das Schwimmen lernen, sind in der Regel spätestens in der Schule beim Schwimmunterricht Außenseiter.

Was ist also zu tun? Eine Entscheidung müssen die Eltern für ihr Kind treffen, nachdem sie durch den Arzt entsprechend aufgeklärt wurden. Da dieses Thema noch sehr kontrovers diskutiert wird, kann an dieser Stelle keine Empfehlung für das Schwimmen ausgesprochen werden.

Ein Kind mit CF sollte so sportlich wie möglich erzogen werden. Damit hat es in der Zukunft bessere Möglichkeiten, selbstständig etwas für seine Gesundheit zu tun und wird selbstbewusster und leistungsstärker. Die Eltern sollten früh vom Physiotherapeuten motiviert werden, sich mit dem Kind sportlich zu betätigen (s. Kapitel 5.).

Bewegungsspiele und das Treiben von altersgerechtem Sport erfordern auch das Beherrschen bestimmter Maßnahmen, um z. B. einer Überblähung der Lunge entgegenzuwirken. So sollte das Kleinkind als *atemerleichternde Stellung* die *Hängebauchlage mit der Lippenbremse* erlernen, damit es diese bei Bedarf ausführen kann. Nach Belastungen während der Thoraxmobilisation bietet sie einen guten Übergang zur Entspannung.

▬ Allgemeine Entspannungsfähigkeit fördern

Auch das lebhafte und bewegungsfreudige Kind zwischen 2–5 Jahren kann sich entspannen.

Hat es die wohltuende Wirkung von Streichungen und Berührungen erfahren, lässt es sich gerne darauf ein. Es ist aber zu beachten, dass der Zeitpunkt und die Dauer vom Kind mitbestimmt und nicht nur vom Erwachsenen festgelegt werden. Der Physiotherapeut kann nur ein Angebot machen, das Kind entscheidet dann selbst, ob es dieses annimmt. Das Ausstreichen der Interkostalräume mit einer Creme oder mit Öl wird von den Kindern in der Schraube durchaus genossen. Übungen zur Schulung der Körperwahrnehmung wie die Autowaschanlage sind für diese Altersgruppe genau das Richtige (s. Kapitel 3). Je kleiner die Kinder, umso kürzer und einfacher sind die Übungen.

Übungsbeispiel

Ein 2-jähriges Kind liegt gemütlich auf der Matte und ein kleines Auto fährt von Kopf bis Fuß über den ganzen Körper. Alternativ ist es selbst ein Auto und wird in dieser Lage kräftig von oben bis unten durch „Schrubbeln" gewaschen. Mit 3 Jahren kann man schon die komplette Autowäsche durchspielen. Mithilfe von Entspannungsgeschichten entstehen wunderschöne Therapiestunden. Anspannungs- und Entspannungstechniken können bei geschulten Kindern ab dem Alter von 5 Jahren effektiv eingesetzt werden (s. Kapitel 3).

Erfahrungen mit jugendlichen und erwachsenen CF-Patienten, die in jungen Jahren diese Maßnahmen nicht kennen gelernt haben zeigen, wie ungleich schlechter die Körperwahrnehmung dieser Patienten ausgeprägt ist. Im Vergleich mit gleichaltrigen und gleichschwer betroffenen, geübten Patienten profitieren diese deutlich weniger von physiotherapeutischen Maßnahmen, die ein Sich-Anfassen-Lassen und eine gute Körperwahrnehmung voraussetzen. Diese Patienten beherrschen dementsprechend z. B. die Autogene Drainage, für die eine gute Entspannungsfähigkeit wichtig ist, weniger gut.

◼◼◼ Anleiten der Eltern

Die Eltern lernen Schritt für Schritt, den momentanen Zustand ihres Kindes einzuschätzen und können im Laufe der Zeit die Therapie individuell auf ihr Kind abstimmen.

Theoretische Kenntnisse über die Wirkungsweise der einzelnen Techniken führen zu einem besseren Verständnis und zu mehr Motivation. Schaubilder und Elterninformationsbroschüren sind dabei hilfreich.

Die Auswahl, Dauer und Häufigkeit der therapeutischen Maßnahmen werden besprochen und der alltagsgerechte Behandlungsplan erstellt. Der Einsatz von Hilfsmitteln und die Reinigung der Therapiegeräte kann nicht häufig genug besprochen werden.

Literaturtipp:

Leitfaden „Physiotherapie bei Mukoviszidose", Hrsg.: Mukoviszidose e. V., Bendenweg 101, D-53121 Bonn.

◼◼◼ Hinweise auf die psychosoziale Situation

Eltern von Kindern dieser Altergruppe sind besonders gefordert. Schon die tägliche Grundversorgung nimmt die Eltern zeitlich sehr in Anspruch. Hinzu kommen Arzttermine, Behandlungstermine und die tägliche Therapie zu Hause. Die häusliche Physiotherapie verlangt in diesem Alter sehr viel Einsatz von den Eltern und vor allem auch Geduld, Zeit und Fantasie. Eltern können dies nicht immer gleich gut leisten. Regelmäßige ambulante Physiotherapie ist für Eltern durchaus entlastend und immer wieder erneut motivierend. Die Kinder arbeiten mit dem Physiotherapeuten intensiver, wenn er ihnen sehr vertraut ist, was nur durch regelmäßige Treffen entsteht. Dann wirkt sich auch ein gelegentlich verlängerter Behandlungsabstand nicht ungünstig aus. Sehr unregelmäßige und immer wieder verlängerte Behandlungsabstände führen zu einer deutlich schlechteren Mitarbeit der Kinder. Darum ist eine gute „Vor-Ort-Betreuung" so wichtig (s. Kapitel 5). Hat das Kind einen Infekt oder viel Sekret, muss die Physiotherapie entsprechend dem Kind und den Möglichkeiten seiner Familie angepasst und intensiviert werden. Trotzhaltungen und kurzzeitige Therapieverweigerungen sind in dieser Altersgruppe normal. Je geduldiger und konsequenter alle Beteiligten mit dem Kind umgehen, umso leichter sind diese Phasen zu überwinden. Rituale erweisen sich in solchen Fällen oftmals als hilfreich. *Dabei heißt Konsequenz nicht streng sein, sondern für das Kind klar erkennbar reagieren.* Nachgeben durch Ablenken kann manchmal sehr erfolgreich sein. Treten größere Probleme auf, sollte auf die Hilfe durch einen Psychologen nicht verzichtet werden. Der erfahrene Physiotherapeut erkennt Probleme schon frühzeitig und kann ein Eskalieren der Situation in der Regel vermeiden. Immer wieder gilt es, den Eltern erneut Mut zu machen und die positiven Seiten ihres Kindes herauszustellen. CF-Kinder müssen nicht besonders behutsam behandelt werden. Ein normaler Umgang mit angebrachtem Lob und Kritik ist für eine gesunde Entwicklung förderlich. Kinder haben Spaß daran, gefordert zu werden. Ein einzelnes Gummibärchen zur Belohnung nach einer erfolgreichen Physiotherapiestunde hat schon viele Kinder erfreut und zufrieden nach Hause gehen lassen.

■ Diagnosestellung im Kleinkind- oder Kindergartenalter

Die auftretenden Sorgen und Ängste sind dieselben wie bei Diagnosestellung im Säuglingsalter. Der Einstieg in die Physiotherapie gestaltet sich entsprechend, allerdings ist er schwieriger und es dauert in der Regel länger, bis sich das Kind an den Therapeuten gewöhnt hat und sich z. B. anfassen lässt. Gespräche mit den Eltern sollten nur am Anfang oder/und am Ende der Behandlung stattfinden. Während der Behandlung steht das Kind im Mittelpunkt. Trotzdem benötigt man für das Erklären der Therapie und die vielen anfänglichen Fragen der Eltern mehr Zeit, was viel Raum für Elterngespräche erfordert. Auch wenn das Kind schon pulmonale Probleme hat, muss der Einstieg in die Physiotherapie ebenso sanft und schrittweise erfolgen wie beim Säugling.

▨ Fallbeispiel Hannah ▨

Anamnese: Hannah ist 2 1/2 Jahre alt. Ihr Bruder ist 2 Jahre älter und hat keine Mukoviszidose. Sie wurde kurz vor Ende des 2. Lebensjahres diagnostiziert. Innerhalb der näheren Verwandtschaft ist Mukoviszidose bereits aufgetreten (Vetter und Cousine des Vaters). Mit 20 Monaten musste Hannah mit einer Bronchiopneumonie stationär behandelt werden. Da das Kind nicht besonders gut gedieh und die Stühle auffällig waren, wurde während des Klinikaufenthaltes ein Schweißtest durchgeführt. Der deutlich erhöhte Schweißtest und die anschließend durchgeführte genomische Diagnostik ergaben die Diagnose Mukoviszidose. Während

des stationären Aufenthaltes wurde Hannah regelmäßig physiotherapeutisch behandelt. Die Mutter kam täglich zu Besuch und lernte deshalb die Physiotherapeutin und die Physiotherapie bereits während des ersten Klinikaufenthaltes kennen. Als die Verdachtsdiagnose CF aufkam und der Schweißtest positiv war, wurde die Physiotherapie 2 Mal täglich durchgeführt und die Mutter während des stationären Aufenthaltes des Kindes physiotherapeutisch angeleitet. Zusätzlich wurde eine Enzymsubstitution eingeleitet. Hannah hatte bei Entlassung aus der Klinik weiterhin viel Sekret, war aber fieberfrei, munter und das Röntgenbild zeigte eine deutliche Besserung. Ein Inhaliergerät mit 2 Verneblersystemen wurde vom Arzt verordnet. Die Mutter wurde in der Handhabung und Reinigung des Inhaliergerätes angeleitet mit der Aufforderung, wegen der noch starken Verschleimung der Lunge weiterhin mit ihrer Tochter 3 Mal täglich mit 1 ml Fluimucil plus 1 ml Kochsalzlösung zu inhalieren. Seitdem kommt Hannah regelmäßig zur ambulanten Physiotherapie in die Klinik.

Physiotherapeutische Untersuchung Zusammenfassung der Untersuchungsergebnisse

– *Allgemeinbefund*: Hannah ist ein lebhaftes kleines Mädchen von 2 ½ Jahren. Ihre sprachliche Entwicklung ist altersentsprechend, der Ernährungszustand gut. Ihr Bauch ist nur wenig ausladend und ihre Haut von der Sonne leicht gebräunt. Ansonsten hat sie eher einen blassen Hauttyp.
  In gewohnter Umgebung zeigt sie sich lebhaft, in fremder Umgebung reagiert sie zurückhaltend und etwas ängstlich. Da sie seit 3 Monaten wöchentlich zur Physiotherapie kommt, sind ihr der Raum und die Therapeutin vertraut. Bei ihren Arztbesuchen in der Ambulanz mag sie sich nicht so gerne anschauen lassen und lässt sich nur mit viel Überredungskunst ausziehen. Ansonsten ist sie gut belastbar und ausdauernd.
– *Atemform*: Die Atmung erfolgt durch die Nase. Die Atemfrequenz liegt in Ruhe bei 20–25 Atemzügen pro Min. Vorwiegend abdominale Atembewegungen treten in Ruhe auf, bei Belastung sind sie vermehrt sternal, keine Seitendifferenzen.
– *Akustischer Befund*: Beim Lachen ist deutlich lockeres Sekret zu hören, das sich in den oberen Atemwegen befindet und nach einiger Zeit ab-

gehustet wird. Danach ist kein Sekret mehr zu hören. Es treten keine weiteren Atemgeräusche auf.

- *Husten*: Hannah bemüht sich zwar, ihr Sekret auszuspucken, aber es gelingt ihr bisher nur zufällig und selten. Die Mutter berichtet, dass der Schleim dann weiß und ein bisschen gelblich ist, die Menge ist gering. Das Kind hustet vorwiegend am Morgen mehrere Male Sekret ab, bei der Physiotherapie und nach der Inhalation. Der letzte Rachenabstrich gab einen Hinweis auf Staphylokokkenbesiedlung, deshalb wird zur Zeit eine entsprechende Antibiose durchgeführt.
- *Haltung und Motorik*: Hannah ist altersentsprechend entwickelt. Sie hat ein sicheres Gangbild und bewegt sich sehr geschickt auf unebenem Boden. Sie klettert auf niedrige Möbel und kann auch ohne Probleme schwerere Gegenstände transportieren, ohne umzufallen. Ihre Handmotorik ist gut. Sie legt schon einfache Puzzle, kann einfache Verschlüsse öffnen, Türmchen bauen und Teile ineinander stecken. Auffallend sind die vermehrt protrahierten Schultern, leicht abstehende Schulterblätter und eine vermehrte BWS-Kyphose. Die leichte Knickfußstellung der Füße und die Tendenz zum Genum valgum sind in dieser Altersgruppe noch im Bereich der Norm.
- *Thoraxform*: Die untere Thoraxapertur ist schmal. Das Brustbein im unteren Drittel etwas eingesunken. Ansonsten bestehen kein Auffälligkeiten.
- *Thoraxbeweglichkeit*: Die vorderen oberen und unteren Brustkorbabschnitte sind fester. Vorne oben rechts ist dabei auch sich bewegendes Sekret zu tasten.
- *Haut und Bindegewebe*: Die Haut ist leicht gebräunt, sonst eher blass. Das Bindegewebe ist fest.
- *Muskulatur*: Die Muskulatur ist gut ausgeprägt (drahtiges Aussehen). Bei der Schraube zeigen sich endgradige Bewegungseinschränkungen, die sich nach mehrmaligem Wiederholen der Schraube verringern, ebenso wie beim Mond. Zu Beginn zwickt es, am Ende ist die gleiche Dehnstellung für das Kind gut auszuhalten. Leichte Verspannungen im Bereich des M. trapezius descendens und der Mm. rhomboidei bestehen beidseitig.
- *Gelenke*: Alle Gelenke sind frei beweglich.

- *Allgemeine Bemerkungen und psychosoziale Situation*: Die Mutter ist noch sehr betroffen über die Diagnosestellung. Sie hat mit der Psychologin der CF-Ambulanz bereits 2 Gesprächstermine gehabt. Bei einem war auch ihr Ehemann dabei. Sie trifft sich demnächst mit der Mutter eines anderen CF-Kindes und hofft, dadurch ein wenig ihre Ängste abbauen zu können. Hannahs Bruder ist seit dem Klinikaufenthalt anstrengender und stellt mehr Unfug an. Die Mutter kommt gern zur Physiotherapie, weil Hannah gut mitmacht und sie sie in guten Händen weiß.

Physiotherapeutische Behandlung

Hannah kommt fröhlich in den Behandlungsraum, legt ihren Hasen Felix auf die Matte und rennt dann erst mal kreuz und quer durch den Raum. Sie entdeckt die Kugelbahn und beginnt in aller Ruhe, die Kugel immer wieder die Bahn herunterkullern zu lassen.

Während dieser Zeit berichtet die Mutter der Therapeutin, dass Hannah während der letzten Woche zu Hause sehr gut inhaliert hat. Bei den Körperstellungen, besonders der Schraube, habe sie jedes Mal protestiert und sei nicht richtig liegen geblieben. An einem Tag habe sie nur am Morgen und Abend inhaliert, weil die Mutter mehrere Termine hatte und es am Abend zu spät für Hannahs Körperstellungen war. Die Physiotherapeutin erwidert, das sei nicht schlimm, Hauptsache, Hannah habe noch inhaliert. Sie werde heute schauen, ob Hannah auch bei ihr während der Schraube protestiert. Als Hannah sieht, dass die Therapeutin den *Pezziball* vor den Spiegel rollt und ein kleines Kästchen in der Hand hält, freut sie sich und kommt schnell angelaufen. Sie lässt sich mit dem Rücken zum Spiegel auf den Ball setzen. Dann ergreift sie ein Klebebild aus dem Kästchen. Dafür muss sie sich ganz weit nach oben *strecken*, dreht sich nach hinten um (*Rotation über die rechte Seite*) und klebt es mit großer Sorgfalt auf den Spiegel. Nach der Ente folgen Hahn, Henne und viele kleine Küken. Nun wird über die andere Seite gedreht (*Rotation über die linke Seite*) und der Bauernhof, Bauer, Bäuerin und Bäume geben ein schönes Bild ab. Hannah ist mit ihrem Werk zufrieden. Als sie die Bilder wieder vom Spiegel abnimmt, gibt sie diese der Mutter in die Hände. Die Therapeutin kann das Kind dabei besser am Becken fixieren, so dass die Rotationsbewegung noch größer ausfällt. Über die linke Seite fällt es Hannah schwerer, aber sie schafft es.

Danach muss Hannah sich erst einmal bewegen, läuft herum und entdeckt ihren Hasen auf der Matte. Felix möchte gern auf dem Ball hüpfen. Da Felix mit Hannah hüpfen will, lässt sie sich bereitwillig auf den Ball setzen. Nach dem Hüpfen wird wechselnd nach rechts und links gekreist. Hannah passt auf, dass Felix dabei nicht herunterfällt. Felix möchte gern auf Hannahs Bauch sitzen, deshalb legt sie sich auf den Ball in die Rückenlage und lässt sich hin- und herrollen. Felix rutscht über Hannahs Bauch auf die Matte, das Kind berührt mit den Händen den Boden und bewegt sich dabei nicht. Das findet der kleine Hase so gut, dass er nun auch über Hannahs Seite und Rücken auf die Matte rutschen möchte. Hannah berührt dabei jedes Mal mit den Händen den Boden.

Felix ist müde und legt sich mit Hannah auf die Matte (Hannah macht für Felix Schnarchgeräusche). Beide werden mit einer kuscheligen Decke zugedeckt. Hannah liegt auf dem Bauch und hat Felix im Arm. Von beiden guckt nur noch ein kleines Stück hervor. Ein kleiner Igel (*Igelball*) schaut sich die 2 Schläfer an und krabbelt auf Hannahs Rücken. Der kleine Kerl kullert zwischen Hannahs Schulterblättern und auf ihren Schultern (M. trapezius descendens) hin und her. Nach kurzer Zeit schiebt Hannah die Decke weg und will den kleinen Igel in die Hand nehmen. Danach muss der Igel zu seiner Mama nach Hause und verschwindet. Hannah winkt.

Hannah und ihre Mutter zeigen der Physiotherapeutin, wie sie zu Hause die *Schraube* machen. Dabei stellt diese fest, dass die Mutter das Kind zu schnell in die Dehnung bringt und zu fest zufasst. Bei langsamerer Durchführung und lockerem Griff ist Hannah mit ihrer Mutter zufrieden. Die Schraube wird zu beiden Seite je 2 Mal wiederholt, dann hilft die Physiotherapeutin Hannah pro Seite noch 1 Mal. Hannah hat gut mitgemacht und ist so lange liegengeblieben, bis die komplette Entenfamilie an ihrer gedehnten Körperseite vorbeimarschiert ist.

Felix darf mit Hannah auf dem Keil liegen (Rückenlage und Kopfhochlage). Ein langes „Muuuuh" für die Kuh motiviert Hannah, bei den *Vibrationen* 5 Mal hintereinander lange auszuatmen, 1 Mal auf der rechten und 1 Mal auf der linken Seite. Nun führt die Mutter mit Hannah dieselbe Übung aus. Zu Hause lassen sie dabei immer ein Schaf „määäähen". Die Mutter macht die Vibrationen gut, sie kommen im Brustraum an. Wenn sie die Vibrationen ein wenig verlängert, kann sie die Ausatem-

bewegung des Brustkorbs noch verstärken. Für die hinteren mittleren Brustkorbabschnitte legt sich Hannah auf den Bauch und lässt die Bienenfamilie über die Wiese summen. Danach hustet sie Sekret ab, die Mutter reicht ein Taschentuch, aber Hannah hat das Sekret schon geschluckt. Das macht nichts, beim nächsten Mal klappt es vielleicht. Hannah nickt. Die Mondlage macht sie gut. Beim *Überschlag* hat Hannah nicht so recht Lust, aber als die Therapeutin auf ihren Fußsohlen Trommel spielt, findet sie es richtig gut und hält nicht mehr die Luft an. Hinter dem *Ball* läuft sie nun mit Begeisterung her. Fangen kann sie noch nicht, aber werfen. Es begeistert sie, den Ball zwischen den Beinen hindurchzurollen und aus den Ecken hervorzuholen. Die letzte Übung ist die *Schubkarre*. Hannah kann schon über die ganze Matte marschieren, ohne mit den Händen einzuknicken. Hier endet die Behandlung. Während Hannah aus ihrem mitgebrachten Becher Saft trinkt und einen Apfel isst, besprechen Mutter und Therapeutin das *Hausprogramm*:

Inhalation wie bisher mit Kontaktatmung und Maske.

Bei der Schraube sanfter und langsamer drehnen.
Täglich eine der Körperstellungen zu jeder Seite 3 Mal.

Vibrationen: täglich 4 Brustkorbabschnitte (die vorderen oberen jedes Mal) im Wechsel, pro Brustkorbabschnitt jeweils 5 Atemzüge.

Täglich 5–10 Min. auf dem Pezziball.

Der Vater soll weiterhin regelmäßig mit Hannah Schubkarre fahren und Purzelbaum schlagen.

Zur nächsten Behandlungsstunde soll das Inhaliergerät mitgebracht werden, um die Inhalation mit dem Mundstück zu üben.

4.3   Schulkind

H. Saemann

„Wir beeinflussen das Kind unvergleichlich mehr durch das, was wir an uns selber arbeiten, als durch alles, was wir zu ihm reden."

(F. W. Foerster)

Mit zunehmendem Alter nimmt die Obstruktion der Atemwege zu. Die Lunge wird mit unterschiedlichen Bakterien besiedelt, die Folge sind rezidivierende Bronchopneumonien. Als Folge dieser Infektionen verändert sich das Sekret in Farbe und Form. Oft müssen mehrmals täglich große Schleimmengen, teils gelb-grün gefärbt und gelegentlich übelriechend, erschwert abgehustet werden. Das vermehrte zähe Bronchialsekret und die bronchiale Instabilität führen zu häufigen unproduktiven, anstrengenden und ermüdenden Hustenanfällen. Im Laufe der Jahre nimmt die Leistungsfähigkeit ab, Belastungsdyspnoe und Atemnot verstärken und die Thorax- und Wirbelsäulendeformitäten manifestieren sich. Eine längere Therapiedauer pro Tag wird erforderlich und i. v.-Therapien und Krankenhausaufenthalte häufen sich.

Mit Beginn des Schulalters wird der CF-Patient intensiv mit allen aktiven Techniken vertraut gemacht. Sekretmobilisation und -elimination stehen im Vordergrund. Wird das Sekret regelmäßig und konsequent entfernt, reduziert sich der Nährboden für die Bakterien. Das Erlernen der AD mit den verschiedenen Kombinationsmöglichkeiten, z. B. mit der Inhalation oder dem VRP1, führt zu größerer Unabhängigkeit vom Behandler. Ziel ist, Jugendliche dazu zu befähigen, die tägliche Therapie konsequent und eigenverantwortlich durchzuführen. In der präpubertären Phase sind Kinder im Allgemeinen bestrebt, Aufgaben und Pflichten anzunehmen und sie zur Zufriedenheit der „Großen" zu erledigen. Sie sind dann auch in der Lage, physiologische Vorgänge zu verstehen und zeigen Interesse an den Zielen der Physiotherapie.

Während eines Wochenendbesuches z. B. bei den Großeltern, beim Landschulheimaufenthalt sollen die Kinder schrittweise lernen, das abgesprochene Physiotherapieprogramm selbstständig durchzuführen.

4.3.1 Behandlungsziele

– Mobilisation und Elimination des Sekrets aus den Bronchien,
– Erlernen einer guten Hustentechnik,
– Erhalten und Verbessern der Thoraxmobilisation,
– Erhalten bzw. Verbessern der Ausdauerleistung entsprechend der kardiopulmonalen Belastbarkeit und Hinführen zum Sport,
– Haltungsschulung/Rückenschulprogramm,
– Elternanleitung.

Mobilisation und Elimination des Sekrets aus den Bronchien

Autogene Drainage – modifizierte Form

Im Verlauf des ersten Schuljahres verbessert sich bei den meisten Kindern die Konzentrationsfähigkeit. Die Autogene Drainage kann jetzt gezielt in korrekter Ausführung und ausreichend lange (10–20 Min.) zur Sekretmobilisation eingesetzt werden. Auch wenn die Kinder im infektfreien Intervall kaum Sekret aufweisen, ist die AD erforderlich.

Die AD kann spielerisch eingeübt werden. Bewährt hat sich z. B. die „AD-Tierfamilie" (Abb. 4.**15**), bei der einzelne Teilschritte (langsame vertiefte Einatmung, Atempause, lange passive und aktive Ausatmung) geübt werden. Das Kind sucht sich ein Tier aus. Mit der entsprechenden Sprechblase versehen und in den Lieblingsfarben des Kindes ausgemalt, entsteht die „AD-Tierfamilie". Sollte z. B. die Atempause nicht eingehalten werden, wird das Kind angehalten, sich besonders auf die Eule zu konzentrieren. Die optische Führung der AD unterstützt die Konzentration und motiviert für die anstrengende Technik.

Im Verlauf des Schulkindalters verändern sich die Interessensgebiete der Kinder. Das spielerische Üben muss den wechselnden Interessen angepasst werden.

Übungsbeispiel „Luftmatratzengeschichte"
Langsame tiefe Einatmung: Hugo muss sich anstrengen, damit er die Luft in die Luftmatratze pumpen kann. Damit wird deutlich, dass die Einatmung ein aktiver Vorgang ist, bei dem der Körper eine gewisse Atemarbeit verrichten muss (Abb. 4.**16 a**).
Atempause: Hugo steckt den Stöpsel in die Öffnung und verschließt das Ventil. Jetzt strömt keine Luft ein oder aus (Abb. 4.**16 b**).
Passive Ausatmung: Das Ventil wird geöffnet, die Luft strömt schnell und ohne Anstrengung (ohne aktive Mithilfe von Hugo) aus der Luftmatratze (Abb. 4.**16 c**).
Lange aktive Ausatmung: Da nicht die ganze Luft von alleine aus der Luftmatratze ausströmen kann, stellt Hugo sich auf die Matratze und drückt mit Händen und Füssen unter Anstrengung (aktiver Vorgang, bei dem Energie verbraucht wird) die verbleibende Luft aus der Matratze (Abb. 4.**16 d**).

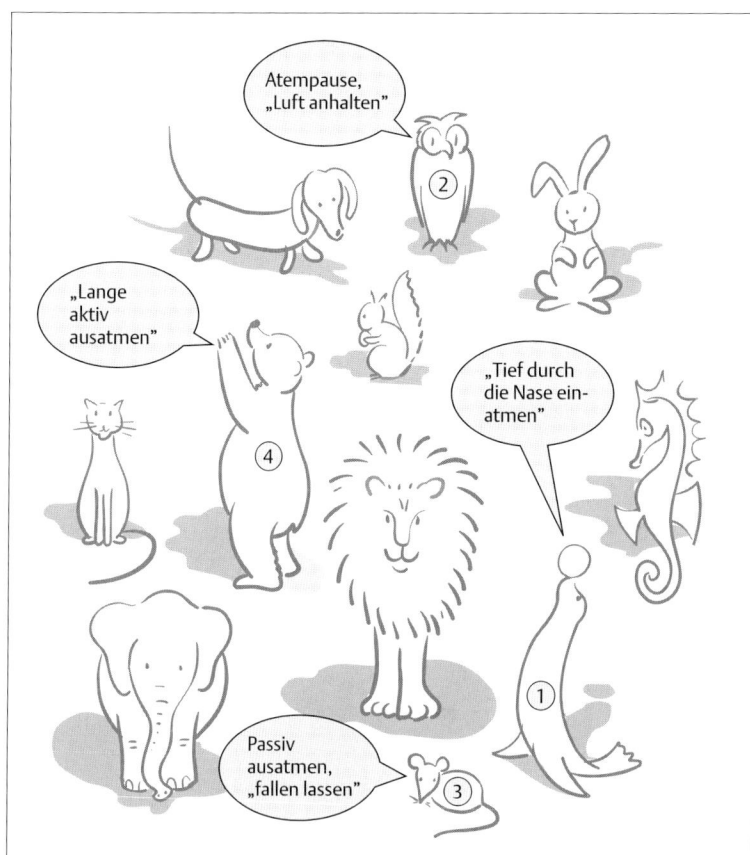

Abb. 4.**15**
AD-Tierfamilie
Um die Kinder in jeder Altersstufe und entsprechend ihren Neigungen anzusprechen, können z. B. für die Jungs die Tiere durch verschiedene Fahrzeuge (Lastwagen, Bagger, Sportwagen etc.) ersetzt werden. Werden die Kinder angeleitet, zusammen mit dem Vater oder dem Opa diesen „AD-Fuhrpark" zu malen, dann kann die ganze Familie spielerisch in die Behandlung eingebunden werden.

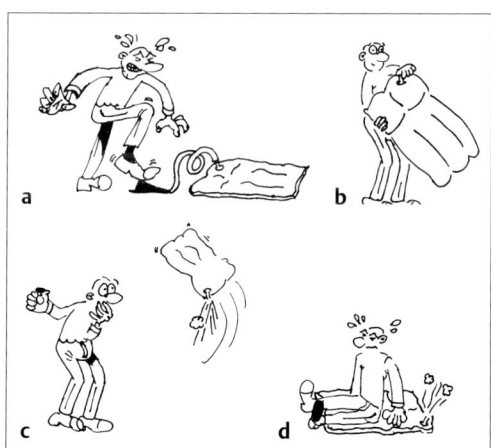

Abb. 4.**16** Luftmatratzengeschichte; **a** langsame tiefe Einatmung; **b** Atempause **c** passive Ausatmung **d** aktive Ausatmung

Haben die Kinder dieses Phänomen z. B. im Urlaub schon kennen gelernt, können sie diese Bildgeschichte sehr gut für die Ausführung der AD umsetzen. Bei kleineren Kindern kann der Vorgang in der Physiotherapiestunde mit einer kleinen Luftmatratze durchgespielt werden.

Das Interesse der Kinder an den physiologischen Abläufen nutzt der Therapeut, um z. B. zu erklären, dass nur eine ausreichend schnelle Luftströmung während der passiven Ausatmung in der Lage ist, lockeres Sekret mundwärts zu transportieren.

■ Inhalation

Die Inhalation kann mit den Ausatemgeräten kombiniert werden. Ab dem Schulalter und bei entsprechender Vorbereitung in der Kleinkindzeit können die Kinder diese koordinativ schwierigen Techniken über einen längeren Zeitraum hinweg

(15–20 Min.) durchführen und so einen besseren therapeutischen Effekt erreichen.

Um den Kindern die tägliche, konzentrativ sehr anspruchsvolle Inhalationstherapie und die AD zu erleichtern, werden spielerische Elemente eingebaut. Bewährt hat sich die Arbeit mit Tieren und Fabelwesen, die jeden Atemzug *sichtbar* machen.

Bis das Kind die AD selbstständig durchführen kann vergehen oft viele Jahre. Eltern müssen die Durchführung über einen langen Zeitraum kon-

trollieren, sollen dies aber auch so tun, dass sich das Kind unbeobachtet fühlt. So kann besser beurteilt werden, wie der Lernfortschritt ist.

◼ **Vibrationen**

Das kleine Schulkind lässt sich über das „Vibrations-ABC" für das tönende Ausatmen in Verbindung mit den Vibrationen motivieren (Abb. 4.17). Worte auf „o" und „a" bewirken eine Weitung des Kehlraumes und reflektorisch vermutlich auch

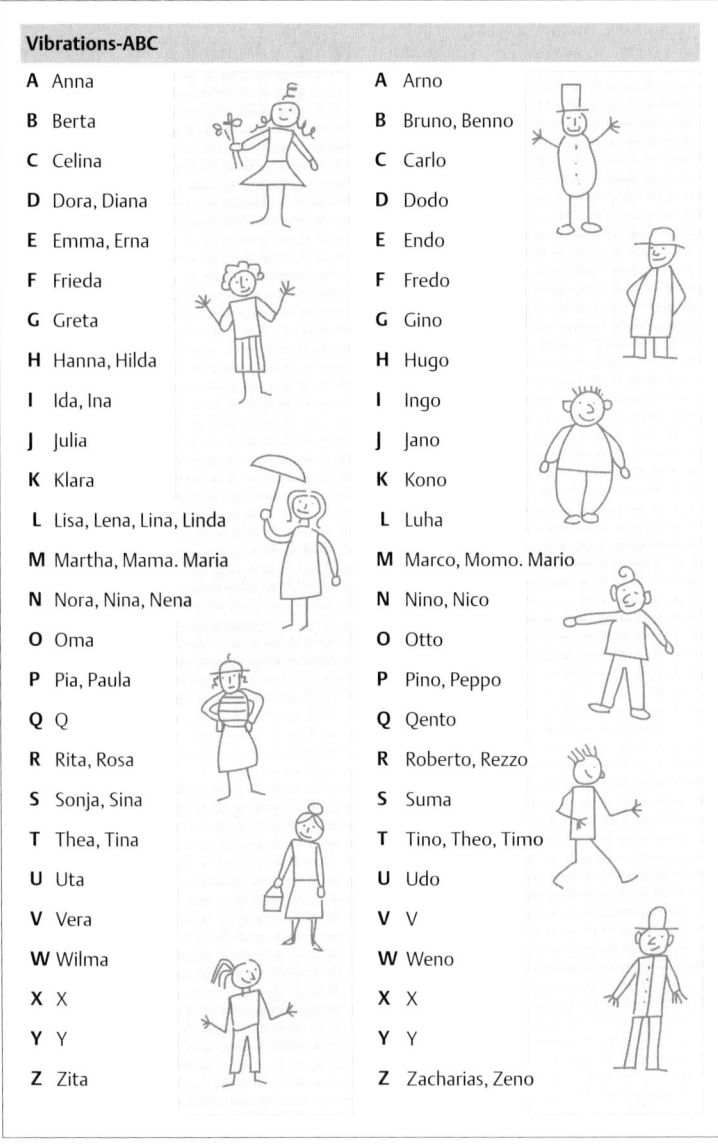

Vibrations-ABC

A	Anna	**A**	Arno
B	Berta	**B**	Bruno, Benno
C	Celina	**C**	Carlo
D	Dora, Diana	**D**	Dodo
E	Emma, Erna	**E**	Endo
F	Frieda	**F**	Fredo
G	Greta	**G**	Gino
H	Hanna, Hilda	**H**	Hugo
I	Ida, Ina	**I**	Ingo
J	Julia	**J**	Jano
K	Klara	**K**	Kono
L	Lisa, Lena, Lina, Linda	**L**	Luha
M	Martha, Mama. Maria	**M**	Marco, Momo. Mario
N	Nora, Nina, Nena	**N**	Nino, Nico
O	Oma	**O**	Otto
P	Pia, Paula	**P**	Pino, Peppo
Q	Q	**Q**	Qento
R	Rita, Rosa	**R**	Roberto, Rezzo
S	Sonja, Sina	**S**	Suma
T	Thea, Tina	**T**	Tino, Theo, Timo
U	Uta	**U**	Udo
V	Vera	**V**	V
W	Wilma	**W**	Weno
X	X	**X**	X
Y	Y	**Y**	Y
Z	Zita	**Z**	Zacharias, Zeno

Abb. 4.**17**
Vibrations-ABC
Jedes Kind kann angeleitet werden, sein eigenes „Vibrations-ABC" zu erstellen. Während die Kindergartenkinder die Männchen zeichnen oder ausmalen, können Schulkinder die Namen selbst einschreiben. Auch beim Übungsbeispiel Tierstimmen kann analog zum „Vibrations-ABC" verfahren werden, indem die Kinder die einzelnen Tiere zu dem Gedicht selbst dazumalen.

eine Weitstellung des Bronchiallumens. Die Kinder denken sich entsprechende Phantasienamen aus und fügen sie ins Vibrations-ABC ein. Der Therapeut lenkt das Kind in der Wiederholung vor allem auf die Namen, die am effektivsten waren. Er spürt dies unter der vibrierenden Hand und hört es.

Sprech- und Singverse in Verbindung mit Bewegungen wirken auf die Atemmuskulatur und werden von vielen Kindern gerne angenommen.

Übungsbeispiel „Tierstimmen"

„Eine Kuh macht muuuuuh.
Die Eule macht schuhuuu.
Die Ente macht quaaaaak.
Das Huhn macht gaaaaack.
Die Ziege macht bäääääh.
Das Schaf macht määäääh.
Der Hund macht wau wauuuu.
Die Katze macht miauuuuu.
Die Biene macht summ suuuuum.
Und der Fisch? Der ist stuuuuuum".
(Aus: Scharff-Kniemeyer M, Künzeler-Behncke R. Kleine Gute Nacht Geschichten. Ravensburger, 1997)

■■■ Erlernen der guten Hustentechnik

Der Patient muss so früh wie möglich mit einer guten Hustentechnik vertraut gemacht werden. Die Patienten lernen, bei beginnendem Hustenreiz Saft zu trinken oder ein Bonbon zu lutschen. Spätestens mit Beginn des Schulalters müssen die Hustentechniken genau besprochen und so gut wie möglich gelehrt werden; auch bei einem infektfreien Verlauf bzw. wenn kein Sekret gesammelt und abgehustet werden kann.

Der natürliche Umgang mit dem Abhusten und dem Entsorgen des Sekretes, vor allem in der Öffentlichkeit, muss so früh wie möglich mit dem Kind und der Familie besprochen werden. Viele erwachsene Patienten schlucken ihr Sekret aus Angst vor negativen Reaktionen oder weil sie sich selbst ekeln. Der Ursprung dieses Verhaltens liegt häufig in der Kindheit, wenn die Patienten in der Schule oder im Sportverein mit den (negativen) Reaktionen anderer Personen konfrontiert werden. Die morgendliche gründliche Sekretelimination vor der Schule vermeidet Störungen im Unterricht und entsprechende Reaktionen.

Erfahrungsgemäß benötigen Kinder im Schulalter viel Zuspruch und Ermutigung von Eltern, Physiotherapeuten, Ärzten, um das Sekret in der Öffentlichkeit richtig abzuhusten und zu entsorgen.

Im Laufe des Schulalters wird den Kindern die Anatomie und Physiologie der Lunge und des Beckenbodens erklärt und sie verstehen die Abläufe beim Husten. Etwa ab dem 10. Lebensjahr werden auch die Druckverhältnisse beim Husten und deren negative Folgen gut verstanden.

Literaturtipps:

Rübel D. Wir entdecken unseren Körper. Ravensburger Buchverlag, 1998
Figge B, Goldbach B, Könige K. Dr. Pulmos Pustefibel. CF-Selbsthilfe/Klopfzeichen. ISBN 3-9807660-0-4.

■■■ Erhalten und Verbessern der Thoraxbeweglichkeit

Als Folge von akuten Exazerbationen sind eine Abnahme des Lungenvolumens und Veränderungen der Form und Beweglichkeit des Thorax möglich. Während der Wachstumsschübe im Schulalter kommt es zu einer Veränderung der Proportionen und in deren Folge zu einer physiologischen, wachstumsbedingten temporären Einschränkung bestimmter Bewegungsmöglichkeiten. Während ein Kleinkind im Langsitz ohne Mühe mit den Fingerspitzen seine Zehen erreichen kann, haben Kinder zwischen dem 11. und 14. Lebensjahr damit erhebliche Probleme, wenn die Beine im Verhältnis zum Rumpf länger sind.

Während des frühen Schulalters finden sich bei konsequent therapierten Patienten mit gutem Allgemeinzustand in der Regel noch keine fixierten Wirbelsäulenveränderungen. Für die Thoraxbeweglichkeit eignen sich besonders:
- Therapeutische Körperstellungen,
- gleichmäßige, zügige, rhythmische, aktive Bewegungen mit und ohne Gerät,
- Übungen aus dem Klappschen Kriechen (mobilisierende Übungen z.B. Schlängeln, Tiefkriechen mit Durchziehen oder Übungen, die die Wirbelsäule strecken, wie z.B. Rutschen, Tiefkriechen mit Arm- und Beinstrecken),
- Herabsetzen von erhöhten Gewebswiderständen in Haut, Bindegewebe und Muskulatur.

Übungsbeispiel „Bauchschraube/Rückenschraube"

Der Patient liegt in Seitenlage links (ausatmen), Rückenschraube einnehmen (tief einatmen), zurück in die Seitenlage (ausatmen), Bauchschraube einnehmen (tief einatmen), zurück in die Seitenlage (ausatmen).

Ablauf wiederholt sich 8- bis 12-mal von jeder Seite.

Übungsbeispiel „Fliegender Teppich"

Das Kind liegt in der Schraube auf einer Decke. Damit der fliegende Teppich abheben kann, *muss er z. B. 6 x durch vertieftes Ausatmen auf „sch" angepustet werden. Während der EA kann zusätzlich das Wegatmen eines Packegriffes erfolgen.*

Dann wird das Kind genau 6 x von 2 Personen in der Decke hin und her geschaukelt. Mehrmals wiederholen mit verschiedenen Landungen, z. B. auf Ball, in SL, Mondlage auf Tisch, Rutsche auf Sofa, etc.

▪ Erhalten bzw. Verbessern der Ausdauerleistung entsprechend der kardiopulmonalen Belastbarkeit und Hinführung zum Sport

→ siehe Kap. 5.

Im Kleinkindalter wird über Fangspiele und Trampolinspringen die Ausdauer langsam gesteigert. Im Übergang zum Schulalter kann mit einem Intervalltraining begonnen werden. Bei spielerischer Gestaltung und abwechslungsreicher Übungsauswahl sind die Kinder sehr gut für diese Therapieeinheit zu begeistern. Durch eine Geschichte oder ein Lied lernen die Kinder, verschiedene Übungen in einer festgelegten Reihenfolge zu absolvieren.

Übungsbeispiel „Ich flieg in meinem Flugzeug"
Dieses Lied wird nach der Melodie „Alle meine Entchen" gesungen und ist für die Kinder und die Eltern leicht zu erlernen (Kombinationstherapie).

„Ich flieg in meinem Flugzeug.
Wohl übers weite Land,
wohl übers weite Land.
Da seh ich viele Leute,
die winken mit der Hand.

} mit 90° Arm ABD durch Raum springen (Kondition)

Jetzt flieg ich eine Kurve,
ihr Leute sollt mal sehen,
ihr Leute sollt mal sehen,
wie ich in meinem Flugzeug
kann rundherum mich drehen.

} zusätzliche WS Latflex. nach li. und re. (Mobilisation)

Jetzt will ich wieder landen,
mein Ziel soll Stuttgart sein,
mein Ziel soll Stuttgart sein.
Da kenn ich viele Leute,
Und bin nicht so allein.

} Landen in einer Dehnstellung (Rutsche, Schraube etc.) und vertieft ein- und ausatmen

mehrmals wiederholen / mehrere Orte anfliegen.

▪ Haltungsschulung/Rückenschulprogramm

Bei bestehenden Haltungsdefiziten sollte dem Kind spätestens mit Beginn des Schulalters die eigene Haltung vor dem Spiegel erklärt und die Korrekturhaltung in verschiedenen Ausgangsstellungen kindgerecht eingeübt werden.

Im Rahmen einer Kinderrückenschule wird vor allem das korrekte Sitzen eingeübt, die Eltern werden bezüglich sinnvoller Schreibtischstühle und Tische beraten.

Das wirbelsäulenfreundliche bzw. -schädliche Verhalten im Sitz verdeutlichten Willi Wirbel und Kuno Krumm (Abb. 4.**18**). Über Wahrnehmungsübungen kann das Kind an sich selbst spüren, dass die Bauchatmung in einer kyphosierten Sitzhaltung sehr stark eingeschränkt ist. In der aufrechten Sitzposition ist die Bauchatmung dagegen optimal.

Auch Stabilisations- und Gleichgewichtsübungen auf dem Pezziball sind für das Schulkind geeignet (Abb. 4.**19**). In spielerischer Form kann z. B. das Zahnradmodell nach Brügger erklärt und die Aufrichtung geübt werden. Übungen aus dem Klappschen Kriechen, z. B. der Hasensprung, können mit isometrischen Spannungsübungen kombiniert werden. Auch das Theraband ist bei den Kindern beliebt.

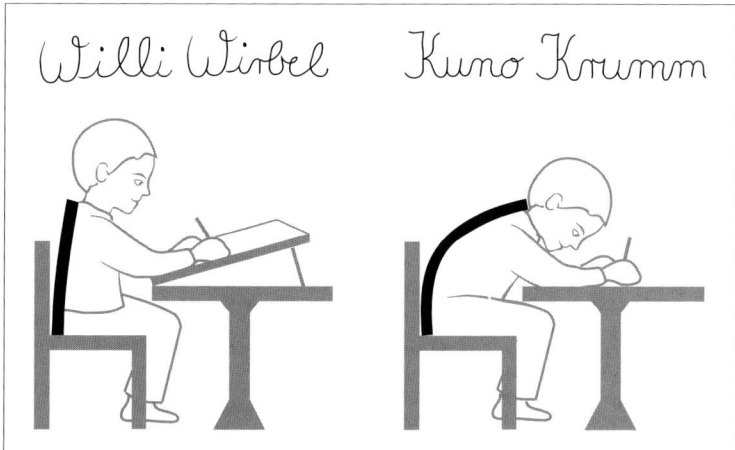

Abb. 4.**18** Willi Wirbel und Kuno Krumm demonstrieren wirbelsäulenfreundliches bzw. -schädliches Verhalten

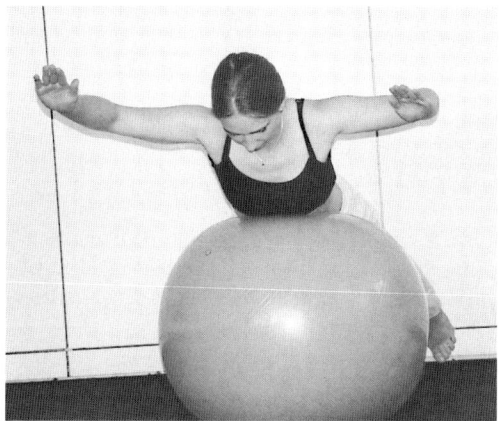

Abb. 4.**19** „Gallionsfigur" (FBL) oder Flugzeugposition auf dem Ball

Übungsbeispiel „Dynamische Schultermuskelkräftigung in einer Bückstellung"

Voraussetzung: Das Kind hat in der Kinderrückenschule gelernt, eine leichte Bückstellung selbstständig korrigiert einzunehmen und gegen manuelle Widerstände des Therapeuten zu stabilisieren.

Ausführung: Das Theraband wird auf Brusthöhe auseinander gezogen. Die Einstellung der Bückposition und die Stärke des Bandes sollen so gewählt sein, dass das Kind das Band ohne Ausweichbewegungen 15–20 Mal auseinander ziehen kann. Bei Koppelung von Atmung und Bewegung kommt es gleichzeitig zur Verbesserung der Atemmuskelkoordination. Die Bewegungsfolge wird abgebrochen, wenn z. B. eine Pressatmung einsetzt. Sobald die Übung beherrscht wird, kann mit labilen Unterstützungsflächen (Minitrampolin oder Weichbodenmatte) gearbeitet werden. Den Kindern macht das Spaß.

Grundsätzlich gilt: Alle Kräftigungs- und Mobilisationsübungen sollen nach den Kriterien der Rückenschule ausgewählt werden.

▄▄▄ Elternanleitung

Die Grundsätze der Elternanleitung aus der Säuglings- und Kleinkindzeit bleiben bestehen. Während des Schulalters wird Schritt für Schritt die Selbstständigkeit und die Eigenverantwortlichkeit für die tägliche Therapie gefördert. Ziel ist es, dass die Patienten bis zur Pubertät die Medikamenteneinnahme, die Desinfektion der Inhaletten und die Physiotherapie für einige Tage eigenständig durchführen können.

Schulkinder sind allerdings noch nicht in der Lage, die konzentrativ anstrengende Therapie alleine durchzuführen. Therapieeinheiten können alleine nur teilweise korrekt erfolgen. Die Eltern sollen „aus der Ferne" kontrollieren.

Mit dem Ende der Grundschulzeit wehren sich viele Kinder gegen die Anwesenheit der Mutter bei den Therapiestunden. Es müssen individuelle Lösungen gefunden werden, um die Kinder in ihrer Ablösung zu akzeptieren und die Mutter gleichzeitig weiterhin anzuleiten. Das Einbeziehen weiterer Familienmitglieder (Väter, Großeltern, erwachsene Geschwister) in die Therapie und die tägliche Therapiebegleitung kann zu einer Entspannung der Mutter-Kind-Situation beitragen. Ist dies nicht möglich, wird die Therapie-stunde für das Kind auf 50 Min. reduziert. Die letzten 10 Min. gehören der Mutter.

Die Kinder sollen im Verlauf der Schuljahre innerhalb der Familie altersentsprechende wichtige Aufgaben übernehmen dürfen, um ihre Verläss-lichkeit beweisen zu können. Auch im Rahmen der Therapie werden dem Kind Teile der Therapie eigenverantwortlich übertragen. Der Wunsch vieler Kinder ab dem 10.–11. Lebensjahr einige Tage alleine bei den Großeltern zu verbringen oder bei einem Freund zu übernachten, motiviert sie, für ihre tägliche Therapie Verantwortung zu übernehmen und z. B. den korrekten Reinigungsablauf der Inhaletten zu erlernen.

▨ Hinweise auf die psychosoziale Situation von CF-Familien

Die tägliche Therapie mit manchmal mehreren Inhalationseinheiten, die Desinfektion der Inhaletten, Medikamentengabe, Arzt- und Physiotherapietermine etc. erschweren den Alltag des Patienten und der betreuenden Personen erheblich. Erschöpfung und Überforderung der betreuenden Person/der gesamten Familie wirken sich negativ auf die Physiotherapie aus, die viel Konzentration, Motivation und Disziplin verlangt. Während der Kindergartenzeit sind Fehlzeiten durch Infekte und Krankenhausaufenthalte noch unerheblich im Vergleich zu den Versäumnissen von Unterrichtsstunden während der Schulzeit. Nun werden Krankenhausaufenthalte und i. v.-Therapien nach Möglichkeit in die Ferienzeit gelegt. Jede zeitliche Erweiterung der Therapie, besonders wenn sich der Allgemeinzustand des Kindes verschlechtert hat, bedeutet für die Eltern, dass sie sich erneut mit der Sonderrolle des CF-Kindes innerhalb der Familie arrangieren müssen. In Krisen- oder Überlastungszeiten (Geburt eines Geschwisterkindes, Hausumbau, Trennung der Eltern, Betreuung eines sterbenden Angehörigen durch die CF-Familie) sollte eine vorübergehende mobile Betreuung und Hausbesuche ermöglicht werden.

Literaturtipps:

Biddulph S. Das Geheimnis glücklicher Kinder. München: Beust Verlag; 1994.
Gottman J. Kinder brauchen emotionale Intelligenz. München: Diana Verlag; 1997.

▨ Fallbeispiel Lisa

Anamnese: Lisa ist 11 Jahre alt. Die Diagnose wurde im Alter von 19 Monaten gestellt. Eine Bronchiopneumonie führte zu einer stationären Aufnahme, die auffälligen Stühle indizierten einen Schweißtest. Seit dieser Zeit wird Lisa regelmäßig 1 Mal pro Woche durch eine mobile Physiotherapeutin behandelt. Die Kindergartenzeit verlief unauffällig mit gelegentlichen, kurzen Infekten. Die Mutter wurde in dieser Zeit mit allen Techniken vertraut gemacht. Sie führt die tägliche Therapie gezielt und gewissenhaft durch.

Seit ihrem 5. Lebensjahr ließen sich immer wieder Pseudomonaskeime im Sputum nachweisen, die mit einer inhalativen Antibiotikatherapie behandelt wurden. Seit dem Schulalter besteht eine chronische Pseudomonasbesiedelung. Die erste Heim-i. v.-Therapie musste im Alter von 8 Jahren durchgeführt werden. Seit dieser Zeit fehlt sie gelegentlich in der Schule. Der Nachweis einer Pilzbesiedelung im Sputum besteht seit dem 9. Lebensjahr. Neben der Inhalation mit Kochsalz und Sultanol muss Lisa seit einem halben Jahr auch eine tägliche Antibiotikainhalation durchführen.

Auswertung der letzten Lungenfunktion: deutliche, gemischte (obstruktive und restriktive) Ventilationsstörung mit einem erhöhten Atemwegswiderstand ohne stärkere Überblähung.

Therapiegeräte: Lisa hat neben allen üblichen Therapiegeräten, die von der Krankenkasse verordnet werden, auch eine Sprossenwand und einen Hometrainer. Sie inhaliert 2 bis 5 Mal pro Tag und besitzt ein Düsenverneblergerät mit 5 Inhaletten.

Physiotherapeutische Untersuchung Zusammenfassung der wichtigsten Untersuchungsergebnisse

Allgemeinbefund: subjektives relatives Wohlbefinden, keine akuten Infektzeichen.

Atmung: Atemweg in Ruhe Nase/Nase, bei Belastung Mund/Mund. Atembewegungen vorwiegend kostosternal, bei Belastung kostosternal, kranial. Interkostale Einziehungen (+), bei Belastung (++), hohe Atemfrequenz und starker Anstieg bei Belastung. Exspiratorischer Atemhilfsmuskeleinsatz in Ruhe (+), bei Belastung (++). Defizite in der Hustentechnik, beim Lachen ist lockeres Sekret zu hören.

Haltung/Thorax- und WS-Beweglichkeit/Muskulatur: passive Gewohnheitshaltung mit Muskelschwächen. Verkürzungen der Mm. pectorales und trapezius bds. (++), der Bauchmuskeln (+). Deutlicher Gewebebefund im Oberbauch, eingeschränkte Rotation (++), Lateralflexion (+), Extension (+) in der BWS, vordere obere Brustkorbabschnitte fester.

Funktionelle Probleme

Aufgrund der Defizite in der **Hustentechnik** kommt es zu einer unzureichenden Sekretelimination mit Folgen wie Durchschlafstörungen aufgrund der Obstruktion und des nächtlichen Hustenreizes.

Durch die *eingeschränkte* **BWS-Rotation** werden alle Bewegungen im Alltag vermieden, die mit einer Rotationskomponente verbunden sind. Die Schraube kann z. B. nicht mehr optimal zur Aktivierung der Zwerchfellatmung eingesetzt werden.

Die **Gewebebefunde** und **Muskelverkürzungen** vor allem im Bereich des Oberbauches und im epigastrischen Winkel verhindern vertiefte Ein- und Ausatembewegungen im kostosternal lateralen und kostoabdominalen Bereich. Durch die gleichzeitige Einschränkung der Thoraxbeweglichkeit im kostosternalen ventralen Bereich vertieft sich die Atmung bei Belastung nicht. Kompensierend erhöht sich die Atemfrequenz.

Kurzatmigkeit mit verstärktem exspiratorischen Bauchmuskeleinsatz *und Belastungsdyspnoe* tritt bei körperlicher Anstrengung und Sport auf. Längere Belastungseinheiten sind nicht möglich.

Hypothese

Schlechte **Hustentechnik:** Lisa ist in allen Hustentechniken angeleitet und sie beherrscht auch andere Atemtechniken sehr gut. Die Ausführung hängt von ihrem jeweiligen pulmonalen Zustand ab. Das Umsetzen der Hustenvermeidungstechniken ist besonders schwierig für sie, da nach längerem intensiven Husten teilweise große Sekretmengen abgegeben werden. Sie sieht deshalb nicht ein, dem Hustenreiz zu widerstehen, zumal nach ihrer Einschätzung auf diesem Wege auch genügend Sekret eliminiert wird und sie sich danach deutlich besser fühlt. Die Tatsache, dass ein großer Teil des Sekretes durch die häufigen und intensiven Hustenattacken in die Peripherie der Lunge zurückgeschoben wird, ist für sie nicht nachvollziehbar. Der Elastizitätsverlust und die negativen Veränderungen am Bronchialsystem, die sich durch die falsche Hustentechnik einstellen,

sind für Lisa in ihrem Alter noch nicht fassbar. Auf den Hinweis, dass sie die Hustentechnik sehr schnell erlernen würde, wenn ihr bei jeder unnötigen Hustenattacke die Haare ausfallen würden, sagte sie: „Die Haare kann ich ja sehen, aber die Luftröhre und die Hauptbronchien sind da drin (zeigt energisch auf den Hals) und die seh' ich halt nicht." Bei der Vernachlässigung anderer Therapieinhalte sind die Folgen für sie dagegen in *kurzer Zeit* zu spüren oder zu sehen. Die Motivation und Mitarbeit ist bei den „nachvollziehbaren" Therapien wie der Thoraxmobilisation deutlich besser, obwohl sie auch hier versucht, eine anstrengende (effektive) Therapie zu vermeiden. Es handelt sich bei der schlechten Hustentechnik nicht nur um ein Compliance- bzw. Adherenceproblem, sondern um die Schwierigkeit im Schulkindalter Prozesse und negative Folgen für die Zukunft abzusehen und daraus eine Verhaltensänderung abzuleiten. Die schlechte Hustentechnik resultiert auch aus der starken Obstruktion und den häufigen Kollapsphänomenen.

Eingeschränkte **BWS-Rotation:** Die deutlichen Veränderungen im Haltungsbefund (protrahierte Schultern, Fassthorax etc.), die häufigen und starken Hustenattacken und der ständige exspiratorische Bauchmuskeleinsatz begünstigen die Verhaftungen und Verkürzungen in den verschiedenen Gewebestrukturen und Muskelschichten. In der Folge kommt es auch zu einer Bewegungseinschränkung in der BWS. Auch die passive Gewohnheitshaltung und die Schwäche der aufrichtenden Muskulatur sind Ursache und teilweise Folge der eingeschränkten BWS-Beweglichkeit.

Die **Gewebebefunde** und **Muskelverkürzungen:** Der ständige exspiratorische Atemhilfsmuskeleinsatz, die häufigen und schweren Abhustmanöver und die passive Gewohnheitshaltung (Kyphosierung) führen zu einer Tonuserhöhung und Verkürzung vor allem im Bereich des Oberbauches.

Kurzatmigkeit *mit verstärktem exspiratorischen Bauchmuskeleinsatz und Belastungsdyspnoe*: Das gemeinsame Auftreten dieser 3 Befunde ist ein typisches Zeichen für eine Kombination von Restriktion von Thorax und Lunge und Obstruktion der Atemwege beim Krankheitsbild der Mukoviszidose.

Soziale Auswirkung

Lisa kann nur noch eingeschränkt am Schulsportunterricht teilnehmen. Bei Mannschaftswettkämpfen wird sie aufgrund ihrer schlechten Ausdauerleistung oft nicht aufgestellt. Sie kann nicht mehr mit ihren Freundinnen zur Schule radeln. Sie muss alleine mit dem Bus fahren.

Behandlungsziel

Nahziel: Erstellen eines durchführbaren, effektiven Therapiekonzeptes zur *schonenden* Sekretmobilisation und -elimination. Damit wird die Voraussetzung für verstärkte körperliche Belastungen im Alltag, in der Therapie und beim Sport geschaffen.
Fernziel: Verbessern der Beweglichkeit, Muskelkraft, Körperhaltung und Ausdauerleistung. Die (eingeschränkte) Sportfähigkeit soll erhalten bleiben bzw. ihr ehemaliges Leistungsniveau wiedererlangt werden.

Behandlungsplan

1. Optimierung der Therapieeinheiten und Verbesserung der Hustentechniken:
Zusammenstellung eines effektiven und konsequent durchzuführenden Tages- und Wochentherapieprogramms durch den Therapeuten in Zusammenarbeit mit der Mutter. Die Dauer der 2 Therapieeinheiten am Morgen und am Abend werden zeitlich reduziert zugunsten einer dritten Therapieeinheit am Nachmittag.
Erarbeiten von möglichst vielen Kombinationsübungen. Die verkürzten Therapieeinheiten können effektiver gestaltet und auf die 3 Behandlungseinheiten pro Tag verteilt werden.
Eine schonende Sekretelimination über eine Verbesserung der Compliance/Adherence in Bezug auf die Hustentechniken. Die zusätzliche dritte Therapieeinheit am Nachmittag schafft für Lisa die Möglichkeit, die Hustentechniken mit Erfolg zu üben und einzusetzen, ohne sich mit großen Sekretmengen abzumühen. Im Verlauf weniger Stunden kommt es bei Lisa zu einer größeren Ansammlung von neuen Sekretmengen, die sie in den 2 Therapieeinheiten (morgens und abends) möglichst schnell loswerden wollte. Einem starken Hustenreiz konnte sie aufgrund der großen Sekretmenge nur schwer widerstehen.

2. Fördern der selbstständigen Therapieeinheiten und Erweiterung der Behandlung der passiven Strukturen:
Selbstständige Inhalationstherapie unter „ferner"

Beobachtung durch die Mutter, die dadurch entlastet wird.
Intensiveres tägliches Bearbeiten der passiven Strukturen durch die Mutter und eine vorübergehende Steigerung der Physiotherapie durch die mobile Therapeutin oder die Mitbehandlung eines Physiotherapeuten vor Ort. Idealer Zeitpunkt für diese Therapieerweiterung ist eine bevorstehende Heim-i.v.-Therapie in den Sommerferien.

3. Verbesserung der Haltung und Ausbau der körperlichen Leistungsfähigkeit:
Mittels mobilisierender und kräftigender Übungen sollen die Thoraxbeweglichkeit und das Haltungsbild verbessert werden.
Vorsichtiges Fördern der kardiopulmonalen Belastbarkeit zuerst in Verbindung mit den mobilisierenden und kräftigenden Übungen und dann im Ausdauerbereich mit Fahrradfahren, Treppensteigen und Trampolinspringen.

4.4 Erwachsene

H. Saemann

„Jeder hat das Recht zu leben, mit wem er will und wie er will; das ist das Recht des erwachsenen Menschen."
(Anton P. Tschechow)

Über ein Drittel der regelmäßig betreuten Patienten ist heute älter als 18 Jahre (Deutsche Gesellschaft zur Bekämpfung der Mukoviszidose, Dockter u. Lindemann 2000). Die durchschnittliche Lebenserwartung für heute geborene CF-Patienten beträgt 45–50 Jahre.
Die Physiotherapie mit Erwachsenen gewinnt an Bedeutung. Physiotherapeuten sind dabei mit Komplikationen wie Hämoptoe, Pneumothorax, Osteoporose oder mit einer Sauerstofftherapie konfrontiert. Jahrelange Fehlbelastungen der Wirbelsäule durch die kyphosierte Haltung, häufige Hustenattacken und der ständige Einsatz der Atemhilfsmuskulatur führen zu einer Überbelastung des Bewegungssystems. Hinzu kommen der allgemeine Haltungs- und Kräfteverlust durch die Belastungsdyspnoe. Die Thoraxmobilisation ist durch den Elastizitätsverlust im Erwachsenenalter erschwert.

Fassthorax und hohlrunder Rücken führen zu Bewegungseinschränkungen und Blockierungen der Wirbel- und Rippenwirbelgelenke. Schmerzen im Bereich des Rückens und im Schulter-Nacken-Bereich sind häufige Befunde.

Jugendliche und Erwachsene sollen ihre tägliche Physiotherapie eigenständig und gewissenhaft durchführen, sie auf ihren momentanen körperlichen Zustand adäquat anpassen können und damit weitestgehend vom Therapeuten unabhängig werden.

Aktive Techniken und Selbsthilfemaßnahmen stehen im Vordergrund. Der Patient lernt, seinen körperlichen Zustand zu analysieren (Eigenbefund) und erlernte Techniken gezielt anzuwenden. Die Unabhängigkeit vom Therapeuten erlaubt ihm z. B. längere Reisen und mehr Zeit für den Beruf.

Bei gutem Allgemeinzustand findet die Physiotherapie in großen Abständen statt, in Krisenzeiten wird die Betreuung intensiviert.

Während die Therapie Kindern Spaß machen soll, will der Erwachsene Hintergründe und Wirksamkeit verstehen. Berufliche und familiäre Belastungen stellen oft sehr hohe Anforderungen an erwachsene CF-Patienten. Wichtig sind eine effektive, zeitsparende „Kombinationstherapie", eine flexible Termin- und Behandlungsgestaltung und das Fördern der Entspannungsfähigkeit des Patienten.

> **Merke:** Bei Jugendlichen und Erwachsenen muss eine gute Balance zwischen den Wünschen und Bedürfnissen des beruflich und familiär eingespannten Patienten und den Zielen der Physiotherapie gefunden werden.

Die seit Jahren kontinuierliche und meist gute Beziehung zwischen Therapeuten und Patienten verändert sich mit der **Pubertät des CF-Patienten**. Jetzt sind Führungs- und Kommunikationsfähigkeiten beim CF-Therapeuten gefragt. Er benötigt Kenntnisse über die körperlichen und psychosozialen Entwicklungsschritte der verschiedenen Adoleszenzphasen.

Der Jugendliche lernt, Verantwortung für Umfang und Intensität der Behandlung zu übernehmen. Zu dieser Phase gehört aber auch eine zeitweise negative Haltung gegenüber der Physiotherapie, lustlose Mitarbeit und z. B. das Abgrenzen von den Eltern. Der Therapeut darf dies alles nicht auf sich beziehen. Er muss versuchen, mit dem Patienten im Gespräch zu bleiben, ihn zu verstehen. Interesse für die Hobbys, Vorlieben, schulischen Problemen etc. fördern die notwendige Nähe zum Patienten. Diese Nähe darf die normale Distanz im Patienten-Behandler-Verhältnis nicht überschreiten. Jeder Therapeut muss sich über mögliche Konsequenzen des vertraulichen „Du" oder gemeinsamer Freizeitaktivitäten bewusst sein.

Die richtige Balance zwischen Nähe und Distanz und ein wohlwollendes, nicht wertendes Einfühlen in die Situation des Patienten (Empathie) durch den Therapeuten ermöglicht auch in der Pubertät eine effektive Behandlung.

Erwachsene CF-Patienten entscheiden selbst über das „Wie" und „Wie viel" ihrer Behandlung und haben für ihre Entscheidung auch gute Gründe. Darin unterscheiden sie sich in nichts von Gesunden, die auch oft andere Ziele und Interessen einer gesundheitlich optimalen Lebensführung vorziehen. Während es für den pubertären CF-Patienten noch hilfreich sein kann, wenn jemand klar an die Notwendigkeit der Therapie erinnert, ist das beim Erwachsenen seltener angemessen. Hier kann bei schwierigen Balance-Entscheidungen nur assistiert werden.

Die direkte Unterstützung durch die Eltern bei der Umsetzung der täglichen Therapie (Reinigen der Inhaletten, Vorbereiten von feuchtwarmen Tüchern usw.) entfällt in der Regel beim Erwachsenen. Er ist selbst verantwortlich für die Dauer und die Intensität seiner Therapie und die Koordination mit seinem Berufs- und Familienleben. Der Physiotherapeut muss berücksichtigen, dass sich der Therapieumfang nicht nur am Befund orientiert, sondern auch an der Lebenssituation des Patienten.

Akzeptiert der Physiotherapeut den chronisch kranken, erwachsenen Patienten als einen CF-Betroffenen, der das Recht hat, so zu leben wie er will, bleibt ein guter Kontakt zum Patienten in der Regel bestehen, auch wenn die Physiotherapie zeitweise abgebrochen oder sehr inkonsequent durchgeführt wird. Der CF-Patient muss wissen, dass er jederzeit die Therapie wieder aufnehmen oder sie intensivieren kann.

4.4.1   Behandlungsziele

– Mobilisation und Elimination des Sekrets aus den Bronchien
– Erhalten und Verbessern der Thoraxmobilität
– Haltungsschulung/Muskelkräftigung und Rückenschulprogramm
– Erhalten und Verbessern der Ausdauerleistung entsprechend der kardiopulmonalen Belastbarkeit und Hinführung zum Sport
– Fördern der Entspannungsfähigkeit und allgemeine Stressbewältigung
– Anleiten der Partner zur Begleitung der entsprechenden therapeutischen Maßnahmen und Hilfe zur Selbsthilfe.

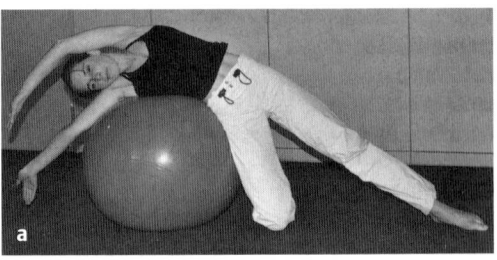

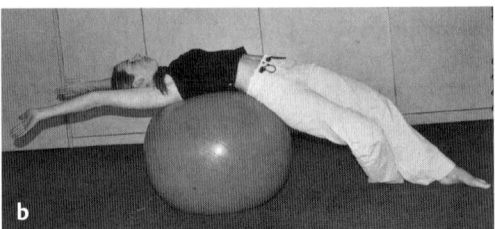

Abb. 4.20   Kombinationsübung auf dem Pezziball; **a** bei einer vertieften Einatmung in dieser Ausgangsstellung (Lateralflexion nach rechts über dem Ball) wird das linke Bein und der linke Arm aktiv gestreckt. Dadurch verstärkt sich die Dehnposition; **b** während der Drehung auf den Rücken wird entspannt und möglichst lange ausgeatmet. Je Seite 8–12 x.

■■■   **Mobilisation und Elimination des Sekrets aus den Bronchien**

Verschiedene aktive Techniken und Maßnahmen zur Sekretmobilisation werden in der Erwachsenenbehandlung sinnvoll kombiniert. Die Inhalation in der „Schraube" bei einer Kopftieflage auf dem Keil mit dem Einsatz des RC-Cornet bei der Ausatmung nutzt viele Wirkmechanismen in einer Kombinationstherapie und spart wertvolle Therapiezeit z.B. zugunsten des Ausdauertrainings bzw. des Sportes.

Auch erwachsene Patienten mit gutem Allgemeinzustand, die ihr Sekret in der täglichen Therapie gewissenhaft und gut mobilisieren und eliminieren, empfinden z.B. die AD unter der Führung ihres Therapeuten als Erleichterung. Besonders nach einem langen anstrengenden Arbeitstag, wird die Therapie gerne dem Physiotherapeuten „überlassen" und die Behandlung zur Entspannung genutzt.

■■■   **Erhalten und Verbessern der Thoraxmobilität**

Die passiven Techniken und Maßnahmen zum Lösen der Gewebswiderstände in Haut, Bindegewebe, Muskulatur etc. erhalten beim erwachsenen Patienten mit seinen arthromuskulären Problemen wieder einen größeren Stellenwert. So empfiehlt sich bei einigen Patienten z.B. eine zusätzliche Therapieeinheit beim Masseur.

Effiziente Kombinationen zur Mobilisation der Wirbelsäule in Verbindung mit der Schulung der Atemmuskelkraft und -koordination bieten z.B. Pezziball-Übungen (Abb. 4.20a u. b). Die therapeutischen Übungen der Funktionellen Bewegungslehre (Klein-Vogelbach 2001) mit dem Ball aus der FBL („Goldfisch", „Esel streck' dich", „betrunkener Seeigel") eignen sich zur Thoraxmobilisation und zur Koppelung von Atmung und Bewegung. Bei schwerer Osteoporose muss wegen der Frakturgefahr evtl. auf den Ball verzichtet werden.

Beispiel: **Kombinationsübung**
In der Ausgangsstellung Halbkniestand wird das Becken maximal aufgerichtet (Abb. 4.21). Die LWS ist entlordosiert und verriegelt. Die Dehnung des linken M. iliopsoas wird mit einer aktiven Mobilisation der Rotation in der BWS kombiniert. Die linke Hand der Patientin stabilisiert gegen das rechte Kniegelenk und unterstützt die aktive Rotationsbewegung der BWS nach rechts. (Bei einer starken Verkürzung des M. iliopsoas muss dieser zunächst isoliert gedehnt werden.)

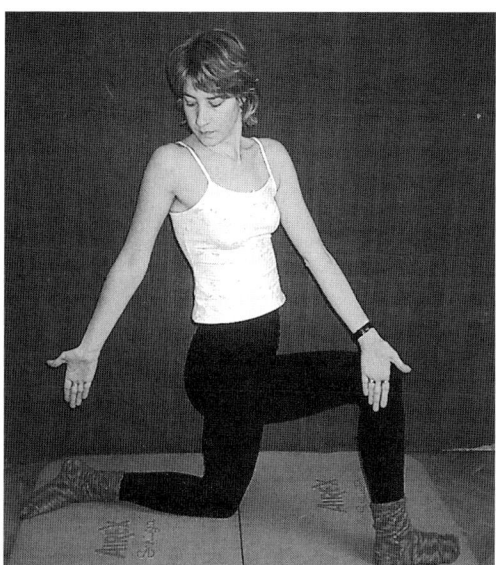

Abb. 4.**21** Kombinationsübung: Dehnung des M. iliopsoas links mit Mobilisation der BWS in die Rotation nach rechts

▬ Haltungsschulung/ Muskelkräftigung und Rückenschulprogramm

Erwachsene Patienten können ihr Kräftigungsprogramm auch in einem Fitnessstudio durchführen. Es hat sich bewährt, wenn der Therapeut vor Ort die Übungen kontrolliert und den Patienten auf mögliche Fehlerquellen (z. B. Fehlbelastungen der LWS) hinweist. Männliche Jugendliche lassen sich oft zum Krafttraining für die Arme, Mädchen für das Bauchmuskeltraining besonders gut motivieren.

Da die meisten CF-Betroffenen einen sitzenden Beruf erlernen, ist eine Rückenschule mit dem Schwerpunkt des Vermittelns des rückenschonenden dynamischen Sitzens von großer Bedeutung.

Übungsbeispiel „Rumpfpendeln im Sitz auf dem Pezziball" (Kombinationsübung)

Ziele: Haltungs- und Gleichgewichtsschulung, Bauch- und Rückenmuskelkräftigung, Koppelung von Atmung und Bewegung, Bück- und Sitztraining, Rückenschulprogramm.

Ausgangsstellung: Aufrechter Sitz, Arme spannen in Außenrotation und Extension gegen einen gedachten Widerstand.

Ausführung: Vor- und Zurückpendeln des stabilisierten aufrechten Oberkörpers unter Beibehaltung der Armspannung (Haltungsschulung/Gleichgewichtsschulung). Die Übung lässt sich steigern, wenn der Patient in der Vor- und Rückhalte längere Zeit verharrt (Abb. 4.**22a–c**). In der Rückhalte werden die Bauchmuskeln gekräftigt, in der Vorhalte die Rückenmuskeln, die Beine stützen in der für das Bücken notwendigen Weise.

Koppelung von Atmung und Bewegung: Einatmen in der Ausgangsstellung/Mittelposition (b), Ausatmen in der Rückhalte (c), Einatmen in der Ausgangsstellung/Mittelposition, Ausatmen in der Vorhalte (a), usw.

Variationen: zusätzliche Gewichte, z. B. Babyhanteln, Üben mit dem Flexaband.

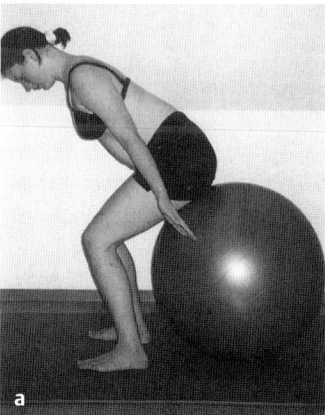
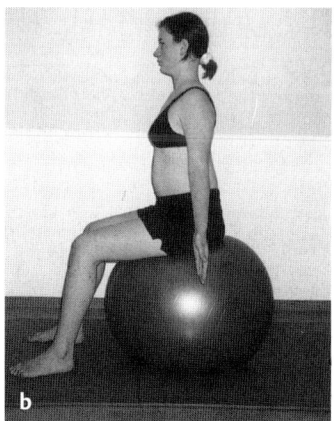
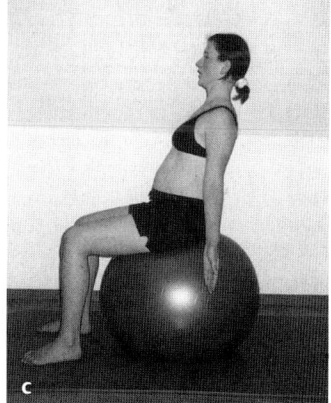

Abb. 4.**22 a–c**   Bewegungsablauf: Rumpf-Pendeln einer 16 Jahre alten CF-Patientin im Sitz auf dem Pezziball

Erhalten und Verbessern der Ausdauerleistung entsprechend der kardiopulmonalen Belastbarkeit und Hinführen zum Sport

→ siehe Kap. 5

Fördern der Entspannungsfähigkeit und allgemeinen Stressbewältigung

Jugendliche und Erwachsene finden mit der Zeit die Entspannungstechnik ihrer Wahl. Der Therapeut kann zum Besuch z. B. spezieller Volkshochschulkurse motivieren. Damit der Patient sich selbst und die anderen Kursteilnehmer durch das Abhusten nicht stört, ist eine intensive Sekretelimination *vor* jedem Kursbeginn sinnvoll.

Angenehme Massagegriffe, begleitende Entspannungsmusik oder Abhebeproben nach Schaarschuch/Haase versetzen auch Patienten ohne große Wahrnehmungserfahrung in einen gelösten Zustand. Gerade erwachsene Patienten, die durch Beruf und Familie oft abgehetzt zur Therapie kommen, profitieren von der einleitenden Entspannungsbehandlung. Eine angenehme Atmosphäre mit hellen, warmen Farben (Vorhänge, Stoffblumen, Bilder) in den Therapieräumen verstärkt den Entspannungseffekt.

Von der Hilfestellung zur allgemeinen Stressbewältigung profitieren besonders die durch Beruf, Familie und Therapie stark belasteten erwachsenen Patienten (s. Kapitel 3).

Anleiten der Partner zu entsprechenden Therapiemaßnahmen/Hilfe zur Selbsthilfe

Statt der Eltern werden nun die Lebenspartner der Patienten verstärkt in die Therapie eingebunden. Das Vertrauensverhältnis in diesen neuen „Co-Therapeuten" muss langsam wachsen. Mit angenehmen Packegriffen, Hautrollungen und Ausstreichungen im Sinne einer Partnermassage lässt sich der erste Therapie-Kontakt herstellen. Fühlt sich der Partner sicher in der Ausführung der manuellen Griffe, kann die Koppelung an die Atmung erfolgen, z. B. durch Wegatmen einer Hautfalte oder Ausstreichen während einer vertieften Ausatmung. Über das Kontaktatmen in alle Richtungen kann das Erlernen der Vibrationen eingeleitet werden.

Auch wenn sich der Gesundheitszustand des erwachsenen Patienten verschlechtert, er mehr und mehr auf die Hilfe einer Betreuungsperson angewiesen ist und die Therapie wieder verstärkt mit passiven Techniken durchgeführt werden muss, sollte der Physiotherapeut alle Möglichkeiten (Selbsthilfetechniken) ausschöpfen, damit der Patient so unabhängig wie möglich bleibt.

Fallbeispiel Anna

Anamnese: Anna ist 17 Jahre alt und wird seit ihrem 8. Lebensmonat wöchentlich physiotherapeutisch betreut. Seit 4 Jahren wird sie von einer mobilen Physiotherapeutin regelmäßig 1 Mal pro Woche behandelt. Anna besucht das Gymnasium und ist eine mittelmäßige Schülerin. Ihre 3 älteren Brüder (20, 22 und 23 Jahre alt) leben auch noch bei den Eltern. Sie studieren und sind sehr sportlich.

In ihrer Freizeit spielt Anna Gitarre, sie besucht wöchentlich den Gitarrenunterricht. Die Mutter fing vor 2 Jahren wieder an, halbtags zu arbeiten. Seit dieser Zeit macht Anna ihre tägliche Therapie alleine:

– Morgens vor der Schule: 35 Min. Inhalation in Kombination mit der AD
– Abends: 35 Min. Inhalation in Kombination mit dem VRP1
– 15 Min. Thoraxmobilisation
– 10 Min. Trampolinspringen oder Treppensteigen
– Zusätzlich geht Anna manchmal mit ihren Brüdern zum Tennisspielen.

In Infektzeiten wird das Programm am Morgen auf 1 Stunde erweitert, nach der Schule folgt eine zusätzliche Inhalation.

Diagnose:
– CF, DF 508 homozygot
– Bronchialinfektionen durch Staphylococcus aureus, sporadisch auch mit Pseudomonas aeruginosa
– Z. n. Appendektomie, Z. n. Kiefernhöhlenrevision

Ärztliche Befunde:
Rachenabstrich: reichlich Staphylococcus aureus, wenig Aspergillus und Candida, wenig Pseudomonas, Spirometrie: FVC 108 %, FEV1 112 %, unauffällige Flussvolumenkurve.

Medikamente: morgens und abends 15 Min. Inhalation mit 80 mg Gernebcin (Langzeitinhalation), morgens und abends 20 Min. Inhalation mit 3ml Amilorid, 25 Kapseln Kreon pro Tag, Vitamin E und Fluimucilbrausetabletten 2 Mal täglich.

Therapiegeräte: Bis auf das PARI-PEP-System sind alle Geräte und Hilfsmittel vorhanden und in einem guten Funktionszustand.

Zusammenfassung der wichtigsten physiotherapeutischen Untersuchungsergebnisse

– Untrainierter/mäßiger Trainingszustand im Bereich der Ausdauerleistung bei zur Zeit altersentsprechender Lungenfunktion,
– eingeschränkte kostoabdominale Atembewegungen nach ventral und lateral (+), bei Belastung (++),
– Tonuserhöhungen im gesamten Thoraxbereich besonders im epigastrischen Winkel (++),
– protrahierte Schultergelenke beidseits (++),
– Muskelverkürzungen vor allem der unteren Extremität (++), der Bauchmuskulatur (+), des M. trapezius beidseitig (++) und des M. pectoralis links (+), rechts (++),
– verminderte Kraft der Gluteal- und Ischiokruralmuskulatur (MW jeweils 3-4), der Mm. rhomboidei (beidseitig MW 3),
– eingeschränkte Rotation der BWS li. + re. (+),
– abgeflachtes Quergewölbe rechts (+), links (++),
– mangelhafte Einsicht, ihren Therapieplan um ein effektives Ausdauertraining zu erweitern.

Funktionelles Problem/Psychosoziale Situation
Eine adäquate körperliche **Ausdauerbelastung** (z. B. 30 Min. Jogging) ist für Anna zur Zeit nicht durchführbar. Das Stepptraining in einem Fitnessclub, das Anna gerne zusammen mit einer neuen Freundin besuchen möchte, kann sie aufgrund des momentanen Trainingszustandes und der bestehenden Erkrankung nicht durchführen.

In den infektfreien Intervallen ist die **Sekretmobilisation** teilweise sehr schwierig und dauert lange. Es kommt deshalb häufig zu einer unzureichenden Sekretmobilisation vor allem in den kleineren Atemwegen. Das führt zu Auseinandersetzungen mit der Mutter, die die drohende Problematik kennt. In der wöchentlichen Behandlung der Physiotherapeutin können nach einer intensiven AD feste dunkelgrüne Sekretmengen eli-

miniert werden. Die Mutter sieht sich in ihrem Vorwurf bestätigt. Anna fühlt sich beobachtet, überbehütet, eingeengt und verweist auf gute Werte der Lungenfunktionsuntersuchung.

Die kostoabdominalen **Atembewegungen** sind eingeschränkt.

Annas **Gewohnheitshaltung** kann bis auf den Spreizfuß auf der linken Seite aktiv korrigiert werden. Die mangelnde Muskelkraft begrenzt aber die Zeit, in der die korrigierte Haltung eingenommen werden kann. Es muss mit einer deutlichen Verschlechterung des bestehenden Befunds und Schmerzen, die aus den Belastungen resultieren, gerechnet werden, wenn sie nicht ausreichend trainiert.

Hypothese
Untrainierter/mäßiger Trainingszustand: Bei einer **Ausdauerbelastung** von 10 Min. Trampolinspringen sind Einziehungen, der Einsatz der Atemhilfsmuskulatur, stakkatoartige Einatmung, Nasen-/Mundatmung und eine erhöhte Atemfrequenz von 28 Atemzügen pro Min. zu beobachten. Diese Befunde – trotz der guten Lungenfunktion – erklären sich aus dem mangelnden Trainingszustand und aus der CF-Erkrankung. Bronchioskopische Untersuchungen bei CF-Patienten mit altersentsprechenden normalen Lungenfunktionswerten zeigten teilweise erhebliche Sekretmengen in den kleineren Atemwegen. Fehlendes Abhusten von Sekret und eine gute Lungenfunktion dürfen nicht als fehlendes Sekret interpretiert werden. Die Pulsfrequenz von 152 entspricht einer Belastung im anaeroben Bereich. Dies deckt sich mit der subjektiven Bewertung der Patientin, die die Belastung mit 8 auf der VAS/Borgskala angibt. Die Pulsfrequenz geht in den ersten 5 Min. deutlich zurück, liegt aber noch über 100, ein Zeichen der Untrainiertheit. Anna könnte ihre Leistungsfähigkeit über ein Ausdauertraining verbessern.

Schwierige und zeitintensive Sekretmobilisation in den infektfreien Phasen: Das feste Sekret in den kleinen Atemwegen lässt sich nur durch eine intensiv ausgeführte AD oder evtl. im Verlauf eines intensiven Trainings mobilisieren. In der Behandlung können immer wieder dunkelgrüne, feste Sekretmengen eliminiert werden, obwohl Anna in den Tagen und Wochen davor weder beim Schulsport noch bei der täglichen Selbstbehandlung Sekret abhustete. Das zeigt, dass es besonders bei „scheinbar guten Patienten" auf eine ausreichend lange Physiotherapie und auf ein angepasstes Ausdauertraining ankommt.

Unterschiedliche Bewertung der „sekretfreien Phasen" von Anna, ihrer Mutter bzw. der Physiotherapeutin: Anna fühlt sich in ihrer körperlichen Aktivität subjektiv nicht eingeschränkt und erhält im Schulsport gute Zensuren. Da die Lungenfunktionswerte meist gut sind, im infektfreien Intervall selten Sekret mobilisiert werden kann und sie die tägliche Physiotherapie regelmäßig durchführt, sieht sich Anna als CF-Betroffene mit einer geringen Lungenbeteiligung. Sie ist nur schwer davon zu überzeugen, ihr tägliches Therapieprogramm qualitativ zu verbessern und den Sport zu intensivieren.

Reduzierte kostoabdominale, ventrale **Atembewegungen:** Gewebeverhaftungen im epigastrischen Winkel und an den lateralen Thoraxseiten sowie Bauchmuskelverkürzungen verhindern optimale Atembewegungen. Dieses Defizit macht sich vor allem bei Belastung und bei der AD bemerkbar. Anna hat seit ihrer Kindheit eine Abneigung gegen das Lösen der Verhaftungen in der Haut und im Bindegewebe. Hautrollungen, Packegriffe und Ausstreichungen sind ihr generell unangenehm. Eine reflektorische Behandlung lehnt sie ab. Ihre passive Gewohnheitshaltung etabliert den Befund. Eine zusätzliche Massagetherapie lässt ihr voller Terminkalender nicht zu.

Haltungsschwäche: Anna führt ihre tägliche Inhalation/Sekretmobilisation (1 Stunde und 10 Min.), die Thoraxmobilisation (15 Min.) und die Verbesserung der Ausdauerleistung (10 Min.) regelmäßig durch. Das reicht für eine Verbesserung der Haltung allerdings nicht aus.

Soziale Auswirkungen: Annas Kontakt zu ihren sportlichen Brüdern und zu einer neuen Freundin, die ein Stepptraining im Fitnessclub macht, scheitert an ihrem untrainierten Zustand. Ein verbesserter Trainingszustand könnte Anna in die aktive, sportliche Freizeitgestaltung ihrer Brüder und der neuen Freundin einbinden.

Behandlungsziele
- *Nahziel:* Effektivere Gestaltung der Sekret- und Thoraxmobilisation (zeitlich und inhaltlich), des Ausdauer- und Krafttrainings. Annas täglicher Therapieaufwand soll zeitlich nicht wesentlich zunehmen.

- *Fernziel:* Hinführen zum Sport und dadurch Erhalt und Stabilisierung der guten Lungenfunktionswerte. Ein guter Trainingszustand bietet Anna eine gewisse Schutzfunktion gegenüber den negativen Auswirkungen zukünftiger Infekt- bzw. Krisenzeiten. Das gemeinsame Training mit Freunden verbessert Annas soziale Integration und den Austausch mit Gleichaltrigen.

Behandlungsplan
1. Schritt:
- Zusammenstellen einer effektiven Kombinationstherapie. Die täglichen Inhalationen werden mit einem Teil der Thoraxmobilisation, der Muskeldehnung (z. B. Mond) und/oder dem Einsatz eines Ausatemgerätes verbunden (s. Abb. 3.**16**, S. 60). Die eingesparte Zeit kann für andere Therapieeinheiten oder für die Freizeit genutzt werden.
- Erweitern und Automatisieren der bisher erlernten therapeutischen Entspannungstechniken, insbesondere des Autogenen Trainings.
- Verknüpfen der AD mit einer individuell zugeschnitten Entspannungsmethode, um die Entspannungsfähigkeit und Konzentrationsfähigkeit während der Ausführung der AD zu verbessern. Annas guter pulmonaler Zustand erlaubt es, die tägliche Inhalation und AD als Schulung des Atems zwischen geistig-seelischem und körperlichem Geschehen einzusetzen. Mit diesem ganzheitlichen Ansatz der Atemtherapie erhält sie eine Methode zur allgemeinen Regeneration und zum Stressabbau.

2. Schritt:
- Intensivieren des häuslichen Ausdauertrainings auf dem Minitrampolin oder beim Treppenlaufen (Intervalltraining, Pulskontrolle, s. Kapitel 5).
- Erstellen eines individuellen Trainingsplans für das Kraft- und Ausdauertraining an den entsprechenden Geräten im Fitnessclub, in dem Anna nach Verbesserung ihres Trainingszustandes mit ihrer Freundin auch das Stepptraining besuchen möchte.
- Hinführen zum Sport, Anna soll verschiedene Sportarten ausprobieren. Sie muss Freude an der Bewegung haben, sonst fehlt ihr die Motivation. Anna zeigt Interesse an einem Tanzkurs und möchte gerne Schlittschuh laufen. Diese Kurse sollten die Eltern ihr ermöglichen.

Literatur (Kapitel 3 und 4)

App EM, Wunderlich MO, Lohse P, King M, Matthys H. Oszillierende Physiotherapie bei Bronchialerkrankungen – rheologischer und antientzündlicher Effekt. Pneumologie 1999; 53: 348-359.

Arbeitskreis Physiotherapie des Mukoviszidose e. V. Physiotherapie bei Mukoviszidose. Leitfaden der krankengymnastischen Techniken für Patienten, Eltern, Krankengymnasten und Ärzte. 3. Auflage. Bonn: Mukoviszidose e. V., 1997.

Bänsch, S., Atemtechniken. In: Hüter-Becker A, Schewe H, Heipertz W, Hrsg. Lehrbuchreihe Physiotherapie: Biomechanik, Arbeitsmedizin, Ergonomie, Bd. 4. Stuttgart: Thieme; 1996.

Borst MW, Göhring H. Erkrankungen der Atemwege und der Lungen. Hüter-Becker A, Schewe H, Heipertz W (Hrsg). Lehrbuchreihe Physiotherapie: Innere Medizin, Band 10. Stuttgart: Thieme Verlag, 1997.

Brüne L. Reflektorische Atemtherapie. 3. Auflage. Stuttgart: Thieme Verlag, 1994.

Burns Y, MacDonald J. Arbeitsfeld Pädiatrie. Physiotherapie mit Kindern und Jugendlichen. Stuttgart: Thieme Verlag, 1999.

Carriere B. Frage- und Untersuchungsbogen – ein Werkzeug, um Behandlungen effektiv zu planen. Zeitschrift für Physiotherapie 2001; 4: 633.

Cegla, U. H., „RC-Cornet" Vortrag, Journeis Internationales en Kinesitherapie Respiratoire d'Experts Internationaux, Lyon, 16. et 17 Novembre, Kongessband 2000 S. 187.

Cegla U. H., Bautz M, Fröde G, Werner T. Physiotherapie bei Patienten mit COAD und tracheobronchialer Instabilität – Vergleich zweier oszillierender PEP-Systeme (RC-Cornet, und VRP1 Desitin. Pneumologie 1997; 51: 129.

Cegla U. H., Physiotherapie mit oszillierenden PEP-Systemen (RC-Cornet, VRP) bei COPD. Pneumologie 2000, 54. 440.

Dautzenroth A, Maurer A, Saemann H. Physiotherapie bei Atemwegserkrankungen. Hüter-Becker A, Schewe H, Heipertz W (Hrsg). Lehrbuchreihe Physiotherapie: Pädiatrie, Band 12. Stuttgart: Thieme Verlag, 1996.

Dockter G., Lindemann H. (Hrsg.). Mukoviszidose. 3. Auflage. Stuttgart: Thieme, 2000.

Edel H, Knauth K. Atemtherapie. 5. Auflage. Berlin: Ullstein Mosby Verlag, 1993.

Ehrenberg H, Giebel O, Martin E, Schmidt M, Siegfried W, Spazier D. Atemtherapie in der Physiotherapie/Krankengymnastik. 2. Auflage. München: Pflaum Verlag, 2001.

Friebel V, Knyphausen S. Geschichten die Kinder entspannen lassen. 5. Auflage, Südwest Verlag, 1999.

Haase H, Ehrenberg H, Schweizer M. Lösungstherapie in der Krankengymnastik. München: Pflaum Verlag, 1985.

Kaufmann-Huber G. Kinder brauchen Rituale – Ein Leitfaden für Eltern und Erziehende Freiburg: Herder Verlag, 1995.

Kieselmann, R. Atemphysiotherapie unter Einfuß von Oszillationen mit verschiedenen Frequenzen. CF-Report, 8. Ausgabe. Hoffmann La Roche, 2001.

Kirchner P. Physiotherapeutische Techniken in der Atemtherapie. Hüter-Becker A, Schewe H, Heipertz W (Hrsg.). Lehrbuchreihe Physiotherapie: Untersuchungs- und Behandlungstechniken, Band 4. Stuttgart: Thieme Verlag, 1996.

Kirchner P. Wie kann das Therapieziel „Verbessern von Ventilation, Atemmuskelkraft und Pleurablattbeweglichkeit" erreicht werden? Zeitschrift für Physiotherapie 2000; 12: 2075.

Kirchner P., Stoß J. Verbessern der Thoraxbeweglichkeit und Senken von Gewebswiderständen bei Patienten mit Atemwegs- und Lungenerkrankungen. Zeitschrift für Physiotherapie 2001; 7: 1184.

Larsen C. Spiraldynamik: Dreidimensionale Atemtherapie. Zeitschrift für Physiotherapie 2001; 7: 1163.

Lindemann, H. Mukoviszidose. Stuttgart: Thieme Verlag, 2000.

Lindemann, H. Zum Stellenwert der Physiotherapie mit dem VRP1-Desitin („Flutter") Pneumologie 1992, 46, 626-630

Lindemann, H. Inhalationsbehandlung. Gießen, 1996.

Lindemann H. Hustenmechanismus. Vortrag/Schriftliches Protokoll vom 15.05 1993 auf der Fortbildungstagung des Arbeitskreises Physiotherapie des Mukoviszidose Bundesverbandes in Stuttgart.

Montessori M. Wie Kinder zu Konzentration und Stille finden. Freiburg: Herder Verlag, 1998.

Payne RA. Entspannungstechniken. Stuttgart: Gustav Fischer Verlag, 1998.

Rauch E. Auto-Suggestion und Heilung. Mannheim: PAL, 1986.

Saemann H, Bremer W. Mein Inhaltor und ich – ein Ratgeber für Eltern und Erwachsene mit CF. 3. Auflage. Achim: CF- Selbsthilfe Bundesverband e. V., 1997.

Thomas D. Praxis des Autogenen Trainings/Selbsthypnose nach I. H. Schultz. Stuttgart: Thieme Verlag, 1967.

Worth H, Meyer A. Empfehlungen der deutschen Atemwegsliga zum Sport und körperlichen Training bei Patienten mit obstruktiven Atemwegserkrankungen. Zeitschrift für Physiotherapie 2000; 12: 2030.

Desitin Arzneimittel VRP1 Desitin Physiotherapiegerät in der Pneumologie Hamburg: Desitin Arzneimittel GMBH, 1992.

5 Patienten mit besonderen Befunden und in besonderen Situationen

In diesem Kapitel stellen wir Ihnen *schwerkranke Patienten* vor, aber auch die *Sporttherapie* für CF-Patienten, die Bedeutung des Sports und der Bewegungstherapie für die Rehabilitation, Sporttherapie vor und nach Lungentransplantationen und Patienten, die von *mobilen Physiotherapeuten* betreut werden.

5.1 Schwerkranke CF-Patienten

A. Dautzenroth

Beim Schwerkranken liegt eine durch chronische Entzündungen hervorgerufene Schädigung des Lungengewebes vor.
- Große Lungenteile sind zerstört,
- die Atemwege sind durch große Mengen zähen Sekretes verlegt oder stark eingeengt,
- alle Zeichen einer *schweren Obstruktion* liegen vor,
- das Röntgenbild zeigt die typischen Veränderungen : dichte Abschattungen, starke Überblähung, Bronchiektasen.
- *Schwere Restriktion* durch Fassthorax mit ausgeprägter Kyphose (Folge der Überblähung mit Horizontalstellung des Zwerchfells) und durch fibrotische Veränderungen des Lungengewebes.
- Deutlich verringerte Vitalkapazität.
- Veränderte Fluss-Volumen-Kurve mit niedrigem Flow bei der Ausatmung und Kollabieren der Atemwege.
- Hyperreagibles Bronchialsystem mit Einengung der Atemwege und erschwerter Ausatmung.
- Trommelschlegelfinger und Uhrglasnägel als Zeichen des chronischen Sauerstoffmangels. Eine dauerhafte O_2-Gabe ist notwendig.

- Ateminsuffizienz mit Dyspnoe in Ruhe, zunehmend bei Belastung, der Patient ist in seinen Aktivitäten stark einschränkt.
- Starker Gewichtsverlust durch den hohen Energiebedarf bei erhöhter Atemarbeit und mangelhafter Verdauung.
- Plötzliche Verschlechterungen durch akute Infektionen und Fieberschübe.
- Medikamente können Keime nur noch reduzieren, nicht mehr eliminieren.
- Die Abstände zwischen den Klinikaufenthalten werden immer kürzer.

Die pulmonalen Probleme erfordern neben der umfangreichen medikamentösen Therapie eine besonders intensive Physiotherapie. Die Patienten erleben den positiven Behandlungseffekt, kommen regelmäßig zur nun fast täglichen Behandlung. Passive Techniken stehen jetzt im Vordergrund. Die Selbsthilfetechniken werden vom Therapeuten überprüft und dem Zustand angepasst.

5.1.1 Behandlungsgesichtspunkte

- Angst mindern bei Atemnot
- Hilfe bei erschwerter Ein- und Ausatmung in Ruhe und bei Belastung
- Sekretmobilisation und -elimination aus den Bronchien
- Herabsetzen von erhöhten Gewebswiderständen
- Erhalten und Verbessern der Thoraxmobilität
- Erhalten und Verbessern der Ausdauerleistung entsprechend der kardiopulmonalen Belastbarkeit
- Anleiten der Partner, Eltern oder des Pflegepersonals zur Begleitung der Therapie und Selbsthilfetechniken sowie zum richtigen Einsatz der Therapiegeräte.

■ Angst mindern bei Atemnot

In vielen Fällen kennen sich Patient und Physio-therapeut seit Jahren. Die Vertrautheit und die Ruhe und Sicherheit, die der erfahrene Therapeut ausstrahlt, beruhigen den Patienten.

Entspannend wirken Streichungen mit der fla-chen Hand über den Rücken oder das Lenken der Konzentration auf die Atembewegungen. Der Patient entscheidet, was ihm gut tut. Eingeübte Entspannungstechniken (Relaxation nach Jakob-sen, Autogenes Training) und z. B. Wärmeapplika-tionen kommen jetzt zur Anwendung. Zu Hause können Musik und die Anwesenheit lieber Men-schen die Angst mindern, in der Klinik kann es die Nähe zum Schwesternzimmer sein. Schwer-kranke fühlen sich manchmal gerade „mitten im Geschehen" wohl.

■ Hilfe bei erschwerter Ein- und Ausatmung in Ruhe und bei Belastung

Wichtig ist das Finden der richtigen *atemerleich-ternden Stellung*, z. B. der Sitz mit abgelegten Armen (Paschasitz Abb. 5.**1**) oder mit nach vorn abgelegten Armen oder die modifizierte Hänge-bauchlage mit leicht erhöhtem Oberkörper.

Die horizontale und besonders die Kopftieflage werden nur kurzfristig oder gar nicht toleriert. Aber selbst wenn die Kopftieflage nur ganz kurz eingenommen werden kann, hat sie eine positive Wirkung.

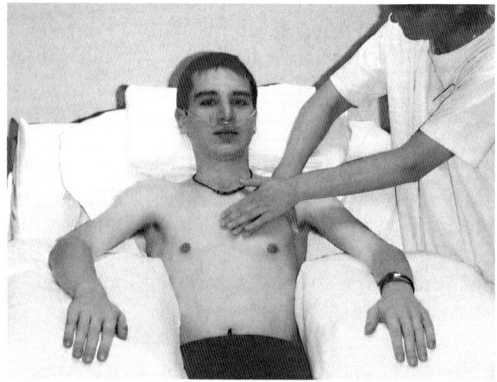

Abb. 5.**1** Lagerung (Paschasitz) mit Kontaktatmung bei einem Schwerkranken

Blubbern/Blow-Bottle

Das Gefäß sollte evtl. mit einem Deckel mit ent-sprechender Öffnung für den Schlauch versehen sein, damit das Gesicht und die Umgebung nicht nassgespritzt werden. Vor allem im Klinikbereich müssen diese Maßnahmen getroffen werden. Hier sollte auch nur abgekochtes Wasser benutzt wer-den. Der Schlauch muss lang genug sein, so dass im aufrechten Sitz oder evtl. im Liegen geblubbert werden kann. Da PVC-Schläuche Weichmacher enthalten (Gartenschläuche), sollten glatte Sili-konschläuche verwendet werden (s. Hilfsmittel-liste). Kindern macht das Blubbern mit Seifen-lauge mehr Spaß. Messungen haben ergeben, dass im Schnitt ein Druck von 10 cm Wassersäule vom Patienten aufgebracht werden muss, wenn er über den Schlauch in ein Wassergefäß ausatmet. Über die Größe des Innendurchmessers (ca. 0,7–2 cm) des Schlauches lässt sich der Wider-stand etwas variieren. Durch den leichten Aus-atemwiderstand werden die instabilen Atemwege länger offen gehalten und der Patient kann länger ausatmen. Das Wasserblubbern lässt sich beson-ders gut einsetzen, wenn die Widerstände des VRP1 oder des RC-Cornet zu stark sind für den Pa-tienten.

Das *Ausatmen durch einen Schlauch* (Innen-durchmesser ca. 0,7–2 cm) gegen Wasserwider-stand erleichtert und verlängert die erschwerte Ausatmung und wird als sehr angenehm empfun-den.

> **!** Merke: Der Ausatemwiderstand muss immer an den momentanen pulmonalen Zustand angepasst werden. Ein zu gerin-ger Widerstand hat keine oder nur mini-male Wirkung, z. B. in Bezug auf den Schleimtransport. Ein zu hoher Wider-stand hat durch den hohen intrathoraka-len Druck eine Belastung aller Organe in-nerhalb des Brustkorbes zur Folge.

Das *PEP-System mit geringem Widerstand* (4–4,5) kann zur Erleichterung eingesetzt werden (Effekt der Lippenbremse). Der Patient atmet mit der kurzen oder langen Lippenbremse aus.

Sekretmobilisation und -elimination aus den Bronchien

Die *Autogene Drainage* muss abgewandelt werden.
– Die Atempause wird verkürzt oder entfällt,
– die passive Ausatmung ist verkürzt,
– die Ausatmung wird nicht passiv/aktiv, sondern nur noch aktiv mit Einsatz der Lippenbremse durchgeführt,
– passives Unterstützen der Atembewegung.

Die *Atemtechnik bei der Inhalation* wird entsprechend der AD abgewandelt oder mit dem PEP-System kombiniert. Die Patienten inhalieren vermehrt. Sie benötigen viele Medikamente. Inhalieren in einer Inspirationsstellung (Schraube) kann effektiv sein. Vorangegangene Mobilisationsübungen wirken unterstützend.

Die *Kontaktatmung* und die *Vibrationen* werden bevorzugt in Kopfhochlage in Rückenlage und Seitenlage angewandt.

Therapeutische Körperstellungen (Schraube, Mond, Rutschhalte) können auch im Bett und wenn nötig in Kopfhochlage für kurze Zeit ausgeführt werden.

Das *PEP-System* wird häufig als zu anstrengend empfunden. Die lange aktive Ausatmung gegen Widerstand erfordert einen hohen Kraftaufwand. Der Widerstand sollte so gering wie möglich sein. Die verlängerte Ausatmung soll die Sekretmobilisation unterstützen.

Die Kriterien für den *Einsatz des VRP1* sind die gleichen wie beim PEP-System. Der VRP1 kommt eventuell vermehrt beim Abhusten zum Einsatz. Manche Patienten bevorzugen das Abhusten mit vorgehaltener PEP-Maske.

Der *Heuler*, eine kleine Pfeife mit einer vibrierenden Kugel, hat einen nur leichten Widerstand und kann bei einigen Patienten sehr gut Sekret mobilisieren. Der geringe Ausatemwiderstand verlängert die Ausatemzeit, das geringe Gewicht ist für die Patienten angenehm.

Alle sekretmobilisierenden Techniken sind kraftraubend, der Patient benötigt häufige und längere Pausen. Anstrengendes Abhusten unterstützt der Therapeut durch Fixation und Kompression des Brustkorbs (Abb. 5.**2**).

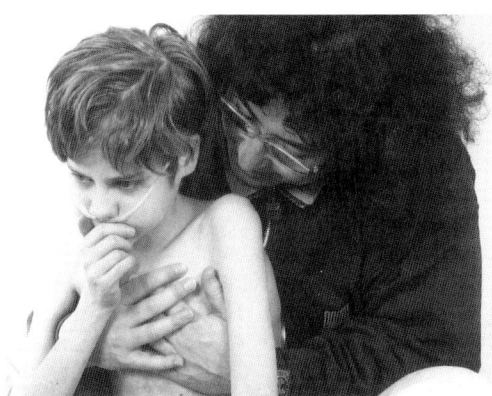

Abb. 5.**2** Abhusten mit Unterstützung

Herabsetzen erhöhter Gewebswiderstände

Alle passiven Techniken sind möglich. Besonders gute Erfahrungen wurden von Therapeuten und Patienten neben Packegriffen, Ausstreichungen und Hautrollungen auch mit der Reflektorischen Atemtherapie gemacht (Abb. 5.**3**). Regelmäßige Anwendung von manuellen Griffen und Atemreizgriffen reduzieren Haut- und Muskelverspannungen, wenn sich der schwerkranke Patient immer wieder erneut verspannt. Vor der Behandlung aufgelegte warme Kompressen z. B. auf den Thorax oder den Bauch unterstützen den Effekt der Therapie.

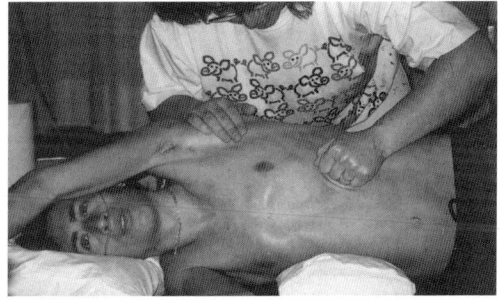

Abb. 5.**3** Reflektorische Atemtherapie: Reizgriff am seitlichen Thorax

▰ Erhalten und Verbessern der Thoraxmobilität

Folgende Techniken sind möglich:
- vertiefte Atemzüge mit manueller Unterstützung,
- Körperstellungen,
- Dehnzüge von den Armen und Beinen,
- Dehnen der seitlichen und ventralen Thoraxwand über der Rolle,
- wenig anstrengende Pezziballübungen im Sitz

Bei Verdacht auf Osteoporose muss die Thoraxmobilisationsbehandlung so sanft und schonend wie möglich sein.

▰ Erhalten und Verbessern der Ausdauerleistung

Entsprechend der kardiopulmonalen Belastbarkeit eignen sich:
- kurze Gehstrecken mit Pausen,
- Treppensteigen,
- Spaziergang, große Strecken werden evt. mit dem Rollstuhl bewältigt,
- Pezziballübungen im Sitz,
- Radfahren auf dem Hometrainer.

Beim Radfahren sollte der Lenker sehr hoch eingestellt werden. Kopf und Arme können sogar in atemerleichternder Stellung auf einem Kissen auf dem Lenker abgelegt werden.

▰ Anleiten der Eltern, Partner oder des Pflegepersonals

Eltern, Partner und das Pflegepersonal werden in der Begleitung der entsprechenden Therapiemaßnahmen, in der Hilfe zur Selbsthilfe sowie zum richtigen Einsatz der entsprechenden Therapiegeräte angeleitet. Der CF-Patient benötigt in zunehmendem Maße die Hilfe einer zweiten Person.

5.1.2 Psychosoziale Situation des Patienten und der Familie

Die Familie des schwerkranken Patienten befindet sich in einer sehr schwierigen Situation. Das Familienleben ist von der Befindlichkeit des Patienten beherrscht. Es bestehen Verlustängste um das Kind (oder den Partner). Früher haben das CF-Team und die Familie den schwerkranken Patienten bis zu seinem Tod begleitet. Heute hoffen die meisten Patienten, durch eine Lungentransplantation länger und danach besser leben zu können. Die Hoffnung auf die Transplantation bringt aber neue Probleme mit sich, z.B. wird der Patient bis zur erhofften Transplantation beatmet oder es findet keine Sterbebegleitung statt, weil bis zuletzt auf ein Organ gehofft wird.

5.1.3 Besonderheiten und Komplikationen

Die Grenzwerte für die Sauerstoffsättigung legt der Arzt fest. Während der Therapie sollte die Sättigung nicht über längere Zeit unter 90% liegen. In Absprache mit dem Arzt kann die Sauerstoffzufuhr während der Behandlung erhöht werden. Regelmäßige Pulsoximetermessungen sind zur Kontrolle bei der Therapie unabdingbar.

Blutbeimengungen im Sputum können vermehrt auftreten. Findet sich frisches Blut im Sputum, soll der Patient entspannen und eine Zeitlang nicht husten. Bei größeren Blutmengen muss der Arzt informiert werden.

▰ Pneumothorax

Ein Pneumothorax kann jederzeit auftreten (Häufigkeit von 8–23% bei älteren Patienten mit einer Rezidivwahrscheinlichkeit von 50–70%, Götz u. Steinkamp 1999).

Mögliche Hinweise auf einen Pneumothorax sind ein akuter stechender Schmerz im Thoraxbereich, atemabhängige Schmerzen, akute Verschlechterung. Der Arzt muss sofort informiert werden.

Ärztliche Therapie: Bettruhe, Sauerstoffapplikation, evtl. Pleurapunktion oder Bülaudrainage.

Physiotherapie:
- Behandlung im Bett,
- Unterstützen des schonenden Abhustens,
- passive Techniken,
- Kontaktatmung,
- Ausstreichungen auch auf der betroffenen Seite unter Aussparung des betroffenen Gebietes,

– nach Entfernen der Drainage langsame Wiederaufnahme der vorherigen Therapie.

▨ Beatmung

– *Maskenbeatmung:* s. Kapitel 5.4
– *Kontrollierte mechanische Beatmung (CMV):* Verschlechtert sich der Zustand eines Patienten, der auf der Transplantationsliste steht, dramatisch, muss er zur Überbrückung beatmet werden. Die Physiotherapie wird 1- bis 2-mal täglich mit folgenden Zielen auf der Intensivstation durchgeführt:
– Vermeiden von Druckstellen
– Vermeiden von Kontrakturen
– Mobilisation und Elimination des Sekretes aus den Bronchien
– Verbessern der Ventilation und Perfusion
– Erhalten der Thoraxmobilität

▨ Hilfsmittelversorgung

Ein *Sauerstoffkonzentrator* und ein *portables Sauerstoffgerät* ermöglichen zu Hause und unterwegs eine ausreichende Versorgung mit Sauerstoff. Gemeinsam mit dem Therapeuten sollten vor der Anschaffung die Anforderung an das Gerät, die häuslichen Gegebenheiten und die Wünsche des Patienten besprochen werden.

Auch die Sauerstoffbrille muss individuell ausgesucht werden. Zur Kontrolle der Sättigung benötigt der Patient ein eigenes kleines *Pulsoximeter.*

Bei der *Rollstuhlversorgung* muss wegen der Dystrophie des Gesäßes des Patienten ein Spezialsitzkissen mit bestellt werden. Der Rollstuhl muss leicht faltbar und nicht zu schwer sein, er wird oft im Auto transportiert.

Spezielle Lagerungskissen und eine optimale Matratze ermöglichen dem Patienten einen angenehmeren, entspannenden Schlaf.

5.1.4   Fallbeispiel: Physiotherapeutische Untersuchung und Therapie des schwerkranken Andreas

▨ Physiotherapeutischer Kurzbefund

(Anmerkung: Wegen des nicht guten Zustandes des Patienten wurden einzelne Untersuchungsgänge weggelassen.)

▨ Fallbeispiel Andreas ▨▨▨

Subjektive Beschwerden: Es ist November. Andreas geht es mal wieder nicht besonders gut. Er wurde stationär aufgenommen. Er klagt über dauernde Dyspnoe, viel Sekret und einen starken Reizhusten. Er kann nur Sitzen oder in Kopfhochlage liegen. Die Nächte sind für ihn unruhig, anstrengend und in der Regel schläft er erst am frühen Morgen richtig ein. Er hat Temperatur (morgens 38,9°C), fühlt sich permanent müde und schlapp und nimmt zur Zeit auch tagsüber 1–1,5 Liter Sauerstoff.

Allgemeinbefund: Andreas lächelt verhalten, als er seine Therapeutin sieht. Sein Gesichtsausdruck zeigt Anspannung und Erschöpfung. Das Gesicht ist blass. Er ist deutlich untergewichtig. Arme und Beine sind dystroph. Seine Hände sind kalt, besonders die Fingerkuppen, und leicht feucht. Die Nagelbettfarbe ist livide.

Atemform/Atemmuster: Der Atemweg ist Nase/ Mund. In Ruhe beträgt die Atemfrequenz 30–40 Atemzüge pro Minute. Der Atemrhythmus zeigt eine verlängerte Ausatmung (Lippenbremse), ab und zu ein Seufzer, keine endexspiratorische Atempause. Die Atemtiefe ist gering. Der Atemzeitquotient wechselt zwischen 1 zu 2 und 1 zu 1.
Atembewegungen: In Rücken- und Kopfhochlage erfolgt die Hauptatembewegung nach kostosternal kranial und ventral. Die kostosternalen Atembewegungen nach lateral sind gering, der untere Rippenrand wird dabei nach innen gezogen. Die abdominale Atembewegung geht vorwiegend nach ventral, wobei sich der obere Teil des Bauches bei der Einatmung nach innen bewegt. Die dorsale Bewegung ist mit den Händen zu tasten.
Einziehungen: Im Bereich der Fossa jugularis, supraklavikular beidseits, lateral vorwiegend im Bereich der unteren mittleren Rippen und der unteren Rippenränder (Zwerchfellthoraxwandantagonismus).

Nasenflügeln: dauerhaft weitgestellte Nasenflügel mit Erweiterung während der Einatmung. Einsatz aller Atemhilfsmuskeln während der Ein- und Ausatmung.

Akustische Beurteilung: Die Atemgeräusche sind ein Knistern bei der Einatmung, Giemen, Brummen und Rasseln bei der Ausatmung. Die Sprechdauer ist verkürzt und der Sprechrhythmus abgehackt. Die Stimme ist belegt, sie klingt heiser und leise.

Husten: Häufig auftretender mal mehr mal weniger effektiver Husten mit vielen Hustenstößen hintereinander. Zusätzlich auftretender Reizhusten vor allem nachts und bei Flachlage. Deshalb inhaliert Andreas häufiger und hält sich bei der Ausatmung immer wieder die locker gefaustete Hand vor den Mund oder setzt die Lippenbremse ein.

Sputum: Die Sekretmenge füllt mindestens 2 Nierenschalen pro Tag. Die Farbe ist dunkelgrün bis graubraun, ab und zu Blutbeimengungen. Die Konsistenz ist zäh und fest. Es ist übel riechend.

Sichtbefund: In diesem Zustand kann die Haltung nicht beurteilt werden. Typische Uhrglasnägel mit Trommelschlägelfingern analog dazu die Zehen. Fassthorax mit stark ausgeprägter Sitzkyphose. Die Therapeutin weiß, dass diese endgradig fixiert ist. *Haut- und Bindegewebe* sind im gesamten Thorax- und Bauchbereich fest.

Muskelverspannungen besonders im Bereich des Nackens, der Schultern, des Bauches und der Interkostalräume.

Dehnfähigkeit und Muskelverkürzungen: Beispielhaft sind der M. trapezius zu nennen (rechts ++, links +++), der M. pectoralis (rechts ++, links +++), die Bauchmuskeln (+++), der M. iliopsoas (bds. ++), der M. quadratus lumborum (bds. ++), der M. gastrocnemius (bds. ++).

Allgemeine Entspannungsfähigkeit: heute sehr schlecht.

Thoraxbeweglichkeit: Maße in cm, vom letzten stationären Aufenthalt (weil heute nicht messbar).

Allgemeine Bemerkungen/psychosoziale Situation: Andreas fühlt sich zur Zeit sehr schlecht. Er kann außer Fernsehen nichts mehr tun. Den ganzen

	maximale Einatmung	maximale Ausatmung	Differenz
Achsel	92,5	90,5	2
Sternumspitze	86	81	5
8 cm unter der Sternumspitze	74	72,5	1,5
Bauchnabel	75	70	5

Tag ist er mit dem Management seiner Krankheit beschäftigt. Vor dem Mittag ist er überhaupt nicht fit. Hunger hat er nicht. Er muss sich zu allem zwingen. Seine Familie, vor allem seine Mutter, kümmert sich wunderbar um ihn, aber manchmal nervt ihn diese Abhängigkeit sehr. Es kommt nur noch selten Besuch und seine Eltern gehen nicht mehr aus. Zu seinen Freunden hat er mittlerweile keinen Kontakt mehr.

Gesichtspunkte der heutigen Behandlung
– Angst mindern bei Atemnot
– Sekretmobilisation und Elimination aus den Bronchien
– Einsatz effektiver Hustentechniken
– Hilfen bei erschwerter Ein- und Ausatmung
– Herabsetzen erhöhter Gewebswiderstände
– Erhalten und Verbessern der Thoraxmobilität

Behandlung
Vor der Behandlung hat Andreas bereits **inhaliert (NaCl und Sultanol)** in Kombination mit dem **PEP-System von Pari mit einem dreier Widerstand.** Dabei hat er reichlich Sekret abgehustet (⅓ des Bodens der Nierenschale ist mit Sekret bedeckt) und sich danach ein wenig ausgeruht. Seine Sauerstoffsättigung liegt bei 91 %. Er sitzt bei hochgestelltem Kopfteil im Bett und wartet auf seine Therapeutin. Als diese erscheint, lächelt er angespannt und begrüßt sie mit einem Hallo. Sie streicht ihm zur Beruhigung ein paarmal über den Rücken und unterhält sich ein wenig mit ihm. Dabei fragt sie ihn auch, was er sich für heute wünscht hinsichtlich der Physiotherapie. Seine Antwort lautet: „Das Sekret muss raus und etwas zur Entspannung." Die Physiotherapeutin lagert Andreas zunächst bequem im Paschasitz (maximal hochgestelltes Kopfteil) mit einer dicken Knierolle

und beginnt dann mit der Anwendung von **heißen Tüchern**, die zunächst vorne auf den Brustkorb und dann auf den Bauch aufgelegt werden. Dabei führt sie gleichzeitig Packegriffe vorne am Thorax und dann am Bauch durch. Anschließend sind die behandelten Körperabschnitte leicht gerötet und leicht erwärmt. Danach wirkt Andreas bereits ein wenig entspannter. Es folgen Ausstreichungen unterhalb der Klavikula und interkostal von medial nach lateral über die gesamte vordere rechte Thoraxseite. Die Hautrötung verstärkt sich weiter, das Giemen bei der Ausatmung wird nun deutlich leiser. Die Therapeutin beginnt mit der Kontaktatmung (mit kräftigem Druck bei der Ausatmung, weil Andreas es so mag) für den vorderen oberen Brustkorbabschnitt rechts und fordert Andreas auf, langsam tief einzuatmen und sanft mit der **langen Lippenbremse** auszuatmen. Dabei ist das Wandern von Sekret bei gleichzeitigem Giemen am Ende der Ausatmung zu hören. Nach jeweils 4 Atemzügen wird eine Pause eingeschaltet, in der die Therapeutin erneut Ausstreichungen am selben Thoraxabschnitt durchführt. Von Atemzug zu Atemzug wandert das Sekret weiter nach oben. Nach mehreren Atemzügen muss Andreas husten. Dabei fordert die Therapeutin ihn auf in den VRP1 zu husten und es gelingt Andreas mit 2 Hustenstößen in das Gerät ein fünfmarkstückgroßes Sputum abzugeben. Während Andreas versucht sich nach dieser Anstrengung zu entspannen, macht die Therapeutin **Packegriffe auf der rechten vorderen Thoraxhälfte.** Die Atmung wird ruhiger, Andreas setzt von sich aus nun die **kurze Lippenbremse** ein und es ist dabei kein Giemen zu hören. Im Anschluss daran wird der linke vordere obere Thoraxabschnitt in gleicher Weise behandelt. Die Sekretabgabe erfolgt wieder mit 1–2 Hustenstößen durch den VRP1. Andreas begibt sich nach Aufforderung in die **Schraube** nach rechts mit beidseitig angebeugten Beinen bei 45 Grad Oberkörpererhöhung. Die Dehnung strengt ihn an, aber er hält 5 Atemzüge durch und kann dabei nach einer langsamen vertieften Einatmung und anschließenden hauchenden Aussatmung Sekret bewegen, ohne zu giemen und zu husten. Die Schraube führt er in derselben Weise noch zweimal durch. In der anschließenden Seitlage kann sich Andreas dann gut entspannen, während die Therapeutin **Packegriffe, interkostale Ausstreichungen und Hautrollungen an der gesamten rechten Thoraxhälfte** durchführt. Nach einem intensiven **Packegriff am M. quadratus lumborum**

folgt ein unbewusst tiefer Atemzug. Danach setzt sich Andreas von sich aus auf und hustet mit einem kräftigen Hustenstoß ein weiteres fünfmarkstückgroßes Sputum ab. Dabei hat er die locker gefaustete Hand vor den Mund gehalten. In der **Seitlage** bei jetzt flach gestelltem Kopfteil wird Andreas **über einer Handtuchrolle**, platziert ca. 10 cm unterhalb der Achselhöhle, vom Becken und Schulter aus **passiv** von der Therapeutin **gedehnt**. Er selbst hat den oben liegenden Arm in Elevation von ca. 120 Grad und das oben liegende Bein gestreckt. Der anfängliche Dehnungsschmerz im Bereich des M. quadratus lumborum lässt mit der Zeit nach und die Therapeutin kann während der Ausatmung mit Lippenbremse noch ein Stück weiter dehnen. Nach dreimaligem Dehnen mit zwischengeschalteter Pause, in der Andreas nur entspannt geatmet hat, kann er ein weiteres Mal ein Sputum (markstückgroß) nur mit einem Räuspern abgeben. Dieselbe Behandlungsreihenfolge mit denselben Techniken wird nun auch auf der linken Seite durchgeführt. Es folgen **3 x die Schraube nach links in Kopfhochlage** und anschließend die passive **Dehnung der linken Körperseite mit entsprechender Unterlagerung** wie rechts. Zwischenzeitlich hat Andreas noch mehrere Male Sputum abgehustet und dabei den VRP1 benutzt. Der Boden der Nierenschale ist bereits zu ⅔ mit Sputum bedeckt. Andreas würde jetzt gerne mit dem aktiven Teil der Therapie aufhören, aber es gelingt der Physiotherapeutin ihn noch dazu zu bewegen, sich für ein paar Atemzüge in die Rutschhalte zu begeben. Sie fordert ihn dabei auf, die Sternumspitze weiter in Richtung der Unterlage zu bringen, um die BWS-Kyphose so weit wie möglich auszugleichen. Den Kopf darf er ablegen, dafür gelingt es ihm über 6 Atemzüge durchzuhalten. Anschließend hustet er ein weiteres Sputum ab, das größer als ein Fünfmarkstück und dunkelbraun ist. Trotz aller Befürchtungen hatte Andreas keinen Hustenreiz in der Kopftieflage. Zum Erholen darf sich Andreas nun im Bett, im Schneidersitz mit nach vorne abgelegten Armen auf sein Corpermed Kissen legen und bekommt noch für 10 Minuten eine Schulter-Nackenmassage, die er sichtlich genießt. Andreas fühlt sich jetzt freier, wohler, aber auch erschöpft. Für den Nachmittag erklärt er sich bereit, zur Therapie in die Physiotherapieabteilung zu kommen.

Sein Pulsoximeter zeigt eine Sättigung von 93 % an und Andreas dreht von sich aus den Sauerstoff von 1,5 auf 1 Liter runter.

5.2 Sporttherapie mit CF-Patienten

J. Auer

Die Sporttherapie hat in den letzten Jahren immer mehr Anerkennung im Behandlungskonzept für CF-Patienten erhalten. Wurde vor einigen Jahren den Patienten von ärztlicher Seite noch Schonung und Ruhe verordnet, so ist heute auch wissenschaftlich nachgewiesen, dass regelmäßige Bewegung im schlechtesten Fall zu einer Verlangsamung des progressiven Krankheitsverlaufes führt.

Aus Sicht der Sporttherapie sind 2 Dinge von Bedeutung:
– Das primäre Ziel jeden Trainingsprogramms sollte die Förderung des *Wohlergehens des Patienten* beinhalten.
– Die trainingswissenschaftlichen Vorgaben müssen *der individuellen Situation des Patienten* angepasst werden.

Sport vermittelt Erfahrungen aus mehreren Dimensionen – aus einer körperlichen, einer materiellen, einer sozialen und schließlich einer persönlichen.
– Bewegung hilft, ein Gefühl für den eigenen Körper zu entwickeln, für dessen Fähigkeiten und räumliche Grenzen. Anstrengung und Ermüdung sind zu spüren, aber auch, wie Übung/Training die Leistungsfähigkeit steigert.
– Mit Bewegung werden die materielle und dreidimensionale Vielfalt dieser Welt begriffen.
– Bewegung in der Gruppe schafft soziale Beziehungen und bietet ein großes Feld für soziales Lernen.
– Bewegung trägt dazu bei, ein Bild der eigenen Person zu gewinnen. Beim Sport können die Grenzen der Leistungsfähigkeit erkannt, ausgedehnt oder stabilisiert und daraus Selbstvertrauen gewonnen werden.

5.2.1 Ziele der Sporttherapie bei CF-Patienten

Es ist unbestritten, dass mangelnde körperliche Aktivität zu einer Verminderung der körperlichen Leistungsfähigkeit nicht nur bei CF-Patienten führt. Der Ausgleich dieses Bewegungsmangels ist somit zunächst als oberstes Ziel zu sehen.

Differenziert betrachtet lassen sich die sporttherapeutischen Ziele in 2 Bereiche unterteilen:
Physische Leistungssteigerung:
– Erhalten und Steigern der Flexibilität aller Muskelgruppen,
– Ökonomisieren der Atmung unter Belastung,
– Eliminieren des Sekrets durch die mechanische Vibration des gesamten Körpers,
– Steigern der Kraftausdauer (Atemmuskulatur, Beinmuskulatur),
– Stabilisieren und Steigern der kardiopulmonalen Leistungsfähigkeit,
– Senken des Risikos für einen Diabetes mellitus und Osteoporose.

Psychosoziale Entwicklung:
– Steigern des Selbstvertrauens,
– Verbessern der sozialen Integration,
– soziales Lernen (Gruppensport),
– Steigern des Eigenantriebes zur körperlichen Aktivität,
– Steigern der individuellen Lebensqualität.

Im physischen Bereich lassen sich die Ziele etwas deutlicher voneinander trennen und somit auch gezielter verfolgen. Die psychosozialen Ziele und Wirkungen sind im Rahmen der Sporttherapie für CF-Patienten als positiver Nebeneffekt zu betrachten und nicht von den physischen Zielen und Wirkungen zu trennen.

Die Anforderungen an den Therapeuten sind als hoch einzustufen.

In einer Einzelbetreuung lassen sich die physischen Ziele recht leicht verfolgen. Die Schwierigkeit liegt wohl eher darin, die trainingswissenschaftlichen Vorgaben mit Erfahrung und Empathie (Einfühlungsvermögen) auf die jeweilige Tagesform des Patienten abzustimmen und dem Patienten während der Trainingseinheit als Motivationsfaktor zu dienen.

In einer Gruppenbetreuung unterliegt die psychosoziale Entwicklung einer Eigendynamik und der Therapeut ist nur als Moderator gefordert. Die Herausforderung für den Therapeuten ist hier, die hinsichtlich der körperlichen Leistungsfähigkeit meist inhomogenen Gruppen sinnvoll durch eine Trainingseinheit zu führen. Es gilt, die schwächeren Patienten zu fördern und die stärkeren Patienten nicht so auszubremsen, dass diese den Spaß an der Bewegung verlieren.

5.2.2 Einschränkungen der körperlichen Leistungsfähigkeit

CF-Patienten können durch eine Reihe von Faktoren in ihrer körperlichen Leistungsfähigkeit eingeschränkt sein. Die individuelle Ausprägung dieser Einschränkungen lässt sich durch eine spezifische Differenzialdiagnostik einkreisen und in die Trainingsplanung integrieren.

Die Ausführungen der unten dargestellten Einschränkungen sind stark gekürzt und sollen dem Therapeuten die Möglichkeit geben, diese bei eventuellen Belastungsproblemen des Trainierenden in Betracht zu ziehen. Für die Umsetzung in die Praxis wird jeweils ein Lösungsvorschlag geliefert.

▰ Limitierung von Ventilation und Perfusion

Die Vitalkapazität (VC) ist vermindert und der Atemwegswiderstand erhöht. Diese beiden Faktoren sind die Hauptgründe, weshalb der Atemgrenzwert (MVV, maximale willkürliche Ventilation) für einen CF-Patienten unter intensiver Belastung leistungslimitierend ist.

Der Atemgrenzwert ist das maximale Luftvolumen, das innerhalb von 12 bzw. 15 Sek. ventiliert werden kann. Dieses Luftvolumen wird auf l/Min. hochgerechnet. Ein Gesunder erreicht bei maximaler Belastung nur etwa 70 % seines MVV.

Durch den erschwerten Gasaustausch an den Alveolarwänden kommt es bei vielen Patienten zu einer weiteren Verminderung der maximalen Sauerstoffaufnahme (VO_2 = Bruttokriterium der körperlichen Leistungsfähigkeit).

Aufgrund der erhöhten und erschwerten Atemarbeit liegt der Sauerstoffverbrauch der Atemmuskulatur bei einem CF-Patienten um 30 % höher als bei einem Menschen mit einer gesunden Lunge.

Umsetzung in die Praxis:

Patienten mit starkem Abfall der Sauerstoffsättigung unter Belastung (um mehr als 5 % oder auf unter 90 %) sollten versuchen, ihre Sättigung durch Anreicherung der Einatemluft mit Sauerstoff zu stabilisieren. Diese Sauerstoffsubstitution sollte mit dem zuständigen Arzt besprochen werden.

▰ Belastungsinduzierte Bronchokonstriktion

Leiden die Patienten zusätzlich zu ihrer limitierten Lungenfunktion noch unter einer belastungsinduzierten Bronchokonstriktion, entsteht während der Belastung das Gefühl der Atemnot, wodurch die Motivation zur körperlichen Belastung deutlich gemindert ist. Diese Diagnose kann nur durch eine Ergometrie/Spiroergometrie gestellt werden.

Umsetzung in die Praxis:

Vor der Belastung entsprechende Aerosole inhalieren. Mit Lippenbremse ausatmen. Der Einstieg in eine Belastung sollte noch dosierter vorgenommen werden.

▰ Kardiale Dysfunktion

Durch die belastungsinduzierte Hypoxämie kommt es zu einer zusätzlichen Belastung des rechten Ventrikels und es besteht somit die Gefahr der Ausbildung eines Cor pulmonale. Die pulmonalarterielle Hypertonie, die aufgrund der progressiven Lungenzerstörung entsteht, führt ebenfalls zu diesem Ergebnis.

Umsetzung in die Praxis:

Wenn möglich eine pulmonale Druckmessung durchführen. Intervallartige Belastungen anwenden, die zu keinem weiteren Druckanstieg im pulmonalen Kreislauf führen.

▰ Mangel- bzw. Unterernährung

Die exokrine Pankreasinsuffizienz mit Gedeihstörung ist eine der Hauptmerkmale der CF. Zusätzlich führen der erhöhte Kalorienbedarf und die ungenügende Kalorienzufuhr zu einer Mangel- bzw. Unterernährung. Es ist heute anerkannt, dass der Ernährungszustand der Patienten direkt mit ihrer körperlichen Leistungsfähigkeit zusammenhängt (Shah 1998). Die Muskelkraft des Zwerchfells scheint bei untergewichtigen Patienten stark reduziert zu sein.

Im Zusammenhang mit dem Thema Ernährung sollte auch die Möglichkeit eines Diabetes mellitus bedacht werden. 10 % aller CF-Patienten weisen einen Diabetes mellitus auf. Erstes Indiz eines nicht diagnostizierten Diabetes ist nicht selten eine plötzlich auftretende Leistungseinbuße. Dem Patienten oder dem betreuenden Therapeuten müssen für die Vermeidung und Behandlung von Hypoglykämien individuelle Strategien bekannt sein.

Umsetzung in die Praxis:
Bei Belastungen von mehr als 30 Min. können Kalorien zugeführt werden, die während der Belastung verwertet werden können (Zitronentee, süße Limonade). *Hierbei geht es nicht um den Ausgleich des Flüssigkeitsverlustes.* Flüssige Kohlenhydrate sind für den Ausgleich des zusätzlichen Kalorienbedarfs unter sportlicher Belastung geeignet.

■■■ Wasserhaushalt und Elektrolytstörungen

CF-Patienten können bei länger andauernden Belastungen in warmer Umgebung über den Schweiß erhebliche Mengen an Wasser und Elektrolyten verlieren. Man geht davon aus, dass der hohe Salzverlust über den Schweiß nicht wie normal zu einer Hyperosmolarität des Blutserums führt, weshalb den Patienten das Durstempfinden als Warnung vor der Dehydration fehlt.

Umsetzung in die Praxis:
Ein CF-Patient sollte bei einer längeren Belastung (> 15 Min.) alle 15 Min. ca. 250 ml trinken. Das Getränk soll leicht zuckerhaltig und hyperton (mit Mineralien, NaCl) sein. Nach der Belastung sollte immer über den Durst getrunken werden.

■■■ Fehlendes körperliches Training

Sehr oft ist die Kurzatmigkeit der Patienten nicht Ausdruck ihres pulmonalen Problems, sondern zeigt den Zustand einer niedrigen Fitness und mangelndem körperlichen Training. Verschiedene Gründe tragen zu dieser reduzierten körperlichen Aktivität bei:
– Die aufwändige tägliche Therapie des Patienten und wiederholte Krankenhausaufenthalte lassen wenig Zeit für sportliche Aktivität übrig.
– Wiederholte Frustrationserlebnisse bei körperlicher Aktivität reduzieren die Motivation deutlich.

– Die erschwerte Atmung und eventuelle Sauerstoffsubstitution unter Belastung machen das Ganze noch beschwerlicher als es schon ist.
– Die bereits angesprochene Überbehütung durch manche Eltern und Ärzte führt ebenfalls zu einem schlechten Trainingszustand des Patienten.

Eine stabile aerobe Leistungsfähigkeit (Ausdauer/Ermüdungswiderstandsfähigkeit) hilft dem Patienten, Krankheitszeiten (Infekte etc.) besser zu überstehen.

Umsetzung in die Praxis:
Mit einem frühen und lustvollen Heranführen an körperliche Bewegung kann dieser Zustand vermieden werden. Hier spielen die Eltern eine ganz wichtige Rolle. Die Kinder imitieren das Verhalten der Erwachsenen insbesondere der Eltern.

5.2.3 Trainingswissenschaftliche Grundlagen

■■■ Training und Üben

Der Unterschied zwischen einer Trainingseinheit und dem Einüben eines Bewegungsablaufes wird sehr schnell deutlich, wenn man die beiden Definitionen miteinander vergleicht:
Üben ist eine systematische Wiederholung gezielter Bewegungsabläufe zum Zwecke der Leistungssteigerung ohne morphologisch fassbare Anpassungserscheinungen.
Training ist ein planmäßiger Prozess, der eine Zustandsänderung (Optimierung, Stabilisierung oder Reduzierung) der komplexen (konditionellen, bewegungstechnischen, taktischen, psychischen) Leistungsfähigkeit beabsichtigt bzw. mit sich bringt.
Für den Therapeuten bedeutet dieser Unterschied, dass eine Trainingseinheit oder ein Trainingszyklus *mit einem klaren Ziel* versehen sein muss. Die einzelne Trainingseinheit muss also bei einem aufbauenden Training als Teil dessen gesehen werden, was z. B. in 4 Wochen erreicht werden soll.
Mit einem Training wird deshalb sowohl innerhalb einer Trainingseinheit wie auch im Rahmen eines Trainingszyklus (z. B. 4–6 Wochen) ein bestimmtes therapeutisches Ziel verfolgt. Dieses individuelle Ziel lässt sich nur erreichen, wenn die

entsprechenden trainingswissenschaftlichen Vorgaben eingehalten werden. Wenn z. B. 3 Trainingseinheiten pro Woche zu 30 Min. gefordert sind, kann mit 2 Trainingseinheiten pro Woche das gewünschte Ziel gar nicht oder nur zum Teil erreicht werden.

■ Aerobe und anaerobe Belastung

Die beiden Belastungsintensitäten aerob und anaerob beschreiben 2 unterschiedliche Formen der Energiebereitstellung im Körper.

- *Aerober Energiestoffwechsel*: der Abbau von Glykogen bzw. Glucose und Fetten *unter Beteiligung von Sauerstoff* mit den Endprodukten Kohlendioxid und Wasser ist die aerobe Form der Energiebereitstellung. Die Substrate werden hier vollständig abgebaut. Der Körper kann bei dieser Belastungsintensität während der Belastung so viel Sauerstoff aufnehmen, wie er für den Abbau der Substrate braucht. Es fällt keine überschüssige Milchsäure bzw. kein Laktat an.
- *Anaerober Energiestoffwechsel*: bei der anaerob-laktaziden Form der Energiebereitstellung oder anaeroben Glykolyse findet der Abbau von Glykogen (Speicherform der Glucose) *mit zu wenig Sauerstoff* unter der Bildung von Milchsäure statt. Die sich in der Muskelzelle anreichernde Milchsäure verändert den intrazellulären Säurewert und schränkt die Enzymaktivität ein. Mit der Anreicherung des Laktats in der Zelle wird dieses auch durch die Zellwand hindurch an die Umgebung, vor allem in das Blut, abgegeben. Ab einer individuell verschiedenen Menge dieses Laktats im Blut (Angabe in mmol/l) kommt es zum Belastungsabbruch des Trainierenden. Hier steht dem Körper für die Energieflussrate pro Zeiteinheit *zu wenig Sauerstoff* zu Verfügung.
- *Aerob-anaerober Übergang/anaerobe Schwelle*: am aerob-anaeroben Übergang halten sich Laktatbildung und Laktatabbau die Waage. Es liegt ein Laktatgleichgewicht vor, soweit die vorliegende Belastungsintensität nicht gesteigert wird. Dieser Übergangsbereich wird auch anaerobe Schwelle genannt (Zintel 1994).

Die Problematik für die Ermittlung der Trainingsintensität insbesondere bei CF-Patienten liegt in der Bestimmung dieser Schwelle. Aufgrund des meist recht schlechten Ernährungszustandes (zu geringer Anteil an Muskelglykogen) der CF-Patienten ist die Produktion von Laktat stark verfälscht.

Die optimale Bestimmung kann hier nur über das Atemäquivalent (Sauerstoffaufnahme zu Kohlendioxidabgabe) stattfinden (weitere Angaben zur Belastungsintensität folgen in diesem Kapitel).

■ Kondition

Der Begriff der Kondition wird umgangssprachlich sehr oft missgedeutet. Wenn jemand von seiner Kondition spricht, meint er meistens seine Ausdauerfähigkeit. Die Ausdauer selbst ist jedoch nur ein Teil der Kondition, wie aus folgender Erläuterung erkenntlich wird.

5 Komponenten bestimmen die Kondition: Kraft, Ausdauer, Beweglichkeit, Schnelligkeit und Koordination. Jede körperliche Bewegung lässt sich in diese 5 Kriterien zerlegen.

Für den CF-Patienten kann man sie im Sinne der sporttherapeutischen Betreuung in eine sinnvolle Rangfolge bringen:

- *Beweglichkeit*: ist das Muskel- und Gelenksystem flexibel und frei beweglich, kann es auf seinem untersten Niveau ökonomisch arbeiten und vermindert somit die Last für das Herzkreislaufsystem.
- *Koordination*: führt ebenfalls zu einer besseren Bewegungsökonomie und somit zur Entlastung des gesamten Systems.
- *Ausdauer*: Ziel einer Verbesserung der Ausdauer (Ermüdungswiderstandsfähigkeit) ist, dass der Patient seinen Alltag körperlich so gut wie möglich meistert. Infektphasen können besser überstanden werden.
- *Kraft*: eine Steigerung der Kraft der Atemhilfs- und Beinmuskulatur bildet Reserven. Ein guter Funktionszustand der aufrichtenden Muskulatur ist wichtig.
- *Schnelligkeit*: spielt beim gesundheitssportlichen Training eines CF-Patienten keine Rolle. Sie wird nur bei bestimmten Sportarten gefordert und im entsprechenden Training eingesetzt. Es entstehen durch dieses Training keine Nachteile.

Aus dieser Rangfolge lassen sich die zahlreichen, aus sporttherapeutischer Sicht wichtigen Trainingsziele für einen CF-Patienten ablesen.

Diese Rangfolge zeigt auch einen Zusammenhang zwischen der körperlichen Leistungsfähigkeit und den möglichen Trainingsinhalten. Je höher der Trainingszustand, desto mehr Konditionskomponenten lassen sich trainieren. Im schlechtesten Fall kann nur noch ein Beweglichkeitstraining zur Verbesserung/Stabilisierung der Leistungsfähigkeit führen. Das Beweglichkeitstraining wird auf S. 163 ff. näher erläutert.

Für die Zukunft gilt es, Trainingsprogramme zu entwickeln, mit denen der Patient bei möglichst wenig Zeitaufwand das Optimum zur Steigerung seiner individuellen Lebensqualität erzielt.

▰ Training der körperlichen Leistungsfähigkeit

Die in Abb. 5.**4** dargestellte Anpassungsgeschwindigkeit der einzelnen Organsysteme soll dem Therapeuten helfen, die Trainingsanpassungen besser zu verstehen und ihn beim Aufbau eines präventiv orientierten Trainingsplanes unterstützen. Diese Abbildung verdeutlicht die Trainingsgrundlagen für ein Gesundheitsminimalprogramm.

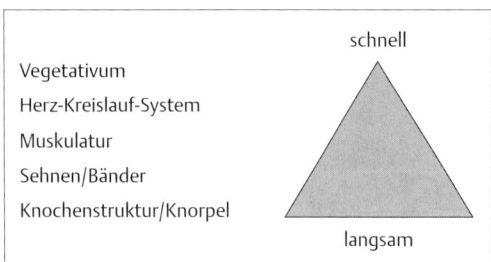

Abb. 5.**4** Anpassungsgeschwindigkeit der Organsysteme

▪ Gesundheitsminimalprogramm

Die Erfahrung zeigt, dass es in der Zukunft darum geht, mehr und mehr CF-Patienten rechtzeitig zum Sport zu motivieren und ihnen die positiven Effekte der aktiven Bewegung und auch den Spaß daran so lange wie möglich zu erhalten.

Die wirkungsvollsten Trainingseffekte werden beim Sport wie auch bei fast allen anderen therapeutischen Anwendungen durch *regelmäßiges Training/Üben* erzielt. Die Dauer der Belastung spielt hier zunächst eine untergeordnete Rolle. Um die Trainingsanpassungen des Körpers optimal zu unterstützen, ist es besser, z.B. 5 Mal in der Woche 12 Min. zu trainieren als nur 1 Mal 60 Min. am Stück in einer Trainingseinheit. Für einen gesunden Menschen ist dies der minimal geforderte sportliche Bewegungsumfang pro Woche.

Für die CF-Patienten sollte ebenfalls ein minimal geforderter sportlicher Bewegungsumfang festgelegt werden. Hält man sich die bereits notwendige Zeit für Inhalation und Physiotherapie (Dehnlagerungen, Autogene Drainage etc.) vor Augen, so ergibt sich die Begründung für diese Aussage von selbst. Der geforderte Zeitaufwand für ein sinnvolles Kraft- und Ausdauertraining liegt bei mindestens 3 Stunden pro Woche. Patienten, welche dies außerhalb einer Rehamaßnahme durchführen, sollten von den Krankenkassen einen Sonderbonus erhalten. Die positiven Effekte eines gesundheitsorientierten Trainings sind unbestritten und in zahlreichen wissenschaftlichen Untersuchungen belegt.

Die Frage ist nun, ob man angesichts des geforderten Zeitaufwandes auch möglichst viele Patienten zum Training bewegen kann.

Das Training, das auch in den Alltag umgesetzt werden soll, darf für den Einsteiger zunächst nur einen geringen Aufwand bedeuten. Wünscht sich der Trainierende nach dem Erreichen der ersten Leistungssteigerung einen weiteren Anstieg seiner körperlichen Leistungsfähigkeit, entwickelt sich die Motivation für größere Trainingsumfänge von alleine.

Ein erster Anstieg der körperlichen Leistungsfähigkeit kann durch eine Ökonomisierung der Arbeit der Beinmuskulatur erreicht werden. Beide Beine zusammen bilden etwa 1/3 der gesamten Muskelmasse des Menschen. Arbeiten diese Muskeln ökonomisch, so wird bei entsprechenden alltäglichen Belastungen (z.B. Treppensteigen) das kardiopulmonale System entlastet.

Diesen Trainingszustand erreicht man durch ein gezielt durchgeführtes Kraftausdauertraining der Beinmuskulatur. Es gibt wissenschaftliche Untersuchungen, die diesen Effekt z.B. an einem 15–20-minütigen täglichen Ergometertraining bei submaximaler Belastung beweisen (de Jong et al. 1994; Gulmans 1999).

Die Ausdauer wird laut Definition auch als Ermüdungswiderstandsfähigkeit bezeichnet. Diese Bezeichnung trifft das Trainingsziel eines Ausdauertrainings für CF-Patienten auf den Punkt. Es geht nicht darum, eine Ausdauerleistung im Sinne eines Marathonläufers zu erzielen, sondern die Ermüdungswiderstandsfähigkeit so zu steigern, dass der Alltag auf keinen Fall durch die mangelnde körperliche Leistungsfähigkeit eingeschränkt wird.

◼ Überwachung und Kontrolle des Trainings

Diagnostik

Ausgangspunkt eines jeden Trainingsplanes sollte eine unter sportmedizinischen Aspekten durchgeführte Untersuchung/Diagnostik des Trainierenden sein. Am wichtigsten ist hierbei die Ergometrie, wenn möglich die Spiroergometrie. Sie gibt dem Arzt die Möglichkeit, das Verhalten des Patienten unter Belastung genau zu beobachten. Tritt ein belastungsinduziertes Asthma auf oder fällt die Sauerstoffsättigung stark ab? Wie ist der Blutdruckanstieg unter Belastung? All diese spezifischen Daten geben dem Arzt, dem Sporttherapeuten und Physiotherapeuten einen Hinweis auf den momentanen Fitnesszustand und das Verhalten des Patienten unter Belastung. Mit den gemessenen Werten lassen sich dann die gewünschten Trainingsintensitäten bestimmen, unter denen der Patient/Trainierende seine Trainingseinheiten im entsprechenden Rhythmus durchführen soll. Für die Zukunft wäre es wünschenswert, wenn diese sportmedizinische Untersuchung mindestens 1 Mal pro Jahr unter Aufsicht eines mit CF vertrauten Arztes durchgeführt würde.

Herzfrequenz und Sauerstoffsättigung

Wie können die angezeigten Trainingsintensitäten eingehalten werden?

Für das Ausdauertraining lassen sich die Intensitäten allgemein zunächst einmal über die Herzfrequenz bestimmen. Bei einem aeroben Ausdauertraining unter submaximaler Belastung geht man etwa von 70–85 % des bei der Ergometrie maximal gemessenen Herzfrequenzwertes aus. Die Herzfrequenzmessung erfolgt entweder mit einem entsprechenden Pulsmesser oder manuell.

Bei der manuellen Messung sollte aufgrund des kleineren Messfehlers max. 10 Sek. gemessen und dann mit 6 multipliziert werden. Es darf zwischen der Belastung und der Messung keine Pause entstehen.

Optimal für CF-Patienten ist die gleichzeitige Kontrolle von Sauerstoffsättigung und Herzfrequenz mit einem Pulsoximeter.

Fällt die Sauerstoffsättigung unter Belastung längere Zeit (>15 Min.) unter 90 %, so sollte diese Trainingseinheit auf jeden Fall abgebrochen werden (Orenstein 1995). Bei Patienten, die bereits ohne Belastung eine Sättigung von unter 90 % haben, sollten die Belastungskontrollen noch engmaschiger durchgeführt werden. Das Anreichern der Atemluft mit Sauerstoff während der Belastung ist hier angebracht.

Diese Patienten tolerieren meist ein intermittierendes Training (Intervalltraining) deutlich besser als eine zu lang angesetzte Dauerbelastung. Die Intervalldauer und Belastungsintensitäten müssen stets individuell bestimmt werden. Sie liegen meistens zwischen 2 und 3 Min. und die Einheit sollte aus 4–6 Intervallen bestehen (s. S. 168). Die Belastungsintensitäten ergeben sich aus der Diagnostik (Spiro-/Ergometrie, 6-Minuten-Gehtest). Ist diese Diagnostik aufgrund mangelnder Infrastruktur nicht möglich, lässt sich mit der Borg-Skala oder mit der in Kapitel 2 beschriebenen VAS (Visual Analog Skala) zumindest ein Anhaltswert für die Belastungsintensität des Trainierenden ermitteln.

Borg-Skala

Eine weitere Möglichkeit, erfahrene und auch schwer erkrankte Patienten während der Belastung zu kontrollieren, bietet die vereinfachte Form der Borg-Skala. Hier schätzt der Patient während des Trainings auf einer Zahlenskala von 1 bis 10 sein Belastungsempfinden selbst ein. In diese Einschätzung soll das komplette Körperempfinden (Arme, Beine, Atmung etc.) einbezogen werden (siehe dazu auch Abb. 2.1).

Um den Anforderungen eines präventiven Fitnesstrainings gerecht zu werden, sollte die Selbsteinschätzung der Patienten zwischen 4 und 6 liegen. Liegt die Einschätzung darunter, ist die Belastungsintensität für das gewünschte Trainingsziel nicht ausreichend. Liegt sie darüber, findet eine Überlastung des Patienten statt. Der Therapeut hat über diese Aussage die Möglichkeit, das Training trotz wissenschaftlicher Vorgaben individuell und tagesformabhängig zu gestalten. Voraussetzung hierfür ist eine ausreichende Körperwahrnehmung des Trainierenden.

Trainingsprotokoll

Das Trainingsprotokoll ist durch das schriftliche Fixieren der erbrachten Leistung als wichtiger Motivationsfaktor zu sehen. Für den Trainer lässt sich aus dem Trainingsprotokoll ein Teil der Trainingsanpassungen ablesen. Es gibt ihm die Möglichkeit, über die Trainingswerte eine angezeigte Modifikation des Trainingsplanes durchzuführen.

5.2.4 Motivation

Motivation ist die Ursache für das Verhalten eines Individuums oder der Grund, weshalb ein Organismus eine bestimmte Handlung ausführt.

▰ Motivation des Patienten

Die Inhalte motivationaler Gedanken bestehen einerseits aus anreizbetonter Vergegenwärtigung der möglichen Folgen des eigenen Handelns und andererseits aus dem Abwägen der Eintrittswahrscheinlichkeit verschiedener Ereignisse. Es können hierbei 2 Erwartungstypen unterschieden werden (Heckhausen 1988):
Die Situations-Ergebnis-Erwartung: wohin würde eine Situation führen, wenn man nicht handelnd eingreift?
Die Handlungs-Ergebnis-Erwartung: wie könnte man selber den Gang der Ereignisse beeinflussen?
Wenn ein Patient noch nie das Erlebnis einer gesteigerten körperlichen Leistungsfähigkeit durch sportliche Bewegung hatte, wird es deutlich schwieriger sein, dessen Handlungs-Ergebnis-Erwartung positiv zu beeinflussen. Dies gilt vor allem bei Patienten, bei denen die körperliche Leistungsfähigkeit den Alltag nicht beeinflusst. Für sie gibt es keinen Unterschied zwischen einer Situations-Ergebnis-Erwartung und einer Handlungs-Ergebnis-Erwartung. Sie glauben nicht, dass sich ihr Handeln sehr auf das Ergebnis auswirkt. Für Patienten mit einer Krankheit wie Mukoviszidose wird dieses Problem sogar noch verstärkt, wenn sie im schlechtesten Fall feststellen müssen, dass sich ihr körperlicher Zustand trotz Training verschlechtert.

Entscheidend für anregende Motivationsprozesse ist die Realitätsorientierung. Dies bedeutet für den Therapeuten, dass er die mit dem Handeln des Patienten angestrebten Ereignisse so realistisch wie möglich prognostiziert. Hierfür muss sich der Therapeut intensiv mit den *Wünschen, Zielen und Bedürfnissen* sowie dem sozialen Kontext *des Patienten* auseinandersetzen.

▰ Einfluss des Therapeuten

Eine der wichtigsten Aufgaben des Therapeuten ist die Förderung der Motivation und der engagierten Mitarbeit des Patienten in der Therapie. Allzu häufig ist die Arbeit des Therapeuten an oder mit einem Patienten defizitorientiert. Therapeuten sollten viel öfter die Fähigkeiten eines Patienten nutzen und vor allem mit den Ressourcen des Patienten arbeiten.

Die größte Befriedigung beim Sport ist die Erfahrung des Sich-Bewegen-Könnens. Diese Erfahrung ist zunächst einmal als völlig wertfrei zu betrachten. Stellt der Therapeut nun als „Trainingsziel" den Ausgleich des körperlichen Defizits in den Vordergrund, so kann die Bewegung nicht mehr wertfrei durchgeführt werden. Sie steht unter dem Druck, dem angestrebten Ziel von Nutzen sein zu müssen. Es ist die Aufgabe des Therapeuten, den Ausgleich zwischen körperlichem Nutzen und wertfreien Bewegungen zu schaffen. Der Patient kann dann im optimalen Fall die Schweißperlen auf seiner Stirn als Entlastung und Genugtuung empfinden.

Dem Therapeuten muss bewusst sein, dass die sporttherapeutischen Maßnahmen attraktiv gestaltet werden müssen. Es geht nicht darum, das Verhalten eines Animateurs anzunehmen. Attraktiv bedeutet in diesem Fall im Sinne der Individualität des Patienten. Dieser soll merken, dass eine Maßnahme speziell auf ihn zugeschnitten wurde.

Dies gilt übrigens ebenso für ein Gruppentraining, bei dem Kommunikation, Austausch und die Gruppendynamik dem Therapeuten einiges an „Motivationsarbeit" abnehmen.

Zusammenfassend lassen sich über die therapeutisch sehr wichtige Motivation folgende Punkte festhalten:

- Trainingsinhalte müssen sich an den individuellen Beanspruchungsformen orientieren, denen der Patient in Alltag, Beruf und Freizeit entsprechen muss.
- Das Training muss den Patienten auf seiner kognitiven und emotional-affektiven Ebene ansprechen und zufrieden stellen.
- Eine altersgemäße Belastung der Patienten ist zu beachten.
- Das Training muss sowohl defizit- als auch ressourcenorientiert gestaltet sein.
- Die Ziele und Wünsche des Patienten sollten in den Trainingsplan integriert werden.
- Zur Verbesserung der Handlungskompetenz des Patienten ist es notwendig, dass die Schulung der eigenen Körperwahrnehmung ständig in das Training integriert wird.
- Die Tagesform des Patienten muss berücksichtigt werden.
- Die Maßnahmen sollten in regelmäßigen Abständen reflektiert werden.
- Das Ergebnis des Trainings sollte nicht nur für die Kostenträger dokumentiert werden, sondern insbesondere auch zur Motivierung des Patienten (Froböse & Nellessen 1998).

5.2.5 Sportliche Förderung der verschiedenen Altersgruppen

Die altersgemäße Förderung der Patienten ist sowohl für die Motivation als auch im Sinne der gesundheitsorientierten Sporttherapie wichtig. Die Schwierigkeit bei der Berücksichtigung der Altersgruppen bei CF-Patienten ist, dass der Krankheitsverlauf nicht in einem direkten Zusammenhang mit dem Alter steht. Für den Therapeuten ist es aber dennoch wichtig, über die motorischen Fähigkeiten der einzelnen Altersgruppen Bescheid zu wissen. Die Tabellen 5.**1** bis 5.**3** zeigen diese Fähigkeiten im Zusammenhang mit 3 Komponenten der Kondition (Beweglichkeit, Ausdauer und Kraft).

Trainingsgrundlagen zur Beweglichkeit

Wer sich bereits mit dem Thema Beweglichkeitstraining kritisch auseinandergesetzt hat, weiß um die Schwierigkeit, hier gezielte und wissenschaftlich begründete Angaben zu machen. Beim Dehnen und Stretchen handelt es sich vielmehr um langjährige Erfahrungen aus dem Bereich des Sports, der Physiotherapie und der medizinischen Verletzungsprophylaxe und -behandlung. Die heute bekannten Stretchingmethoden repräsentieren also gültige Arbeitshypothesen und nicht die letzte Wahrheit.

Die Muskulatur eines CF-Patienten sollte optimal gedehnt sein und nicht unbedingt maximal. Das Ziel ist nicht, aus jedem Sport treibenden Patienten einen Balletttänzer zu machen.

Nur ein elastisches und gedehntes Bindegewebe lässt eine ökonomische Arbeit des Muskelsystems zu. Zum besseren Verständnis: es wird nicht der Muskel selbst, sondern seine Faszien und Sehnen gedehnt.

Das Ziel eines Beweglichkeitstrainings für CF-Patienten liegt in dem Ausgleich von muskulären Dysbalancen und der daraus resultierenden größeren und ökonomischeren Bewegungsfreiheit in allen Gelenken.

Dehnmethoden und ihre Wirkungsbereiche

Im Laufe der vergangenen Jahre wurden viele verschiedene Methoden zur Beweglichkeitsverbesserung entwickelt. Je nach Art der Bewegung lässt sich aktives und passives Dehnen unterteilen in aktiv-dynamische und aktiv-statische, entsprechend dazu passiv-dynamische und passiv-statische Methoden. Gemeinsame Zielsetzung aller Dehnmethoden ist die Verbesserung der Beweglichkeit.

An dieser Stelle werden nur die Methoden beschrieben, die für den therapeutischen Einsatz bei CF-Patienten vorgesehen sind. Prinzipiell sind vor allem die statischen Dehnmethoden geeignet, da hier eine sehr gute Intensitätskontrolle möglich ist. Als Unterform der statischen Dehnmethoden wird die postisometrische Dehnmethode beschrieben.

Belastungsform/Trainingsmethoden

Statische Dehnmethoden: man unterscheidet prinzipiell zwischen 2 Formen der statischen Dehnungsmethoden, dem aktiven, durch isometrische Kontraktion der antagonistischen Muskulatur gehaltenen, zum anderen dem passiven, von äußeren Kräften verursachten Dehnen. Bei der statischen Dehnungsmethode handelt es sich um langsames, sehr kontrolliertes Dehnen ohne Nachfederung. Der zu dehnende Muskel wird langsam bis zu einer Position gezogen, in der eine leichte Spannung spürbar ist und wird dann einige Zeit in dieser Gelenkstellung gehalten (Zeitdauer siehe Intensität). Wichtig für diese Art der Dehnung ist, dass das Einhalten der Ausgangsstellung den Dehnvorgang nicht beeinflusst.

Postisometrische Dehnmethode: sie stellt eine Variante des statischen Dehnens dar. Der zu dehnende Muskel wird zunächst ganz leicht vorgedehnt. Danach folgt eine so stark wie mögliche isometrische Anspannung, um dann die Dehnposition erneut einzunehmen. Dieser Dehnmethode wird aufgrund der postisometrischen Relaxation der höchste Zuwachs an Beweglichkeit nachgesagt. Der Zeitaufwand ist im Vergleich zum passiv-statischen Dehnen allerdings deutlich höher.

Welche Dehnmethode nun die beste ist, wird in der Literatur sehr unterschiedlich diskutiert. Es kommt vor allem auf die Zielsetzung an. Sanftes, passiv-statisches Dehnen bewirkt eine physische und psychische Entspannung. Gedehnt wird dabei unterhalb der Schmerzgrenze in der Regel bis max. 60 Sek. Bei Muskelverkürzungen im Sinne einer muskulären Dysbalance wird der Muskel unterhalb der Schmerzgrenze gedehnt, anschließend in dieser Position maximal kontrahiert (isometrisch) und dann wieder gedehnt.

Im Bereich der Physiotherapie werden die verkürzten Muskeln, die zusätzlich evtl. Myogelosen oder autochthone Reizzustände aufweisen, zunächst mit entsprechenden Querdehnungen behandelt. Erst nach dem Auflösen dieser Reizzustände ist eine Längsdehnung sinnvoll.

Belastungsintensität

Statisches Dehnen: die Dehndauer wird mit 10–60 Sek. angegeben. Es sollten auf jeden Fall 3–4 Wiederholungen stattfinden, bei denen die Dehnposition spielerisch leicht und langsam aufgelöst und wieder eingenommen wird. Während der Dehnung sollte auf eine gleichmäßige Atmung geachtet werden.

Postisometrisches Dehnen: der Muskel wird ca. 10 Sek. leicht vorgedehnt und danach ca. 10 Sek. einer maximalen isometrischen Spannung ausgesetzt. Der darauf folgende Wechsel zur erneuten Dehnung darf max. 2–3 Sek. dauern. Dieser Vorgang sollte sich 3–4 Mal wiederholen.

Belastungsdauer

Der zeitliche Gesamtumfang hängt von der Anzahl der Übungen ab. Das Dehnen lässt sich sehr gut in eine andere Physiotherapie- oder Trainingseinheit einbinden und als Ergänzung einplanen.

Belastungshäufigkeit

Dehnen lässt sich immer und überall durchführen. Es gilt sogar, je häufiger desto besser. Für einen gewünschten Trainingseffekt (Steigerung der Beweglichkeit) sollten die entsprechenden Muskelgruppen mindestens 2 Mal pro Woche gedehnt werden. Allgemein ist bekannt, dass ein enger Zusammenhang zwischen körperlicher und seelischer Spannung besteht. Es findet vor allem beim passiv-statischen Dehnen eine ganzheitliche Relaxation statt, die jeder nachempfinden kann, der diese Dehnmethode bereits einmal ausprobiert hat.

Übungsbeispiel

M. quadriceps und M. iliopsoas: Seitlage, beide Beine liegen parallel aufeinander, der Kopf kann durch eine Hand abgestützt werden. Eine Hand umfasst die Fessel des oberen Beines und dehnt den Quadrizeps durch Zurückziehen der Ferse an den Po. Dabei darf es nicht zu einer Hyperlordose kommen. Der Einsatz der Bauchmuskulatur fixiert das Becken in einer leicht aufgerichteten Position. Die Dehndauer beträgt ca. 10 Sek. Danach erfolgt eine isometrische Anspannung des Quadrizeps gegen den Widerstand der Hand, Dauer ca. 10 Sek.. Nun wird die Dehnposition erneut eingenommen und der Muskel ca. 10–60 Sek. gedehnt. Dieser Vorgang sollte mindestens 3 Mal wiederholt werden (s. Tab. 5.**2**).

Tabelle 5.1 Hauptbeanspruchungsform **Beweglichkeit**

	Vorschulalter	Frühes Schulkindalter	Mittleres Schulkindalter	1. puberale Phase	2. puberale Phase	Erwachsenenalter
	3.–6. Lebensjahr	6.–9. Lebensjahr	9.–10. Lebensjahr(w) 10.–11. Lebensjahr(m)	11.–13. Lebensjahr(w) 12.–14. Lebensjahr(m)	12.–14. Lebensjahr(w) 15.–16. Lebensjahr(m)	ca. ab 22. Lebensjahr
Charakteristische Merkmale	Ausprägung der physiologischen Krümmungen der Wirbelsäule. Verstärktes Längenwachstum. Aktive Aufrichtung des Bewegungsapparates, dadurch positive Veränderung der Last-Kraft-Verhältnisses.	Erster Gestaltwandel durch verstärktes Längenwachstum. Missverhältnis zwischen Rumpf und Gliedmaßen.	„Verbesserung" der Körperproportionen. Bewegungskoordination wird sicherer. Beginnendes Wachstum der sekundären Geschlechtsmerkmale.	Geschlechtsreifung. Verstärkter Wachstumsschub kann zu disharmonischen Körperproportionen und Störungen der Koordination führen.	„Positive" Veränderung der Körperproportionen. Verbesserung der Bewegungsharmonie.	Abschluss des Längenwachstums und Verknöcherung des Skeletts.
Veränderungen am passiven und aktiven Bewegungsapparat	Große Beweglichkeit des passiven Bewegungsapparats. Knochen- und Gelenksysteme instabil.	Zunahme der Beweglichkeit der Wirbelsäule. Verbesserung der Beugefähigkeit im Hüft- und Schultergelenk. Verschlechterung der Spreizfähigkeit im Hüftgelenk und der Aufrichtung des Schultergürtels.	Beweglichkeit nimmt nur noch durch Training zu.	Mechanische Widerstandsfähigkeit des passiven Bewegungsapparates nimmt ab. Verschlechterung der Beweglichkeit.	Geringere Belastbarkeit des Wachstumsknorpels und der Wirbelkörper. Verringerte Belastbarkeit der Hüftgelenke.	Dehnfähigkeit der Muskulatur nimmt mit zunehmendem Alter ab. Veränderung der Gelenkstrukturen.
Methodische Grundsätze	Beweglichkeitssteigernde Übungen vermeiden. Wegen der instabilen Knochen- und Gelenksysteme ist ein intensives Beweglichkeitstraining gefährlich. Ein allgemeines Entwicklungstraining reicht aus.	Spreizfähigkeit im Hüftgelenk und Aufrichtung und Entfaltung des Schultergürtels durch entsprechende Übungen verbessern. Die Schulung der allgemeinen Beweglichkeit hat absoluten Vorrang.	Der Umfang des Beweglichkeitstrainings darf deutlich erhöht werden, um eine Stagnation zu vermeiden. Vermehrte Arbeit an den bekannten Problemzonen der CF-Patienten (BWS, M. pectoralis, Rumpf, Beine).	Fortsetzung des speziellen Beweglichkeitstrainings für CF-Patienten unter Beachtung des großen Wachstumsschubes in diesem Abschnitt.	Erhalten der bisher erarbeiteten Beweglichkeit.	Jeder Körper unterliegt einer altersbedingten Veränderung. Ein regelmäßiges Training kann diese Veränderung deutlich verlangsamen.

Tabelle 5.2 Hauptbeanspruchungsform **Ausdauer**

	Vorschulalter	Frühes Schulkindalter	Mittleres Schulkindalter	1. puberale Phase	2. puberale Phase	Erwachsenenalter
	3.–6. Lebensjahr	6.–9. Lebensjahr	9.–10. Lebensjahr(w) 10.–11. Lebensjahr(m)	11.–13. Lebensjahr(w) 12.–14. Lebensjahr(m)	12.–14. Lebensjahr(w) 15.–16. Lebensjahr(m)	ca. ab dem 22. Lebensjahr
Charakteristische Merkmale	Ausprägung der physiologischen Krümmungen der Wirbelsäule. Verstärktes Längenwachstum der Gliedmaßen. Aktive Aufrichtung des Bewegungsapparates, dadurch positive Veränderung des Last-Kraft-Verhältnisses.	Erster Gestaltwandel durch verstärktes Längenwachstum. Missverhältnis zwischen Rumpf- und Gliedmaßen.	„Verbesserung" der Körperproportionen. Stabilisierung der Bewegungskoordination. Beginnendes Wachstum der sekundären Geschlechtsmerkmale.	Geschlechtsreifung. Verstärkter Wachstumsschub kann zu disharmonischen Körperproportionen und Störungen der Koordination führen.	„Positive" Veränderung der Körperproportionen. Verbesserung der Bewegungsharmonie	Abschluss des Längenwachstums und Verknöcherung des Skeletts.
Veränderungen am kardiopulmonalen System und Stoffwechsel	Sehr hohe Herzfrequenzen unter Belastung möglich (bis 200). Laktatbildung noch stark beeinträchtigt. Ausgleich durch Katecholaminausschüttung.	Die Organe des Herz-Kreislauf-Systems und des Atemapparates vergrößern sich. Dadurch steigen VO_2 max. und die Ausdauerleistung. Erholungsfähigkeit nach großen Belastungen vermindert.	Hohe Sensibilität für sportliche Bewegungsabläufe. Ausdauer wird hauptsächlich durch verbesserte Bewegungsökonomie gesteigert. Wärmeregulation noch nicht optimal.	Laktatbildung durch Hormonregulation möglich, somit Zunahme der anaeroben Ausdauerfähigkeit. Wärmeregulation wird besser. Verbesserter Stoffwechsel der Muskulatur.	Siehe 1. puberale Phase und deren weitere Steigerung. Hier kann durch organische Anpassung die Grundlage für die zukünftige Ausdauerleistungsfähigkeit gelegt werden.	Volle Ausbildung der Organe. Hohe Anpassungsfähigkeit des Stoffwechsels an die Belastungssituation. Auch die Erholungsfähigkeit steht nun voll zur Verfügung.
Methodische Grundsätze	Intervallartige Belastungen mit Koordinations- und Laufspielen. Keine langen Maximalbelastungen.	Keine Ausdauerbelastungen bei zu großer Hitze. Aerobe Leistungsfähigkeit bereits gut trainierbar. Integration der Koordination noch sehr wichtig.	Sinnvoll ist hier, die Belastungsintensität über die Fortbewegungsgeschwindigkeit zu bestimmen. Ansonsten Trainingsherzfrequenzen zwischen 150 und 170 Schlägen/Min. möglich.	Beginn der sensiblen Phase für Ausdauertraining. Monotone Belastungen bis max. 20 Min. werden akzeptiert. Wechsel der Belastung weiter wichtig (Schwimmen, Laufen, Radfahren, Inlinefahren etc.).	Belastungsumfang kann weiter gesteigert werden.	Dem zielorientierten Ausdauertraining steht nichts mehr im Wege.

Tabelle **5.3** Hauptbeanspruchungsform **Kraft**

	Vorschulalter	Frühes Schulkindalter	Mittleres Schulkindalter	1. puberale Phase	2. puberale Phase	Erwachsenenalter
	3.–6. Lebensjahr	6.–9. Lebensjahr	9.–10. Lebensjahr(w) 10.–11. Lebensjahr(m)	11.–13. Lebensjahr(w) 12.–14. Lebensjahr(m)	12.–14. Lebensjahr(w) 15.–16. Lebensjahr(m)	ca. ab dem 22. Lebensjahr
Charakteristische Merkmale	Ausprägung der physiologischen Krümmungen der Wirbelsäule. Verstärktes Längenwachstum der Gliedmaßen. Aktive Aufrichtung des Bewegungsapparates, dadurch positive Veränderung des Last-Kraft-Verhältnisses.	Erster Gestaltwandel durch verstärktes Längenwachstum. Missverhältnis zwischen Rumpf und Gliedmaßen.	„Verbesserung" der Körperproportionen. Stabilisierung der Bewegungskoordination. Beginnendes Wachstum der sekundären Geschlechtsmerkmale.	Geschlechtsreifung. Verstärkter Wachstumsschub kann zu disharmonischen Körperproportionen und Störungen der Koordination führen.	„Positive" Veränderung der Körperproportionen. Verbesserung der Bewegungsharmonie.	Abschluss des Längenwachstums und Verknöcherung des Skeletts.
Veränderungen am passiven und aktiven Bewegungsapparat	Große Beweglichkeit des passiven Bewegungsapparates. Knochen- und Gelenksysteme instabil	Geringer Testosteronspiegel. Muskelanteil liegt bei ca. 23 %. Schwache Haltemuskulatur. Beginn der Trainierbarkeit mit geringsten Widerständen.	Gesteigerte Schnellkraft. Immer noch Schwächen in der Haltemuskulatur, insbesondere der oberen Extremitäten. Muskelanteil 28 %.	Mechanische Widerstandsfähigkeit des passiven Bewegungsapparates nimmt ab. Verstärkte Androgenausschüttung. Umstrukturierung der Knochenbälkchen durch Längenwachstum.	Geringere Belastbarkeit des Wachstumsknorpels und der Wirbelkörper. Verringerte Belastbarkeit der Hüftgelenke.	Dehnungsfähigkeit der Muskulatur nimmt mit zunehmendem Alter ab. Veränderung der Gelenkstrukturen.
Methodische Grundsätze	Krafttraining für diese Altersgruppe ungeeignet.	Keine statische Muskelarbeit wegen ungünstiger Längenverhältnisse ausführen. Krafttraining an Maschinen nicht empfehlenswert. Nur mehrgelenkige Übungen einsetzen, die überwiegend das Überwinden des eigenen Körpergewichtes beinhalten.	Vorrangig Bauch- und Rückenmuskulatur trainieren. Verbesserung der Schnellkraft anstreben. Nur mehrgelenkige Übungen einsetzen. Kein Maximalkrafttraining. Muskelaufbau mit einer Intensität bis zu 40 % möglich, jedoch nur in Verbindung mit Koordinations- und Beweglichkeitsübungen.	Vermeidung von starken Zug-, Druck- und Stauchbewegungen. Auf Entlastung der WS achten. Muskelaufbau mit Intensitäten von 40-50 % weiter fortsetzen. Einseitige Dauerbelastungen vermeiden. Beginn des Kraftausdauertrainings.	Statisches Krafttraining für CF-Patienten möglich, allerdings nicht empfehlenswert. Ab hier sind alle Krafttrainingsformen möglich. Voraussetzung sollte eine sportmedizinische Untersuchung sein. Empfehlung für CF-Patienten: Trainieren der Kraftausdauer.	Kontinuierliche und regelmäßige Belastung der Knochen und Muskeln ist einer der Hauptschutzfaktoren vor Osteoporose.

▰▰▰ Trainingsgrundlagen zur Ausdauer

Aus dem Blickwinkel eines gesundheitsorientierten und präventiven Ausdauertrainings für CF-Patienten geht es beim Trainingsziel um die Steigerung der Ermüdungswiderstandsfähigkeit. Der Trainierende soll eine Grundausdauer erreichen, mit der er seine körperlichen Alltagsbelastungen und körperliche Krisensituationen (z. B. Infekte) besser übersteht.

Belastungsform/Trainingsmethode

Im Rahmen eines Ausdauertrainings für CF-Patienten sind solche Sportarten zu bevorzugen, die möglichst viele Muskelgruppen einbeziehen (mehr als ⅙ der gesamten Skelettmuskulatur, z. B. ein Bein). Besonders empfehlenswert sind Schwimmen, Walking, Jogging, Skilanglauf, Wandern, Radfahren (auch Ergometer), Aerobic, Jazztanz, Inlineskaten.

Belastungsintensität

Um eine Trainingsadaptation im Körper auszulösen, muss eine bestimmte Reizschwelle im Körper überschritten werden. Die niedrigste Belastungsintensität, bei der eine Adaptation geschieht, liegt bei etwa 50 % der maximalen Herzfrequenz. Die optimale Trainingsintensität für ein effektives Ausdauertraining liegt bei etwa 70–80 % der maximalen Herzfrequenz. Wichtig ist, die Unterschiede zwischen den Sportarten zu beachten. So liegen z. B. die Maximalwerte einer Laufbelastung deutlich höher als bei einer Fahrradergometerbelastung. Für eine Fahrradbelastung kann man ca. 10 Schläge pro Minute abziehen.

Belastungsdauer

Die Belastungsdauer ist zunächst einmal abhängig vom Trainingsziel. In zweiter Linie muss der jeweilige Trainingszustand des Patienten mit in die Planung einbezogen werden (sowie die Tagesform). Für die Verbesserung der kardiopulmonalen Leistungsfähigkeit ist eine kontinuierliche Belastung von 30–45 Min. optimal. Diese Angabe gilt für gesunde Sportler und trifft auch für einige Patienten zu. Allerdings gibt es genügend Patienten, die diese Belastungsdauer nicht erreichen

werden. Diese Patienten erzielen über ein Intervalltraining ebenfalls eine körperliche Leistungssteigerung. Hierbei wird ein gezielter Wechsel von Belastung und Pause angestrebt. Die Belastungsdauer sollte zwischen 2–5 Min. liegen. Die Pausendauer auf dem Ergometer beträgt ca. 1 Min. und nach dem Laufen 2–3 Min. (aktiv). Die Belastungsintervalle sollten 4–6 Mal wiederholt werden.

Belastungshäufigkeit

Für eine Steigerung der körperlichen Leistungsfähigkeit (aerobe Ausdauer) wird aus trainingswissenschaftlicher Sicht eine Häufigkeit von 3–5 Trainingseinheiten pro Woche angegeben (Gruber 1997). Soll die momentane Leistungsfähigkeit möglichst lange erhalten werden, reichen 2 Einheiten pro Woche aus. Auch für einen Trainingsanfänger sollte der zeitliche Druck, wie bereits angesprochen, nicht zu hoch sein. Wer den Spaß und die Effekte der sportlichen Bewegung erkennt, steigert den Trainingsumfang von alleine (Tab 5.**3**).

▰▰▰ Trainingsgrundlagen zum Kraftausdauertraining

Das Ziel eines Kraftausdauertrainings für Patienten mit einer obstruktiven Atemwegserkrankung sollte auf jeden Fall *die Steigerung der Kraftausdauer der Atemmuskulatur beinhalten*. Zusätzlich kann eine kardiopulmonale Entlastung durch ein Kraftausdauertraining der Beinmuskulatur erzielt werden.
  Weitere Ziele sind:
– Ausgleich muskulärer Dysbalancen,
– Schulung der intermuskulären Koordination,
– Verbesserung der intramuskulären Koordination,
– Muskelaufbau.

Belastungsform/Trainingsmethoden

Eine kontrollierte Atemtechnik bildet die Grundlage für den Einstieg in ein sinnvolles Krafttraining. Beim Krafttraining kann die Atmung sehr gut an die Bewegung gekoppelt werden. Das Atemtempo gibt das Bewegungstempo vor, womit zugleich eine optimale O_2-Versorgung gewährleistet wird. Die Steigerung der Kraftausdauer lässt sich am besten mit funktionellen Kräftigungsübungen erreichen, d. h. es sollte nicht mit isolierten Muskelgruppen, sondern mit Muskelschlingen trainiert werden. Hierfür bieten sich der Zugapparat, das Theraband und freie Gewichte (Hanteln oder das eigene Körpergewicht, auch Teile davon) an.

Belastungsintensität

Die Belastungsintensität liegt beim Kraftausdauertraining etwa zwischen 60–70 % der Maximalkraft. Ein Test der Maximalkraft bei Gesundheitssportlern macht in diesem Zusammenhang keinen Sinn und die Verletzungsgefahr ist viel zu hoch. Es gibt aber eine Möglichkeit, die Intensität über die Wiederholungszahlen zu bestimmen.

Die Tabelle 5.**4** gibt dem Therapeuten/Trainer die Möglichkeit, die Belastungsintensität für ein gezieltes Krafttraining auch ohne Maximalkrafttest zu bestimmen.

Eine Intensität von 60–70 % wird demnach erreicht, wenn der Trainierende eine Gewichtslast (einen Widerstand) 11–20 Mal überwindet. Der Widerstand sollte zunächst so gewählt sein, dass der Trainierende 20 Wiederholungen erreicht und bei der letzten Wiederholung den Widerstand noch 1–2 Mal hätte überwinden können. Dieser sogenannte Satz (20 Wiederholungen) sollte mit ca. 30–60 Sek. langen Pause 4–6 Mal wiederholt werden. Die Pausengestaltung kann sich ansonsten nach der individuellen Form des Patienten richten, sollte aber 3 Min. nicht überschreiten.

Tabelle 5.**4** Belastungsintensitäten beim Krafttraining

Belastungs-intensitäten in %	Wiederholungsanzahl
100	1
95	2
90	3– 4
85	5– 6
80	7– 8
75	9–10
70	11–13
65	14–16
60	17–20
55	21–24

Ein besonderes Augenmerk liegt beim Krafttraining auf der Atmung. Bei einer schlechten Atemtechnik kann die Leistungsfähigkeit der Muskulatur deutlich vermindert sein. Jede Form der Pressatmung ist zu vermeiden. Die Ausatmung sollte immer entspannt oder wenn notwendig mit einer Lippenbremse bei der Belastung (Muskelanspannung) erfolgen. Je mehr der Trainierende ausatmet, desto kleiner wird das exspiratorische Reservevolumen, desto mehr Platz gibt es für Sauerstoff. Die Einatmung erfolgt automatisch und benötigt keine spezielle Konzentration. Die Atmung sollte mit der Bewegung einen gemeinsamen Rhythmus finden.

Die Bewegungsgeschwindigkeit beim Kraftausdauertraining ist zügig. Zügig heißt so schnell, wie der Trainierende die Bewegungsausführung (das freie Gewicht) unter Kontrolle hat. Eine zu langsame Bewegungsausführung würde nicht dem Belastungsprofil eines Kraftausdauertrainings entsprechen.

Eine abwechslungsreiche Variante des Kraftausdauertrainings ist das sogenannte Circuittraining, bei dem die muskuläre Belastung nicht durch Wiederholungszahlen, sondern durch einen Zeitfaktor bestimmt wird. Empfehlenswert sind 30–45 Sek. Belastung und ca. 30 Sek. Pause. Die Anzahl der einzelnen Stationen liegt zwischen 4 und 5 (kann gesteigert werden), die Anzahl der Runden beträgt 3–4.

Belastungsdauer

Die Belastungsdauer ergibt sich aus den oben genannten Einzelheiten.

Belastungshäufigkeit

Die Trainingshäufigkeit zur Steigerung der Kraftausdauer liegt bei mindestens 2 Einheiten pro Woche. Damit der Trainingsumfang nicht noch weiter steigt, bietet es sich an, z. B. nach einer Ausdauereinheit 2–3 gezielte Kräftigungsübungen durchzuführen.

Übungsbeispiel

Pull-Over: Rückenlage auf einer Bank vor einem Zugapparat, bei dem die Umlenkrollen in der tiefsten Position stehen. Der Kopf liegt zum Gerät. Der Abstand zum Gerät ist so zu wählen, dass die Arme, wenn sie über den Kopf nach hinten geführt werden, das Gerät nicht erreichen. Dieselbe Übung kann auch mit einem Theraband in derselben Ausgangsstellung durchgeführt werden. Hüft- und Kniegelenke sind jeweils 90° flektiert und die Unterschenkel liegen übereinander. Jetzt wird der Zugapparat (Theraband) über den Kopf nach vorne geführt. Intensitäten s. o.. Die Ausatmung findet immer bei der Belastung statt.

> **!** Merke: Zusammenfassung der wichtigsten Trainingsvorgaben:
> – Die wirkungsvollsten Trainingseffekte werden beim Sport wie auch bei fast allen anderen therapeutischen Anwendungen durch regelmäßiges Training/Üben erzielt.
> – Es ist besser, 5 Mal in der Woche 12 Min. zu trainieren als 1 Mal 60 Min. am Stück.
> – Beweglichkeitstraining aller Muskelgruppen.
> – Kraftausdauertraining der Beinmuskulatur eignet sich zur Ökonomisierung der Muskelarbeit und Entlastung des kardiopulmonalen Systems.
> – Wichtig ist das Kraftausdauertraining der Atem- und Atemhilfsmuskulatur.
> – Ein gutes Training funktioniert nur mit einer gezielten und angepassten Atemtechnik.
> – Der Patient soll in regelmäßigen Abständen trinken, auch ohne Durstempfinden.
> – Trainingsintensität beim Ausdauertraining beträgt mindestens 50 % und max. 70–80 % der maximalen Herzfrequenz.

5.2.6 Hinweise für Schulsportlehrer

Der Schulsport dient den Kindern vor allem zur sozialen Integration. Folgende Hinweise sollen dem Lehrer den Umgang mit dieser Herausforderung etwas erleichtern:
– Während der Belastung soll es nicht zur Pressatmung kommen und nach Möglichkeit eine Nasenatmung stattfinden. Die Kinder können einen Bronchialkollaps durch die Lippenbremse vermeiden.

– Ist eine Überforderung des Kindes zu erkennen (schlechte Feinmotorik, Gesichtsausdruck, Körperhaltung), sollte eingeschritten und das Kind zu einer Pause aufgefordert werden.
– Das Kind muss die Möglichkeit erhalten, in entsprechenden Abständen zu trinken.
– Häufig aufeinander folgende Sprintbelastungen können je nach Zustand des Kindes kontraindiziert sein.

5.3 Physiotherapie, Sport- und Bewegungstherapie in der Rehabilitation

D. Holle, K. Kenn, A. Frank

Assoziationen zum Begriff „Rehabilitation" sind in Deutschland sehr unterschiedlich. Das gedankliche Spektrum reicht dabei vom Kuraufenthalt bis zu hoch differenzierten Behandlungsstrategien, die soweit möglich auf medizinischer Evidenz basieren.

Gemäß der Definition der WHO (Weltgesundheitsorganisation) *„umfasst die Rehabilitation alle Maßnahmen, die das Ziel haben, den Einschluss von Bedingungen, die zu Einschränkungen oder Benachteiligungen führen, abzuschwächen und die eingeschränkten und benachteiligten Personen zu befähigen, eine soziale Integration zu erreichen. Rehabilitation zielt nicht nur darauf ab, eingeschränkte und benachteiligte Personen zu befähigen, sich ihrer Umwelt anzupassen, sondern auch darauf, in ihre unmittelbare Umgebung und die Gesellschaft als Ganzes einzugreifen, um ihre soziale Integration zu erleichtern"* (WHO 1980).

Bei der Mukoviszidose ist diese Definition umfassend anzuwenden, denn neben medizinischen spielen gerade soziale Aspekte eine bedeutende Rolle.

Die Komplexität der Erkrankung sowie die daraus resultierenden personellen und logistischen Anforderungen an eine Rehabilitationsklinik machen es notwendig, dass CF-Patienten in eigens hierfür spezialisierten Fachkliniken behandelt werden, in denen die notwendige medizinische Kompetenz vorhanden ist.

Bis vor kurzem war die stationäre CF-Rehabilitation noch eine alleinige Domäne der pädiatrischen Medizin. Auf Grund der erfreulich gestiegenen Lebenserwartung der Erkrankten ist es nun dringend notwendig, dass sich auch der Bereich der pneumologischen Erwachsenenrehabilitation dieser Herausforderung stellt.

Prinzipiell ist zwischen ambulanter und stationärer Rehabilitation zu unterscheiden.

Die nachfolgenden Ausführungen beziehen sich ausschließlich auf die Möglichkeiten einer *stationären* Behandlung.

Der Vorteil einer stationären Behandlung liegt in der Kooperation der bei der Therapie involvierten Berufsgruppen, welche sich gemeinsam für die Patienten einsetzen. Umgekehrt hat jeder Patient die Möglichkeit, alle Angebote und Hilfen in kurzer Zeit effektiv zu nutzen. Er profitiert hierbei von den Erfahrungen und dem Wissen des medizinischen Bereiches mit Ärzten, Pflege und Diagnostik sowie des therapeutischen Bereiches mit Physiotherapie, physikalischer Therapie, Sport- und Bewegungstherapie und psychosozialem Dienst.

Entscheidend sind auch die kurzen Wege in einer Rehabilitationsklinik. Die Patienten können auf ihrem Einzelzimmer inhalieren und essen, müssen sich nicht selbst um alltägliche, häufig kräftezehrende Hausarbeit kümmern und erreichen in kürzester Zeit den Therapiebereich, ohne dass dies bereits eine ermüdende Anreise mit Umkleiden, Fahren und Abhängigkeit von anderen Personen bedeutet.

5.3.1 Inhalte der stationären Rehabilitation

– Fortsetzung der Atemtherapie: zu den Inhalten und Schwerpunkten einer stationären Rehabilitationsbehandlung gehört die Fortsetzung der Atemtherapie. Zwar sind die Patienten meist gut vorgeschult, im Alltag findet sich jedoch öfters eine gewisse „Therapieunlust", die vielleicht nachvollziehbar sein mag, aber die es dennoch zu durchbrechen gilt. Häufig ist es möglich, die bekannten Atem- und Inhalationstechniken sowie die Anwendung und Reinigung von Atemhilfsgeräten zu optimieren.
– *Sport- und Bewegungstherapie:* im Vergleich zur meist breiten Anwendung der Atemtherapie variiert das Ausmaß von körperlicher Belastung im Alltag der CF-Patienten erheblich. Gerade hier ermöglicht ein vielfältiges Angebot einen Einstieg in die Sporttherapie (u. a. Ausdauer- und Krafttraining). Einerseits bie-

ten gut eingerichtete Rehabilitationszentren einen großen Bereich an sporttherapeutischen Geräten, welche zum Ausprobieren und Trainieren auffordern. Andererseits bietet die Natur einen großen Anreiz, mit dem Sport direkt vor der Tür zu beginnen (Walking, Wandern usw.). Hilfreich sind hierbei sicher gruppendynamische Aspekte, die auch einen schlechten Tag leichter erleben lassen: „Man trifft sich beim Training".

Seitens der medizinischen Diagnostik (z. B. Bodyplethysmographie, Blutgasanalyse, Spiroergometrie) sind initial erhobene Befunde im Verlauf zu kontrollieren, um frühzeitig negative Veränderungen zu erkennen oder erreichte Verbesserungen dokumentieren zu können. Dies gilt es, intensiv und verständlich mit den Betroffenen zu diskutieren, um ihnen ein subtileres Gefühl für Möglichkeiten und Grenzen im Rahmen der Erkrankung zu vermitteln. Bei zunehmender Erkrankungsschwere müssen die therapeutischen Optionen ebenso wie die Verhaltensstrategien der Patienten angepasst werden.

– *Psychosoziale Betreuung:* einen weiteren Vorteil stationärer Aufenthalte stellt die Gelegenheit zum solidarischen Gedanken- und Informationsaustausch mit anderen CF-Patienten und die damit verbundene Gruppendynamik dar.
– *Rehabilitative Maßnahmen in Verbindung mit gezielter Regeneration:* Rehabilitation in ganzheitlichem Sinne beinhaltet eine Regeneration für Körper, Geist und Seele. Kernpunkte sind die Behandlung und das Training. Hinzu kommt die Auseinandersetzung mit der Therapie, mit anderen Krankheitsbildern, auch mit der Zukunft. Nicht zuletzt bietet ein Ortswechsel jedem Menschen die Gelegenheit, sich selbst in neuem Umfeld zu reflektieren.

▚ Besonderheiten bei CF-Patienten

▪ Der stabile CF-Patient in der Rehabilitation

Zu Beginn des Aufenthaltes in der Rehabilitationsklinik wird der CF-Patient durch den Physio- und Sporttherapeuten eingehend befundet, damit der Allgemeinzustand beurteilt werden kann.

Die nachfolgende Behandlung richtet sich nach Lebensalter und Schweregrad der Erkrankung. Je schlechter der Zustand ist, umso eher kommen passive Techniken zum Einsatz. Ansonsten tritt die Sport- und Bewegungstherapie in den Vordergrund.

Zusammen mit dem Therapeuten wiederholt bzw. erlernt der CF-Patient alle für ihn möglichen und sinnvollen Atemtherapiemaßnahmen.

Die Anzahl von Einzelbehandlungen in der Atemtherapie richtet sich nach den aktuellen Erfordernissen und variiert zwischen 4–6 Mal pro Woche (30–60 Min). Diese werden von Maßnahmen der physikalischen Therapie wie Bindegewebsmassage, Schmerztherapie, Elektro- und Thermotherapie sowie Entspannungsverfahren ergänzt.

Übungen und Techniken, die der Patient selbst durchführen kann und soll, werden lediglich kontrolliert bzw. korrigiert.

▣ Übergang von der Kinder- in die Erwachsenenrehabilitation

Ältere Jugendliche und junge erwachsene CF-Patienten, die bislang Spezialkliniken für Kinder aufsuchten, entwachsen irgendwann ihren bisherigen Therapiestätten und kommen dann erstmals in eine Klinik für Erwachsene. Dabei sind verschiedene Aspekte seitens des CF-Teams zu berücksichtigen.

Mögliche Probleme:
- unzureichende Selbstständigkeit bei der Gestaltung des Tagesablaufs und der Therapiemaßnahmen ohne familiäre Unterstützung,
- noch nicht vorhandenes Vertrauen in das neue Therapeutenteam,
- Konfrontation mit fortgeschrittenen CF-Erkrankungen bei Mitpatienten mit O_2-Therapie bis hin zum Thema Transplantation.

Aufgaben:
- Behutsame Begleitung in der Umstellungsphase (von der Kinder- in die Erwachsenenklinik),
- Entwicklung einer neuen Patienten-Therapeuten-Beziehung,
- Vermittlung von Eigenverantwortlichkeit und Eigenkompetenz (konsequente Therapie, Infektmanagement, Belastungssteuerung),
- Hilfestellungen bei der Berufsfindung.

▣ Erwachsene CF-Patienten mit Erstdiagnose

Bei milderen Verlaufsformen manifestiert sich die Mukoviszidose klinisch erkennbar erst im Erwachsenenalter, so dass heute bei subtileren Untersuchungsmöglichkeiten die Diagnose möglicherweise erst im 2.-4. Lebensjahrzehnt gestellt wird.

Diese Patienten kommen mit vergleichsweise geringeren Vorkenntnissen über ihre Erkrankung und deren Therapiemöglichkeiten zur Rehabilitation.

Eine genaue Aufklärung über die CF-Erkrankung von ärztlicher Seite sowie die Vermittlung des gesamten therapeutischen Repertoires sind daher sehr wichtig. Auch die Anbindung an weiterbetreuende ambulante Versorgungsstrukturen, insbesondere an eine kompetente Atemtherapie, kann zu den Aufgaben der Physiotherapeuten gehören.

▣ Besonderheiten der Therapie

▣ Intravenöse Antibiotikatherapie

Intravenöse (i. v.)-Therapie (s. Kapitel 1.1) in der Rehabilitation bedeutet, dass der Patient neben ärztlichen und therapeutischen Maßnahmen von den veränderten äußeren Bedingungen wie Luft, Umgebung, Freizeitgestaltung usw. profitiert. Der Aufenthalt in einer Rehabilitationseinrichtung hat längst nicht den typischen Klinikcharakter (Tagesablauf, Zimmer, Therapiemöglichkeiten).

Eine i. v.-Therapie ist kein Hindernis für die Atem-, Bewegungs- und Sporttherapie. Lediglich zeitliche Einschränkungen durch die Infusionen sind zu berücksichtigen und Venenreizungen sind zu beachten. So ergibt sich für den Patienten die Möglichkeit, im Sinne einer optimierten Zeiteinteilung die notwendige i. v.-Therapie mit allen Maßnahmen der Rehabilitation zu verknüpfen.

▣ Langzeit-O_2-Therapie

In fortgeschrittenen Stadien einer Mukoviszidose kann die Einschränkung der Atmungsvolumina derart zunehmen, dass die O_2-Versorgung des Körpers nicht mehr ausreichend gewährleistet ist und eine Hypoxämie (O_2-Mangel) entsteht. Diese kann phasenweise im Rahmen von Infekten, später dann auch chronisch als Ausdruck weiterer Verschlechterung manifest werden. Anfangs besteht eine reine Hypoxie mit normalen Kohlendioxidwerten, später stellt sich zudem noch eine Hyperkapnie (CO_2-Anstieg) ein, die als Ausdruck der beginnenden Erschöpfung der Atempumpe zu werten ist. Zur Atempumpe gehören das Atemzentrum im Gehirn, der Thorax, die Einatemmuskeln und die zwischen Atemzentrum und Rückenmark liegenden nervalen Verbindungen zu den Einatemmuskeln. Die gestörte Funktion der Atempumpe wird ventilatorische Insuffizienz genannt (Ehrenberg 2001).

Neben der Blutgasanalyse steht hier die Pulsoximetrie zur Abschätzung der Sauerstoffversorgung in Ruhe und insbesondere auch bei Belastung zur Verfügung.

Die Hypoxämie kann heute mittels mobiler Sauerstoffquellen effektiv ausgeglichen werden.

Bei einer Indikation zur Dauer-O_2-Therapie ist eine Behandlungszeit von mehr als 16 Stunden unbedingt einzuhalten. Dies bezieht sich speziell auf Phasen körperlicher Belastung, so dass gerade bei der Sporttherapie Sauerstoff eingesetzt werden muss. Dabei ist die Notwendigkeit einer erhöhten Flussrate bei Belastung zu prüfen. Verschiedene Systeme wie Nasenbrillen, Gesichtsmasken, Oxymizer etc. können zur Anwendung kommen.

Der sauerstoffpflichtige Patient hat während seines Aufenthalts die Möglichkeit, unter der Kontrolle von Physio- und Sporttherapeuten seine Grenzen auszutesten, die optimale Belastung für sich zu finden und durch regelmäßiges Training im Umgang mit der O_2-Langzeittherapie sicher zu werden. Die eigene Erfahrung, mit Sauerstoff trainieren zu können und belastbarer zu werden, verknüpft mit der sichtbaren Tatsache, dass es anderen Patienten ähnlich geht, steigert die Sicherheit und Motivation, das Training auch im Alltag fortzuführen und steigert die O_2-Akzeptanz ganz allgemein.

Die Compliance lässt sich bei dieser aufwendigen und „ungeliebten" Behandlungsform durch folgende Hilfsmittel verbessern:
- Flüssigsauerstoff mit tragbarer Einheit (selbstständiges Füllen und Kontrollieren des Füllstandes),
- Sparsysteme zur Erhöhung der Mobilität,
- Transporthilfen wie Schultertragriemen, Caddy, Rucksack, (Rollator),

- bedarfsgerechte O_2-Brillen (richtige Größe, verträgliche Materialien),
- spezielle Brillengestelle mit integriertem O_2-Schlauch,
- Motivation zum Einsatz in der Öffentlichkeit (Wandern, Einkaufen etc.).

Gerade hier bietet eine stationäre Rehabilitationsklinik mit einer differenzierten O_2-Schulung ideale Möglichkeiten, den Nutzen der O_2-Therapie zu erleben und mit der alltagsbezogenen Handhabung vertraut zu werden.

■ NIPPV-Therapie

NIPPV-Therapie bedeutet nasal intermittend positive pressure ventilation-Therapie.

Zu Beginn einer Therapie mit höherer körperlicher Aktivität muss bei schwerkranken CF-Patienten ausgeschlossen werden, dass unter körperlicher Anstrengung Zeichen einer Atempumpenschwäche (CO_2-Anstieg) auftreten. Reicht die alleinige O_2-Gabe nicht mehr aus um die respiratorischen Defizite auszugleichen und zeigt sich neben dem O_2-Mangel noch ein bedrohlicher Anstieg der CO_2-Werte, dann müssen neue, nicht-invasive Beatmungsverfahren (am nicht narkotisierten Patienten mit Gesichtsmasken) zur Entlastung der Atempumpe eingesetzt werden. Dabei muss der Patient lernen, möglichst die gesamte Atmung an ein speziell auf seine Bedürfnisse eingestelltes Gerät zu übertragen. Da dieses im Idealfall die Atemarbeit fast komplett übernimmt und die notwendigen Atemvolumina liefert, kommt es zu einer erheblichen Entlastung und Erholung der Atemmuskulatur. Ziel ist es, dadurch die leistungslimitierende bzw. leistungsverhindernde respiratorische Einschränkung zu kompensieren und dem Patienten ein größeres Ausmaß körperlicher Belastungen zu ermöglichen.

Bei einer Indikationsstellung zur nicht-invasiven Beatmung wird mit den Patienten erarbeitet, wann und wie das Beatmungsgerät eingesetzt werden soll. Es bieten sich verschiedene Möglichkeiten:
- nachts,
- tagsüber stundenweise (z. B. nach erschöpfender Sporttherapie),
- zusätzlich während des Trainings.

Bei weit fortgeschrittenen Erkrankungen stellt die NIPPV-Therapie oft die einzige Möglichkeit dar,

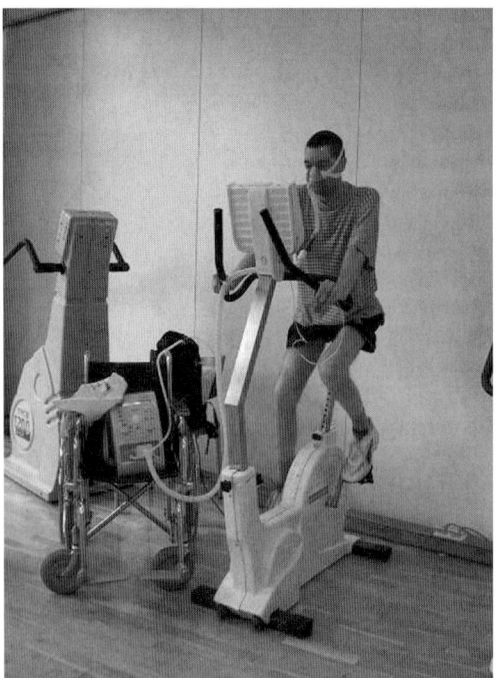

Abb. 5.**5** Patient unter NIPPV-Therapie beim Belastungstraining

den Betroffenen eine körperliche Aktivität zu ermöglichen. Dies macht trotz massiver Atemlimitation ein Training überhaupt erst möglich (Abb. 5.**5**).

Zusätzlich werden bei solchen Patienten überwiegend passive Techniken und Entspannungsmaßnahmen angewendet. In der Praxis ist folgender methodischer Aufbau möglich (von passiv nach aktiv):

- Bewegungsübergänge
  (Rückenlage-Sitz-Stand),
- Bewegungsübungen in Rückenlage, Sitz, Stand,
- Gehen,
- Ausdauerübungen (z. B. Fahrradergometer).

Evaluierte oder gar standardisierte Konzepte für solche Behandlungsansätze existieren noch nicht. Vielmehr handelt es sich um eine individualisierte Therapie bei besonderen Fragestellungen (z. B. „bridging" bis zur Transplantation).

Darüber hinaus steht mit der Lungentransplantation seit Jahren eine Therapieoption zur Verfügung, die das Leben der CF-Patienten dramatisch verbessern kann. Dies muss allerdings

nicht für jeden einen gangbaren Weg darstellen. Solchen Aspekten gerecht zu werden, stellt eine neue Dimension an die Inhalte einer stationären Rehabilitationsklinik für erwachsene Mukoviszidoseerkrankte dar. Gerade hier ist die vertrauensvolle und ergänzende Kooperation mit den CF-Ambulanzen und den zuständigen Transplantationszentren gefragt, denn die Auswahl der richtigen Kandidaten für eine Transplantation zum geeigneten Zeitpunkt stellt die größte ärztliche Kunst in dieser Phase dar.

◼ Osteoporoseprophylaxe

Unabhängig von den zuvor beschriebenen Bereichen, welche die Grundlage für eine rehabilitative Maßnahme bilden, muss auf folgenden Punkt aufmerksam gemacht werden: *Auf Grund der krankheitsbedingten Resorptionsstörung in Hinblick auf den Kalzium- und Vitamin D-Haushalt ist das Erreichen einer ausreichenden Knochenmasse (Peak bone mass) bereits im Kindes- und frühen Erwachsenenalter erschwert.*

Exakte Angaben über die Prävalenz von klinisch relevant verminderter Knochendichte liegen nicht vor. Zwischen 2 und 13 % der Patienten weisen laut verschiedener Studien eine Osteoporose auf.

Da die Knochenmasse bei gesunden Menschen bis zum 30. Lebensjahr zunächst noch stetig zunimmt und für Patientenkollektive unter 30 Jahren insbesondere mit Mukoviszidose keine Vergleichswerte vorliegen, ist die Interpretation einzelner Messergebnisse schwierig. Für den individuellen Verlauf sollten jedoch in regelmäßigen Abständen Knochendichtemessungen durchgeführt werden, um eine frühzeitige Veränderung der Knochenarchitektur zu erkennen.

Von besonderer Bedeutung ist der so genannte t-Wert, welcher die Abweichung des Patientenmesswertes vom Mittelwert eines gesunden Kollektivs in Standardabweichungen angibt. Nach der WHO-Arbeitsgruppe beginnt das Frakturrisiko ab einem t-Wert von -2,5. Bei weiter absinkendem t-Wert steigt das Frakturrisiko exponentiell an.

Als Ursachen für die Osteopenieneigung werden der insgesamt schlechte Ernährungszustand, Resorptionsstörungen, insbesondere von Vitamin D, Corticosteroidtherapie sowie reduzierte körperliche Belastbarkeit diskutiert. Daher ist im Sinne einer *Osteoprotektion* eine frühzeitige Substitution von Vitamin D und Calcium zum Schutz des Knochens zu empfehlen. Bei fortgeschritteneren Veränderungen sollten diese Patienten vom Facharzt osteologisch beraten und therapiert werden.

Neben der medikamentösen Therapie wirkt sich ein Höchstmaß an *körperlicher Aktivität* zusätzlich positiv auf die Knochenarchitektur aus.

Aus *atemtherapeutischer Sicht* muss bei fortgeschrittenen Stadien der Erkrankung ggf. die erhöhte Gefahr für Frakturen, insbesondere Rippenfrakturen, beachtet werden. In weit fortgeschrittenem Osteoporosestadium kann bereits die Mobilisation, die Kontaktatmung (mit Druck in die Ausatmung) und der Einsatz des Vibrax Frakturen verursachen. Vorsichtige Thoraxmobilisation sowie leichte Vibrationen bleiben allerdings Inhalt der Behandlung. Ein sehr hoher Druck auf die Rippen entsteht beim Husten. Somit muss die Schulung der Hustentechnik Inhalt der Atemtherapie sein.

Auch eine *eingeschränkte Mobilität kann den Knochenstoffwechsel negativ beeinflussen.* Dies liegt in der Tatsache begründet, dass axiale Stauchungsreize zur Entwicklung der Knochenbälkchen und damit der Knochendichte nötig sind. Bewegungsmangel im Sinne von Gehen, Hüpfen, Laufen und Stützen fördert somit osteoporotische Veränderungen und erhöht das Frakturrisiko. Umgekehrt besteht die Möglichkeit, durch gezieltes Training den Vorgang der Osteoporose zu beeinflussen. Vorrangig ist hierbei das *Krafttraining* in der Intensität des Muskelaufbautrainings, da allgemein gilt, „*dass die größte Knochenmassezunahme durch Gewichts- bzw. Kraftbelastungen zu erwarten sind*" (Platen 1995). Im Rahmen der bewegungstherapeutischen Osteoporoseprophylaxe spielt neben dem Krafttraining das *Koordinationstraining* (s. Kapitel 5.2) unter dem Aspekt der Reaktions- und der Gleichgewichtsfähigkeit eine wichtige Rolle. Die Schulung dieser Fähigkeiten bedeutet zugleich eine erhöhte Sturzprophylaxe und damit eine Senkung des Frakturrisikos. Begleitende trainingstherapeutische Maßnahmen der Osteoporoseprophylaxe sind das Ausdauertraining (zur Anregung des Knochenstoffwechsels ist das Laufband sinnvoller als das Fahrrad), die Flexibilität (um Bewegungsausmaße zu erhalten) sowie die Rückenschule (zur Bewusstmachung der Bewegungen und Belastungen des täglichen Lebens).

Eine gezielte, bewusste und kontrollierte Bewegung ist spontanen Bewegungen, wie sie bei Sportspielen eingesetzt werden, vorzuziehen. So werden ungünstige Bewegungen sowie Stürze vermieden. Betreibt allerdings ein Patient eine Sportart bereits mit Spaß und Energie, sollte man, bevor man den Sport wegen osteoporotischer Bedrohung verbietet, überlegen, ob es nicht Varianten gibt, die das Spiel verlangsamen (z. B. beim Tennis den Ball 2 Mal prellen lassen) oder eine Bewegung vereinfachen (Trampolin springen mit Handstützbogen).

Frische osteoporotische Frakturen erlauben nur individuell abgestimmte Belastungen, evtl. ist sogar strikte Entlastung (z. B. durch ein Korsett) nötig. Ebenso müssen Freizeitsportarten mit dem behandelnden Arzt abgesprochen werden.

Im Falle einer Lungentransplantation (LTx) führen die Immunsuppressiva per se zu einer Verminderung der Knochendichte, was zu Knochenbrüchen führen kann.

5.3.2 Diagnostik und Verlaufsdokumentation

Als Standard zur Erfassung der Erkrankungsschwere gelten die Lungenfunktionsmessung, die Blutgasanalyse und ergometrische Verfahren wie beispielsweise die Spiroergometrie. Die Ergebnisse werden durch die Mediziner sowohl zur Beschreibung der *Erkrankungsschwere und der Folgen als auch zur Verlaufskontrolle eingesetzt.*

Neben diesen diagnostischen Verfahren, die wichtige Grundlagen für die Therapiegestaltung liefern, gibt es in der therapeutischen Praxis verwendbare Tests zur Leistungs- und Verlaufsdokumentation, welche den funktionellen Status der Belastungsfähigkeit beschreiben. Hierzu gehören ergometrische Belastungstests (Stufen- und Rampentests) und der 6-Minuten-Gehtest.

Sowohl die medizinisch-diagnostischen als auch die therapeutisch-funktionellen Verfahren werden immer unter pulsoximetrischer Verlaufsbeobachtung durchgeführt.

■ 6-Minuten-Gehtest

Der Gehtest ist ein einfaches, international anerkanntes und wichtiges Instrument zur Dokumentation der Leistungsfähigkeit. Anzustreben ist eine regelmäßige Testung mit standardisierten und somit vergleichbaren Verfahren in CF-Zentren, Rehabilitationseinrichtungen sowie in ambulanten Praxen vor Ort. Die Validität des 6-Minuten-Gehtests wird bei wiederholtem Testablauf erheblich verbessert. Vor der erstmaligen Durchführung eines Tests muss ein Probelauf stattfinden, um den Einfluss von Lerneffekten auf die Messung zu vermeiden.

Ein solches geschlossenes System kann nicht nur Ärzten und Therapeuten, sondern auch den Patienten Rückmeldungen über den Krankheitsverlauf geben.

Von den in der Literatur beschriebenen Gehtests (Laufband Gehtest: Spring et al., 1997; 6-Minuten-Laufbandtest: Beaumont, Cockcrof & Guz, 1985; Shuttle walk test: Revill et al., 1999) ist an dieser Stelle nur die *6 minute walking distance* (MWD: Mc Gavin, 1976) von Bedeutung. Dieser Test, ursprünglich zur Evaluation von Arbeitsunfähigkeit eingeführt, wurde von der AACPR (American Association of Cardiovascular & Pulmonary Rehabilitation) aufgegriffen. Es finden sich Angaben zur exakten Durchführung des Tests, welche eine Standardisierung ermöglichen. Zur Erfassung der Daten gibt es entsprechende Protokolle. Die wichtigsten Punkte zur Testdurchführung werden hier genannt.

Voraussetzungen:
– Gehstrecke von ca. 30 Metern Länge, möglichst ohne visuelle oder akustische Ablenkung und ohne Hindernisse,
– Stoppuhr,
– kontinuierliche Pulsoximetrie,
– eine Borg-Skala oder eine VAS (Visual Analog Skala),
– Blutdruckmessgerät,
– Stethoskop,
– evtl. Hilfsmittel für den schwerkranken Patienten (z. B. Rollator).

Ablauf:
– Vor Beginn registrieren: Blutdruck, Puls, Sauerstoffsättigung, Dyspnoeempfinden (mit der Borg-Skala/VAS), relevante medikamentöse Beeinflussung, Sauerstoffgabe und Hilfsmittel. Der Test sollte unter optimiert medikamentösem Einfluss stattfinden. Falls die Indikation besteht, wird Sauerstoff verwendet. Das Gerät sollte dann für den Patienten getragen bzw. am Rollator transportiert werden.
– Der Therapeut geht schräg hinter dem Patienten, um dessen Tempo nicht zu beeinflussen. Der Patient wird während des Tests zu der ihm möglichen Leistung ermutigt. Zeitansagen erfolgen jede Minute.

– Die Sauerstoffsättigung wird kontinuierlich überprüft. Sinkt die Sättigung unter 88 % (nach AACPR, in deutscher Literatur unter 90 %) kann der Test dennoch weitergeführt werden. Treten Symptome wie Brustschmerz, Schwindel, massive Atemnot oder andere bedrohlich erscheinende Probleme auf, so muss der Test abgebrochen werden.
– Weiterhin werden Herzfrequenz, Atemnotscore (Borg-Skala oder VAS), Symptomatik und Angaben des Patienten sowie die Pausenhäufigkeit und -dauer registriert.
– Die gleichen Parameter werden im Anschluss an den Test erhoben. Die Gesamtzeit des Tests beträgt 6 Min. inklusive der Pausen.
– Die Testanweisung für den Patienten sollte standardisiert sein und sämtliche angeführte Informationen enthalten, z. B.: „Mit diesem Test möchten wir den momentanen Stand Ihrer Belastungsfähigkeit erfassen. Dazu gehören Sauerstoffsättigung, Atemnotangaben, Blutdruck, Puls und die Strecke, welche Sie in 6 Minuten zurücklegen können. Sie beginnen an der Startlinie und gehen auf dem vorgegebenen Weg. Sie sollen möglichst weit gehen, wählen Sie ihr Tempo selbst. Sie können jederzeit eine Pause einlegen. Während des Tests werden Sie nach Ihrer Atemnot befragt. Konzentrieren Sie sich auf das Gehen und Atmen und unterhalten Sie sich nicht." Die Patienten werden gefragt, ob Sie die Anweisung verstanden haben und diese wiederholen können.
– Werden 2 Tests durchgeführt, sollte dies mindestens in einem Abstand von 10–15 Min. geschehen. Es ist auch möglich, den Test an 2 aufeinanderfolgenden Tagen durchzuführen.

Der Gehtest ist ein Instrument zur Messung der Trainingseffekte. Er ist wichtig als Verlaufskontrolle für Arzt, Therapeut und nicht zuletzt für den Patienten selbst.

■ Ergometrie

Ergometrische Tests können am Fahrrad, am Laufband oder an der Handkurbel durchgeführt werden.

Standardtestverfahren zur Ermittlung der Ausdauerleistungsfähigkeit sind der Rampen- und der Stufentest. Beim Vergleich beider Belastungsprotokolle unterhalb und oberhalb der anaeroben

Schwelle konnten spiroergometrisch keine relevanten Differenzen gefunden werden. Da der Rampentest eine Einschätzung der zu erwartenden Leistung voraussetzt (Erreichen der Maximalleistung in 10–12 Min. unter minütlicher Wattsteigerung bei symptomlimitiertem Abbruch), lässt er sich in der therapeutischen Praxis schwieriger umsetzen. Bewährt hat sich hier der *Stufentest*. Dieser wird von der WHO mit dem Ziel der Trainingsherzfrequenz:

170 minus Lebensalter +/– 5 Schläge beschrieben.

Auf Grund des im Vergleich zur Formel:

220 minus Lebensalter niedrigeren Belastungsgrades kann der Test gut im therapeutischen Umfeld eingesetzt werden.

Am häufigsten findet dieser Test auf dem Fahrradergometer statt und wird im Folgenden beschrieben.

Der Stufentest sieht vor, dass die Wattleistung regelmäßig (z. B. alle 2 Min.) steigt und dabei jeweils Puls, Blutdruck und Belastungsempfinden (Dyspnoescore) des Patienten registriert werden. Bei allen stärker eingeschränkten pneumologischen Patienten wird durchgehend die Sauerstoffsättigung registriert.

Der Test beginnt in der Regel bei 25 Watt und steigt um je 25 Watt pro Stufe. Bei stark ausdauerlimitierten Patienten kann der Test in Abwandlung bereits bei 10 Watt beginnen und alle 2 Min. um 10 Watt gesteigert werden. Die planbare Testdauer sollte ca. 10 Min. betragen.

Sicher definierte Abbruchkriterien existieren nicht. Eigene Erfahrungen zeigen, dass folgende Kriterien für einen Abbruch denkbar sind:
- eine max. Herzfrequenz/Min von: 170 minus Lebensalter +/– 5,
- die Sauerstoffsättigung sinkt für mehr als 2 Min. unter 88 % (in Anlehnung an die AACPR),
- der Patient empfindet die Leistung als sein persönliches Maximum.

Kommt es zum Testabbruch, so soll der Patient differenzieren, ob ihn Atmung oder Ermüdung der Muskulatur („schwere Beine") oder beides zur vorzeitigen Beendigung gezwungen haben.

Registriert wird zusätzlich der Erholungspuls sowie die Sauerstoffsättigung nach 2 oder 3 Min..

Grundsätzlich können alle Kriterien auch bei CF-Patienten gelten, es ist jedoch zu bedenken, dass die Herzfrequenz bereits in Ruhe deutlich erhöht (bis 120/Min) sein kann. Dies ist z. B. medikamentös oder durch schlechten Trainingszustand bedingt. Für die Testdurchführung bedeutet das, ggf. ein größeres Augenmerk auf die O_2-Sättigung und das Belastungsempfinden der Patienten zu legen.

■ Spiroergometrie

Das Verfahren der Spiroergometrie ermöglich die Erfassung zusätzlicher Messparameter, die bei der üblichen Ergometrie nicht beurteilt werden können. Neben der Herzfrequenz werden O_2-Aufnahme, CO_2-Abgabe (über Blutgase) und Atemstromstärke (über eine Maske) gemessen, so dass meist eine differenzierte Aussage zur Leistungsfähigkeit und den noch vorhandenen Reserven möglich ist. Hierdurch können Störungen des Gastaustausches von Limitationen des kardiovaskulären und ventilatorischen Systems abgegrenzt werden. Zudem erlaubt dieses Verfahren, die Mitarbeit des Patienten bei der Belastung bzw. die Ursache der Leistungslimitation besser zu erkennen. Gerade die maximale O_2-Aufnahme kann als Maß für Belastbarkeit, Trainingseffekte und Schweregrad der erkrankungsbedingten Einschränkungen gesehen werden.

■ Pulsoximetrie und Blutgasanalyse

Die pulsoximetrische Messung erfasst neben der Herzfrequenz die Sauerstoffsättigung im Blut (SaO_2) und ist für Patienten wie auch für Therapeuten ein einfaches und wichtiges Instrument für die Trainingssteuerung. Einschränkend ist zu sagen, dass die SaO_2-Messung nur eine orientierende Größe darstellt und in gewissen Bereichen starke Schwankungsbreiten aufweist. Sie ersetzt also nicht die Blutgasanalyse (BGA), die neben dem Sauerstoffpartialdruck auch die CO_2-Partialdrücke sowie die metabolischen Parameter im Hinblick auf eine Alkalose oder Azidose anzeigt.

Gerade bei schwerkranken CF-Patienten (FEV1 ≤ 50 %) ist die BGA unverzichtbar, da hier neben dem Sauerstoffmangel (Hypoxämie) auch eine beginnende CO_2-Retention (Hyperkapnie) erkennbar wird. Letztere kann als Indikator für die Funktionsfähigkeit der Atemmuskulatur angesehen werden und zeigt im Falle eines übermäßigen Anstiegs die drohende Erschöpfung der Atempumpe an.

Die Pulsoximetrie bietet in der Praxis gerade bei allen neuen bzw. ungewohnten Therapieformen und Belastungen die Möglichkeit, dem Patienten im Sinne eines Biofeedbacks ein Gefühl für einen sinnvollen Leistungsrahmen zu vermitteln. Eine Pulsoximetrie ist ratsam bei einer FEV1 zwischen 40 und 60 %. Sollten die SaO_2-Werte unter Belastung abfallen, müssen auch die PO_2- und PCO_2-Werte mittels Blutgasanalyse kontrolliert und jährlich überprüft werden. Im Laufe der Zeit kann er dann auch ohne Messinstrument ein verlässliches Empfinden für Belastungsgrenzen entwickeln. Die Sauerstoffsättigung sollte dauerhaft nicht unter 88 % (nach AACPR) sinken, da ansonsten negative Trainingseffekte durch Verstärkung der Azidoseneigung oder durch gefährdende Rechtsherzbelastungen auftreten können. Die genaue Grenze des Sättigungsabfalls ist individuell mit dem betreuenden Arzt zu klären.

Dies ist deshalb so wichtig, da Patienten einen O_2-Mangel bzw. den Abfall der Sauerstoffsättigung meist nicht wahrnehmen. Ein gefährlicher Anstieg des CO_2-Wertes kann sich klinisch hingegen eher in Form von Müdigkeit, Benommenheit, Kopfschmerz etc. bemerkbar machen, so dass diese Symptome jedem Therapeuten bei der Arbeit mit CF-Patienten mit schwergradigen Verläufen vertraut sein müssen.

Unsere Erfahrung zeigt, dass auch ohne Verordnung von Kontrollgeräten eine verlässliche Trainingssteuerung zu gewährleisten ist. Eine zu große Fixierung auf ständige apparative Kontrollen erscheint für die meisten Patienten nicht sinnvoll. Vor Trainingsbeginn sollte jedoch bei jedem Patienten die Unbedenklichkeit einer Sporttherapie überprüft werden.

5.3.3 Training

„Sporttherapie ist eine bewegungstherapeutische Maßnahme, die mit geeigneten Mitteln des Sports gestörte körperliche, psychische und soziale Funktionen kompensiert, regeneriert, Sekundärschäden vorbeugt und gesundheitlich orientiertes Verhalten fördert" (Schüle u. Deimel 1996).

Um überhaupt Sport treiben zu können, benötigt jeder Mensch bestimmte Fähigkeiten und Fertigkeiten, welche sich in folgende Bereiche einordnen lassen:
– Aktivierung,
– Motorik,
– Emotion und Motivation,
– Kognition,
– Kommunikation und soziale Interaktion.

Die *Aktivierung* beschreibt die Lust, den Funken Eigeninitiative, den Willen zum ersten, vielleicht noch so kleinen Schritt. Jeder Mensch, der Sport treiben will, muss wenigstens ein Signal aussenden, dass er dies möchte. Je stärker ein Mensch körperlich eingeschränkt ist, desto mehr Aktivierungspotenzial muss er zunächst aufbringen, ebenso wie jemand, der lange keinen Sport betrieben hat. Aktiv werden kann aber auch richtig geübt werden. Ein pädagogischer Ansatz aus dem Bereich der Sporttherapie ist das „freie Training". Patienten werden zunächst getestet, ihre Belastungsfähigkeit wird registriert und ein individueller Trainingsplan an Ausdauergeräten sowie medizinischen Trainingsgeräten wird durch spezialisierte Sporttherapeuten erstellt. Jeder Patient ist dann aufgefordert, den Zeitpunkt und die Häufigkeit seines Trainings selbst zu bestimmen und die Leistungen in einem Protokoll zu erfassen. So muss der Entschluss: „Jetzt gehe ich zum Sport" immer wieder und bewusst gefasst werden. Die Patienten werden im Sinne der Eigenverantwortung gefordert. Auch innerhalb einer Trainingseinheit besteht die Möglichkeit für die Entscheidungen, z. B. welches Trainingsgerät für das Ausdauertraining gewählt wird (Laufband, Fahrrad, Handkurbel, Stepper etc.).

Die 5 motorischen Grundeigenschaften *Ausdauer, Kraft, Koordination, Flexibilität, Schnelligkeit* bestimmen die *Motorik* und bieten trainingstherapeutische Ansatzpunkte. Hiervon sind in der pneumologischen Rehabilitation insbesondere Ausdauer, Kraft und Koordination von Bedeutung, welche im Kapitel 5.2 beschrieben wurden. Eine Möglichkeit, vor allem Kraft und Ausdauer zu trainieren, besteht in Fitness-Studios. Während der Rehabilitation können die Patienten das Gerätetraining kennen lernen, um es dann in ihren Alltag aufzunehmen (Tabelle 5.**5**).

Natürlich kann man Sport unter medizinischen Aspekten betreiben. Besser ist es allerdings, wenn das Training durch Spaß, durch gesteigertes Selbstwertgefühl, vielleicht auch durch frustrierende Grenzerfahrungen begleitet wird. Diese *Emotionen* schaffen Bewusstsein durch und für die Bewegung und den Körper. Umgekehrt bietet der Sport die Möglichkeit, Emotionen auszuleben. Durch Leistungssteigerung, aber auch durch Anerkennung von Konsequenz im Training wird *Moti-*

Tabelle 5.**5** Trainingsgeräte der Medizinischen Trainingstherapie und deren Einsatz bei Patienten mit CF

Trainingsgerät	Ausführung	Vorrangig trainierte Muskelgruppen (Kraft/Dehnfähigkeit)	Alltagsbezug	Atmung
Beinpresse (Extensoren- und Flexorenkette der unteren Extremität)	Beine gleichmäßig und kontrolliert strecken (nicht endgradig) und beugen bei stabil und symmetrisch positionierten Füßen	Beinstrecker: M. quadriceps, M. glutaeus max., M. triceps surae, ischiocrurale Muskulatur	Treppensteigen, aus der Hocke aufstehen; Training der Beinmuskulatur; Dosierung geringer als das Körpergewicht	Gleichmäßig, Atemtempo bestimmt Bewegungstempo; auf eine Bewegung ein- auf die nächste ausatmen
Beinstrecker – nur Extensoren (wenn Beinpresse wegen der eher liegenden Position nicht möglich ist)	Beine gleichmäßig strecken und zurückführen bei stabilisiertem Oberkörper	Beinstrecker: M. quadriceps femoris	siehe Beinpresse	siehe Beinpresse
Haltungsstabilisator (Pull back)	Hebelarme gleichmäßig und kontrolliert zur Schulterachse bewegen bei stabilisiertem Oberkörper	Hintere Schultergürtelmuskulatur: Mm. rhomboidei, M. trapezius, M. deltoideus, M. teres minor, M. infraspinatus, M. biceps brachii	Erhaltung der durch die Atemtherapie gewonnenen Brustkorbmobilität durch Aktivierung der entsprechenden Muskulatur	Gleichmäßig, z. B. beim Öffnen ein-, beim Schließen ausatmen (wird von Atempatienten als angenehmer empfunden)

Tabelle **5.5** Fortsetzung

Stützstemme (Dip) (Extensoren-/Flexorenkette der oberen Extremität)	Bügel gleichmäßig und kontrolliert bei stabilisiertem Oberkörper herunterdrücken und zurückführen	Rumpfmuskulatur: M: triceps brachii, M. latissimus dorsi, M. pectoralis major, M. trapezius, M. serratus anterior, M. teres major, M. subscapularis	Training für alle Stützbewegungen (aus dem Bett aufstehen usw.) und die Armkraft allgemein	Bei der Streckung ausatmen
Schulterblattfixator (Pull down)	Bügel gleichmäßig und kontrolliert herabziehen bei stabilisiertem Rumpf (Bewegungsausmaß soweit wie die Bewegung schmerzfrei ist)	Obere Rumpfmuskulatur: M. latissimus dorsi, M. pectoralis major	Dehnung der Mm. intercostali, somit auch Brustkorbmobilisation	Gleichmäßig, beim Heben der Arme können Atempatienten bis in die Endstellung gehen und sich „aushängen" (entspannende Dehnung bei der Einatmung)
Zugapparat: Aufrichtung	Griffe gleichmäßig mit gestreckten Armen in die Position Extension/ Abduktion/Außenrotation ziehen	Hinterer Anteil der Schultermuskulatur: M. serratus, M. trapezius pars ascendens, Mm. rhomboidei, Muskelanteile der Rotatorenmanschette Rückenstrecker: M. erector spinae, longitudinales und transversales System Armmuskulatur: M. triceps brachii, M. deltoideus	Aufrichtung mit dem Ziel der Verbesserung der Atmung	Beim Ziehen ausatmen, beim passiven Heben der Arme einatmen

Tabelle 5.**5** Fortsetzung

Trainingsgeräte zum Aufwärmen bzw. für das Ausdauertraining (Grundlagenausdauer)

Trainingsgerät	Ausführung	Vorrangig trainierte Muskelgruppen (Kraft/Dehnfähigkeit)	Alltagsbezug	Atmung
Handkurbel (Aufwärmen, Stoffwechselanregung, Ausdauertraining)	Je nach Gerät aktiv aufgerichteter freier Sitz, Stand oder kontrollierter, angelehnter Sitz		Allgemeine Mobilisation der Brustkorbmuskulatur	Gleichmäßiges Atmen, unabhängig von der Bewegung
Fahrradergometer (Aufwärmen, Stoffwechselanregung, Ausdauertraining)	Evt. Lenker so einstellen, dass atemerleichternde Körperstellung möglich ist			
Laufbandergometer Walker				
Stepper (ohne Abbildung)				

vation gesteigert. Während einer Rehabilitation kann das Trainieren mit Gleichgesinnten motivieren, was zu Hause häufig nicht praktikabel ist. Ebenso kann der Aufenthaltsort wichtig für die Stimmung sein. Sicher ist es schöner und abwechslungsreicher, direkt beim Verlassen der Rehabilitationseinrichtung „mitten in der Natur" zu sein als erst mit Bus oder Auto „ins Grüne" zu gelangen.

Zu wissen, was, warum und wie man trainiert und schließlich Verantwortung für den eigenen Trainingsplan zu zeigen setzt voraus, dass man trainieren lernt und dass man sich mit den Trainingsinhalten auseinandersetzt. Diese *kognitive* Verarbeitung ist im Training beim Gespräch mit dem Therapeuten, bei Vorträgen und durch Literatur möglich. Motorisches Lernen regt des weiteren andere Hirnregionen an, wobei dann von Psychomotorik gesprochen wird. Kognition bedeutet auch, geistige Fähigkeiten zu schulen. In diesem Sinne kann das Erlernen von Entspannungsverfahren wie dem Autogenen Training (nach Schulz) oder der Progressiven Muskelrelaxation (nach Jacobson) Teil der Therapie werden (s. Kapitel 3). Diese Techniken können in Krisensituationen zur Stressbewältigung eingesetzt werden. In der Gruppentherapie lernen die Patienten nicht nur mit den eigenen Problemen besser umzugehen. In einer „gemischten" Gruppe mit Patienten anderer Krankheitsbilder müssen sie sich auch mit anderen Problematiken auseinandersetzen und gelangen so vielleicht zu neuen Reflexionen über sich selbst. Auch die Entscheidung, wie ein Tagesablauf aussehen kann, geschieht auf kognitiver Ebene. Die Patienten lernen zu entscheiden, ob es für sie bei ihrem momentanen Gesundheitszustand sinnvoll erscheint, zuerst Sport zu treiben, um im Anschluss z. B. mit der Autogenen Drainage das Sekret aus den kleinen Atemwegen zu mobilisieren, oder ob sie zuerst mit den entsprechenden physiotherapeutischen Techniken die Sekretmassen aus den großen Atemwegen entfernen müssen, um dann sportliches Training absolvieren zu können.

Wenn Sport nicht nur alleine, sondern im Verband mit anderen stattfindet, ist dies nicht nur ein emotionales, sondern auch ein *kommunikatives* Geschehen. Bei CF-Patienten, welche oft durch äußere Umstände einen engen Aktionsradius haben (Wohnung), ist die Förderung solcher *sozialen Interaktionen* besonders wichtig. Durch den Sport kann hier ein Rahmen für regel-

mäßige Treffen geboten werden. Funktioniert das soziale Netz, fällt es auf, wenn einer aus der Gruppe fehlt. Die Gruppe kann dann von außen aktivieren, stabilisieren und das Überbrücken schwerer Phasen erleichtern. Der Sport in der Rehabilitation bietet unkompliziert die Möglichkeit, mit anderen Patienten ins Gespräch zu kommen, insbesondere bei Gemeinschaftsaktionen wie dem Wandern. In einer rehabilitativen Einrichtung besteht darüber hinaus die Möglichkeit, unter Aufsicht wieder Dinge auszuprobieren, die wegen des Aufwandes bislang ausgeschlossen waren. So können CF-Patienten durchaus schwimmen gehen, auch mit Sauerstoff unter Verwendung eines Silikon-Sauerstoffschlauches.

Alle hier genannten Bereiche und Fähigkeiten, die einerseits Grundlage für den Sport bilden, andererseits durch den Sport gefördert und entwickelt werden, finden ihre Umsetzung in der Rehabilitation, wobei ein Schwerpunkt im Bereich der Motorik (Kraft, Ausdauer und Koordination) zu sehen ist.

Aus den genannten Punkten ergibt sich ein beispielhafter Therapieplan (Tabelle 5.**6**).

5.4 Physiotherapie, Sport- und Bewegungstherapie vor und nach Lungentransplantationen

K. Kenn, D. Holle, A. Frank

Seit Anfang der sechziger Jahre steht für Patienten im Endstadium verschiedener Lungenerkrankungen mit der Lungentransplantation (LTx) eine Therapieoption zur Verfügung, die in der Regel zu einer markanten Besserung der respiratorischen Situation führt. Seit 1983 findet dieses Verfahren auch bei CF-Patienten Anwendung, wobei auf Grund der bakteriellen Besiedlung der Nativlungen nur eine Doppellungentransplantation (DLTx) in Frage kommt.

In Deutschland werden ca. 100–150 Einzel- oder Doppellungentransplantationen pro Jahr durchgeführt. Von den DLTx-Eingriffen entfallen ca. 40 % auf die Indikation CF.

Die Langzeitergebnisse sind im Vergleich zu Herz- oder Nierentransplantationen schlechter, da die Lunge ein sehr anfälliges Transplantat darstellt. Die langfristige Prognose wird meist durch eine Bronchiolitis obliterans (BO), dem Synonym für eine chronische Abstoßungsreaktion, limitiert.

Tabelle 5.**6** Beispielhafter Wochenplan für einen CF-Patienten während eines Rehabilitationsaufenthaltes

	Montag	Dienstag	Mittwoch	Donnerstag	Freitag	Samstag	Sonntag
Ab 7.00 Uhr	Frühstück	Frühstück	Frühstück	Frühstück	Frühstück	Frühstück	Frühstück
8.00–9.00 Uhr							
9.00–10.00 Uhr	Visite/ Untersuchung	Visite/ Untersuchung	Visite/ Untersuchung	Visite/ Untersuchung	Visite/ Untersuchung		
10.00–11.00 Uhr	Physiotherapie	Bindegewebs- massage	Physiotherapie	Bindegewebs- massage	Physiotherapie	Physiotherapie nach Bedarf	
11.00–12.00 Uhr	Ausdauer- training	Ausdauer- training	Ausdauer- training	Ausdauer- training	Ausdauer- training		
12.00–13.00 Uhr	Mittagessen	Mittagessen	Mittagessen	Mittagessen	Mittagessen	Mittagessen	Mittagessen
13.00–14.00 Uhr		Entspannungs- therapie	O_2-Vortrag	Therapeutisches Wandern	Entspannungs- therapie	Organisierter Ausflug	Organisierter Ausflug
14.00–15.00 Uhr	LTx-Gruppe	Psychologisches Einzelgespräch					
15.00–16.00 Uhr							
16.00–17.30 Uhr	Krafttraining	Krafttraining	Krafttraining	Krafttraining	Krafttraining		
17.30–18.30 Uhr	Abendessen	Abendessen	Abendessen	Abendessen	Abendessen	Abendessen	Abendessen
18.30–21.00 Uhr	Kreatives Arbeiten/Freizeit	Kreatives Arbeiten/Freizeit	Kreatives Arbeiten/Freizeit	Kreatives Arbeiten/Freizeit			

Tabelle 5.7 Ziele und besondere Aspekte der perioperativen Rehabilitation von CF-Patienten mit Indikation zur Lungentransplantation

Medizinische Ziele (präoperativ)	Medizinische Ziele (postoperativ)	Therapeutische Ziele (präoperativ) (Physio- und Sporttherapie)	Therapeutische Ziele (postoperativ) (Physio- und Sporttherapie)	Psychosoziale Ziele (präoperativ)	Psychosoziale Ziele (postoperativ)
Allgemeine Stabilisierung, Infektprophylaxe (z. B. inhalative Antibiotika)	Umgang mit Immunsuppressiva, Erkennen von akuter Abstoßung und Infektbedrohung	*Physiotherapeutische Ziele:* Vorbereitung der postoperativen Phase: – Sekretelimination – Erlernen hustenvermeidender Techniken – Thoraxmobilisation – Umgang mit Atemhilfsgeräten – Atemwahrnehmung – Hilfestellung bei erschwerter Ein- und Ausatmung (Lagerung, Kontaktatmung etc.) – Angstminderung	*Physiotherapeutische Ziele:* – Sekretelimination – Atemwahrnehmung bei fehlender Innervation des Transplantats – Schmerztherapie – Narbenbehandlung (manuell, Ultraschall) – Thoraxmobilisation, v. a. inspiratorische Atemtechniken – Einsatz von Atemhilfsgeräten zur Verbesserung der Vitalkapazität	Aufklärung über Nutzen und Risiken, Compliance prüfen, Entscheidungsfindung begleiten	Operationsstress verarbeiten, Akzeptanz des neuen Organs, Austausch mit anderen LTx-Patienten
Hygiene	Hygiene, Infektschutz, Infektmanagement			Entspannung und Angstminderung, Bewältigungsstrategien für die Wartezeit	Entspannung, Angstminderung, Perspektiventwicklung
Gewichtszunahme bzw. Stabilisierung des Gewichtes	Ernährungsaspekte	*Sporttherapeutische Ziele:* Optimierung des Allgemeinzustandes durch Training: – Kraft – Ausdauer – Koordination	*Sporttherapeutische Ziele:* Steigerung der Leistungsfähigkeit und ADL sowie Hinführung zu alltagsbegleitendem Sport durch Training von – Ausdauer – Kraft – Koordination	Krisenmanagement; Überlebensängste während Wartezeit, Angst vor LTx mindern	Krisenmanagement, Zukunftsszenarien, Komplikationsängste (Infektionen, Abstoßungen, Retransplantation) abbauen
Osteoporoseprotektion: zur Prophylaxe muss die Knochendichte regelmäßig überprüft und bei pathologischen oder suboptimalen Werten therapiert werden	Osteoporoseprotektion: intensivierte medikamentöse Therapie, da Immunsuppressiva die Knochendichte negativ beeinflussen			Tragfähigkeit des soziofamiliären Umfelds prüfen	Eigenes Selbstverständnis in der Familie, Rollenkonflikte, eigene Familienplanung, gesellschaftliche Wiedereingliederung
Nutzung der O_2-Therapie, Umgang mit NIPPV	Ggf. O_2-Entwöhnung			Versorgungsstatus prüfen, ggf. zusätzliche Hilfen bzw. Hilfsmittel beschaffen	Allgemeine Lebensplanung, sozialmedizinische Beratung (Wiedereingliederung in den Beruf, Übergangslösungen, Rente)

Die 5-Jahres-Überlebensrate beträgt weltweit ca. 50–60 %. Unter den verschiedenen Indikationen sind die Ergebnisse bei CF-Patienten als relativ günstig zu bezeichnen. Bedenkt man, dass durch eine solche Operation einzelne CF-Patienten erstmals in ihrem Leben eine relativ normale Belastbarkeit aufweisen, kann man den Gewinn für den Einzelnen erahnen.

Die Indikationsstellung wird durch die behandelnde CF-Ambulanz in Kooperation mit einem Transplantationszentrum vorgenommen. Diese Entscheidung kann umso kompetenter getroffen werden, je besser die notwendigen Fakten durch alle in der Betreuung Involvierten (Ärzte, Therapeuten, Psychologen, Sozialarbeiter, Familie etc.) zusammengestellt sind. Dabei ist die Festlegung des richtigen Zeitraums (Transplantationsfenster) zur Listung für eine LTx unter Einbeziehung des Faktors „Wartezeit" von großer Bedeutung.

Bei aller Euphorie über die neue Lunge ist nicht zu vergessen, dass die Mukoviszidose an allen anderen Organsystemen weiter besteht und somit Berücksichtigung finden muss. Die Lebensqualität wird zwar meist erheblich verbessert, der Alltag aber nicht unkomplizierter.

Auch in psychosozialer Hinsicht führt die Operation in der Regel zu tiefgreifenden Veränderungen, da die Betroffenen erstmals nicht mehr von der meist engen familiären Einbindung abhängig sind. Dies kann zu erheblicher sozio-familiärer Dynamik mit einer neu zu definierenden Rollenverteilung führen. All diese Aspekte sind bei der weiteren Betreuung der Patienten zu beachten.

Erkrankten, die auf eine LTx als Ultima ratio zugehen, kann im Rahmen eines perioperativen Rehabilitationskonzepts (Betreuung vor und nach der Transplantation) Gelegenheit gegeben werden, sich mit allen Aspekten einer solchen Operation auseinander zu setzen. Dazu eignet sich ideal eine „Transplantgruppe" mit prä- und postoperativen Patienten. Hier erhalten die Patienten psychologische Unterstützung, sammeln Erfahrungen und können Informationen austauschen. Ansprechpartner in dieser Gruppe sind spezialisierte Ärzte, Psychologen, Sozialarbeiter und Therapeuten.

Welche Einzelaspekte in der jeweiligen Phase besonderer Berücksichtigung bedürfen, ist in Tabelle 5.**7** dargestellt.

5.4.1 Präoperative Phase

Trotz aller präoperativen Limitationen dürfen Patienten nicht tatenlos auf den erlösenden Anruf, der in manchen Fällen erst nach ca. 2 Jahren erfolgt, warten. Sie sind vielmehr aufgefordert, die Zeit möglichst aktiv zu nutzen, um mit einem bestmöglichen Gesamtzustand eine gute Ausgangsbedingung für die Operation zu schaffen.

Dazu gehört neben einer Optimierung und ggf. Intensivierung aller notwendigen atemtherapeutischen Maßnahmen die Verbesserung des Allgemeinzustandes und der kardiorespiratorischen Leistungsfähigkeit. Hierzu können aus medizinischer Sicht u. a. Maßnahmen zur Infektprophylaxe inklusive inhalativer Antibiotikatherapie sowie eine Optimierung des Sauerstoffhaushaltes angewendet werden. Letztere wird bei Bedarf unter zusätzlicher Anwendung von nicht-invasiven Beatmungsverfahren zur Vermeidung einer Erschöpfung der Atemmuskulatur durchgeführt.

Die therapeutischen Behandlungsgesichtspunkte sind dem Kapitel 5.1 zu entnehmen. Die dort beschriebenen Techniken und Maßnahmen zur Minderung der Angst bei Atemnot, zur Sekretmobilisation und Elimination aus den Bronchien, zum Einsatz effektiver Hustentechniken, zur Hilfe bei erschwerter Ein- und Ausatmung, zum Herabsetzen erhöhter Gewebswiderstände in Haut, Bindegewebe und Muskulatur sowie das Erhalten und Verbessern der Thoraxmobilität (Dehnung der Interkostalräume, da der Bereich der Rippen und der Thorakovertebralgelenke bei der Operation sehr beansprucht wird) sind grundlegende Aspekte in der präoperativen Behandlung. Folgende besondere Gesichtspunkte sind für präoperative Patienten zu bedenken:

- *Hustentechnik*: Um Schmerzen im frischen Operationsbereich zu vermindern, soll der Patient beim Husten den Thorax fixieren. Beispiel: Oberarme lateral, Unterarme und Hände ventral an den Thorax drücken, um Erschütterungen während des Hustens zu verringern.
- *Umgang mit Atemhilfsgeräten*: Da es nach der Lungentransplantation wichtig ist, die Kapazität der neuen Lunge zu nutzen, erhalten die Patienten bereits vor der Operation eine Einweisung in Atemhilfsgeräte, welche die Inspiration fördern (z. B. Coach, Triflow). Für einige Patienten ist dies ungewohnt, da sie bisher

nur Atemhilfsgeräte für die Exspiration kennen gelernt haben.
- *Verbesserung der Atemwahrnehmung*: Da postoperativ eine fehlende Innervation des Transplantats vorliegt, muss präoperativ die Atemwahrnehmung im Sinne einer extrathorakalen Bewusstmachung (z. B. Kontaktatmung, Abrollen mit dem Igelball) intensiviert werden.

Wie aus der Tabelle 5.**7** hervorgeht, müssen komplexe psychosoziale Aspekte bearbeitet werden. Hierzu kann der Physiotherapeut, der den Patienten über einen längeren Zeitraum intensiv betreut und kennen lernt, einen wesentlichen Beitrag für die Beantwortung der Frage einbringen, inwieweit ein Patient die Kriterien für eine mögliche Transplantation erfüllt. Das Ergebnis der präoperativen Vorbereitung kann durchaus wegweisend sein. Diese Entscheidung ist äußerst schwierig und letztlich durch das Transplantationszentrum zu treffen.

5.4.2 Postoperative Phase

Während der postoperativen Rehabilitation, die bei komplikationslosem Verlauf 14–21 Tage nach dem Eingriff beginnen kann, steht von medizinischer Seite der kompetente Umgang mit der dauerhaft notwendigen immunsuppressiven Therapie sowie die Vermittlung von Wissen über die Frühsymptome von Infektionen und Abstoßungsreaktionen im Vordergrund. Darüber hinaus gilt es, den Patienten auf Grund der geschwächten Abwehrlage zusätzliche Hygienemaßnahmen (Anlegen des Mundschutzes in „öffentlichen" Bereichen sowie Händedesinfektion) und besondere Vorsichtsmaßnahmen bezüglich der Ernährung zu vermitteln (z. B. keine ungewaschenen Salate und keine Nüsse wegen einer Pilzinfektionsgefahr essen).

Bei der therapeutischen Befundaufnahme gilt die besondere Beachtung der Narbe, dem Wundheilungsprozess und dem Registrieren von Verklebungen.

Es wird überprüft, inwieweit es eine Einschränkung der Armbeweglichkeit gibt und ob bei bestimmten Bewegungen Schmerzen auftreten. Wie bei allen postoperativen Behandlungen stellt der Schmerz des Patienten die Grenze für alle behandlungstechnischen Anwendungen dar.

Die Atemtherapie muss an einem ganz neuen, operationsbedingten Phänomen ansetzen und der Tatsache Rechnung tragen*, dass die neue Lunge auf Grund der fehlenden Innervation (die durchtrennten Nervenbahnen können nicht „angenäht" werden) zu einer deutlich reduzierten Atemwahrnehmung und zu einer gestörten Sekretelimination führt.* Gerade die fehlende Wahrnehmung der Atmung ist von eminenter Bedeutung, *da der Anschlussbereich der neuen Lunge (Anastomose) zu zirkulärer Sekretverlegung und somit zur Atembehinderung neigen kann.* Eine Sekretproblematik bleibt also auch, zumindest unmittelbar postoperativ, nach der LTx vorhanden. Diese wird durch die eingeschränkte Epithelfunktion (durch die Immunsuppressiva) und damit einem erst spät ausgelösten Hustenreiz (erst wenn Sekret die Trachea erreicht) erschwert. Hierdurch ergibt sich eine erhebliche Funktionsminderung des Transplantats mit Infektbedrohung. Außerdem besteht die Gefahr, dass die Entstehung eines Infektes, der sogar eine Abstoßung induzieren kann, erst spät registriert wird.

Daher sind spezielle physiotherapeutische Gesichtspunkte zu beachten:
- Zur *Sekreteliminierung* sollten einerseits passive Techniken wie Vibrationen, Schüttelungen, heiße Rolle, vor allem aber aktive Techniken wie Bewegungsübungen, Autogene Drainage, Therapeutische Körperstellungen etc. zum Einsatz kommen.
- Die *Narbenbehandlung* ist wesentlicher Bestandteil physiotherapeutischer Nachbehandlung. Die Ultraschallbehandlung kann eine sinnvolle elektrotherapeutische Ergänzung darstellen. Erhöhung der Mikrozirkulation, Verbesserung der Durchlässigkeit von Zellmembranen, Beschleunigung von Stoffwechselvorgängen und Schmerzlinderung beeinflussen den Heilungsprozess günstig. Erst durch die Reduktion von Schmerzen im Narbenbereich, durch Detonisierung von Gewebespannungen und durch Lösung von Verklebungen kann eine Verbesserung der Beweglichkeit des zuvor starren Thorax und der Arme erreicht werden.
- Auch die *Thoraxmobilisierung* ist postoperativ wichtig. Fehlt dieser Ansatz in der Therapie gerade bei den meist erheblich „gefesselten" Thoraxstrukturen der CF-Patienten, kann das eigentliche Potenzial der neuen Lunge nicht optimal genutzt werden. Eigene Daten zeigen,

dass in der postoperativen Phase die dynamischen Lungenvolumina um durchschnittlich 11 % zu steigern sind. Sämtliche Maßnahmen der Thoraxmobilisation sind geeignet.

– Die funktionelle Umsetzung der vergrößerten Thoraxmobilität im Sinne einer zunehmenden Vitalkapazität kann durch inspiratorische *Atemhilfsgeräte* wie Coach, Triflow etc. unterstützt werden. Hierbei gilt, das Mundstück und den Schlauch des Coach täglich zu desinfizieren. Für das Gerät gibt es einen speziellen Bakterienfilter. Der Triflow wird täglich desinfiziert (chemische Desinfektion bis zur Materialermüdung; auf ausreichendes Trocknen achten).

– Die *zum Teil fehlende Atemwahrnehmung* kann durch Techniken mit äußeren taktilen Reizen wie Kontaktatmung, Reflektorische Atemtherapie, Übungen mit Igel- bzw. Stickball kompensiert werden.

Unter sporttherapeutischen Gesichtspunkten gelten die Grundlagen aus den Kapiteln 5.2 und 5.3.

Die Patienten wollen sich in der Regel nun endlich belasten und müssen für Therapie und Training nicht motiviert werden. Ihr Aktivierungspotenzial ist hoch. Aus dem motorischen Bereich wird hinsichtlich der Ausdauerleistungsfähigkeit der 6-Minuten-Gehtest und/oder ein Fahrradergometertest durchgeführt und darauf basierend der Trainingsplan erstellt. Bei stark erhöhten Ruhepulswerten (Medikamente) spielt die Befindlichkeit des Patienten entsprechend der Borg-Skala/VAS eine bedeutende Rolle. Für das Krafttraining erfolgt eine Einweisung an den Geräten der Medizinischen Trainingstherapie. Wegen der häufig langen präoperativen Phase mit erheblichen körperlichen Einschränkungen und der operationsbedingten Traumatisierung (3–6 Wochen im Transplantationszentrum) beginnt das Krafttraining wieder im Sinne der Kraftausdauer, wobei der gleichmäßigen Atmung besondere Beachtung geschenkt wird. Für alle Bewegungen gilt der Schmerz als Grenze der Bewegung. Es ist wichtig darauf zu achten, dass der Patient sein neues Atemverhalten der Bewegung anpasst und seine Kapazität ausschöpft. Da die Patienten in der Regel motiviert sind, gilt es während der Rehabilitationsphase mit ihnen einen realistischen Trainingsplan für den Alltag zu erstellen. Dabei ist es das Ziel, das Training nicht nur unter gesundheitlichen Aspekten zu sehen, sondern die Patienten zu einer Sportart zu führen, die ihnen auch Spaß macht.

Die Zeit der Rehabilitation nach der LTx dient schließlich auch dem Aufarbeiten des Geschehenen. Der Austausch mit Patienten, die eine Transplantation noch vor sich haben ebenso wie der Austausch mit anderen Transplantierten unterstützt den Prozess der Bewusstmachung. Zu dieser Verstärkung kognitiver Fähigkeiten zählt ebenfalls das Erlernen von Entspannungstechniken.

Welcher der erwähnten Punkte den Schwerpunkt in der Rehabilitation darstellt, ist sehr individuell variabel und muss gemeinsam vom Rehabilitationsteam erarbeitet, durchgeführt und nicht zuletzt überprüft werden.

Während der frühen postoperativen Zeit und der Rehabilitationsphase unterliegt der LTx-Patient engmaschigen medizinischen Kontrollen. In dieser Zeit muss er aber auch lernen, die Reaktionen seines Körpers einzuschätzen, um z. B. eine beginnende Abstoßung des Organs oder drohende Infekte frühzeitig festzustellen. Hierbei gibt es *keine* typischen, beweisenden Frühsymptome. Bereits der Hinweis eines Patienten, dass „sich da etwas anders anfühlt" kann genauso wichtig sein wie Dyspnoe, Husten, Schmerzen, vermehrtes Sputum, allgemeine körperliche Schwäche und schlechteres Allgemeinempfinden.

Im späteren Verlauf geben eine schleichend schlechter werdende Lungenfunktion und der Anstieg von Entzündungszeichen Auskunft auch über den Schweregrad der Bronchiolitis obliterans, welche in den Stufen 0 bis 3 angegeben wird. Die Ursachen sind vielfältig und stehen zeitlich nicht in direktem Zusammenhang mit dem Beginn der Abstoßungsreaktionen.

Der Therapeut, der den Patienten regelmäßig betreut, muss sich auch als Beobachter des Verhaltens, der Aussagen und des Körpers des Patienten sehen. Bei LTx-Patienten im ersten postoperativen Jahr wird das Auftreten von Lymphomen beschrieben. Später können Hauttumore auftreten. Für den CF-Patieten gilt, dass die Probleme mit den anderen betroffenen Organsystemen (Bauchspeicheldrüse, Leber, Nieren, Magen, Darm) weiterhin bestehen und entsprechender Aufmerksamkeit bedürfen. Dauerhafter Inhalt der Therapie nach einer Transplantation bleibt auch die Sekretmobilisation sowie die Optimierung der Hustentechnik.

5.5 Mobile Physiotherapie

H. Saemann

5.5.1 Indikationen der mobilen Physiotherapie

– Vermeiden langer Fahrtzeiten zur physiotherapeutischen CF-Praxis oder zu einer CF-Ambulanz,
– schlechte körperliche Verfassung des Patienten,
– während einer Heim-i. v.-Therapie kann der Patient in seiner vertrauten, häuslichen Umgebung bleiben,
– soziale Indikationen, wenn z. B. in der Familie noch weitere körperlich/geistig behinderte Personen betreut werden,
– mangelhafte Therapiebereitschaft des Patienten oder der gesamten Familie: evtl. ist durch die häusliche Physiotherapie eine bessere Betreuung möglich,
– Patienten mit „Problemkeimen", die in der Praxis oder der Klinikambulanz nur mit großem Aufwand von den anderen CF-Patienten getrennt werden können.

5.5.2 Vorteile der mobilen Physiotherapie

– Eltern lassen sich nach der Diagnosestellung und in der neuen Situation in ihrer vertrauten häuslichen Umgebung besser anleiten und für die tägliche Therapie motivieren. Die kleinen Patienten akzeptieren den veränderten Tagesablauf mit den festen Therapiezeiten schneller, wenn die Therapeutin vor Ort ist.
– Vermeiden von Anlaufschwierigkeiten für die Therapie in der fremden Praxisumgebung.
– Die Behandlung kann durch einleitende Maßnahmen (warme Dusche, Inhalation von bronchial erweiternden Medikamenten etc.) vorbereitet werden.
– Der positive Effekt der Physiotherapie kann besser nachwirken, wenn der Heimweg entfällt.
– Einsatz und hygienischer Zustand der Atemtherapiegeräte überprüfbar.
– Geschwisterkinder oder Freunde können in die Therapie integriert werden. Das fördert die Motivation.

– Anleiten der Familienmitglieder, vor allem der Väter und Großmütter, ist möglich und kann *regelmäßig wiederholt* werden.
– Durch die flexiblen Arbeitszeiten im mobilen Dienst können erwerbstätige Patienten vor oder nach ihrer Arbeit behandelt werden.
– Schwerkranke und sterbende Patienten können durch einen behandelnden Hausarzt vor Ort, durch die tägliche mobile Physiotherapie, durch die häusliche Krankenpflege und eine psychologische Betreuung in ihrer vertrauten Umgebung behandelt und gepflegt werden. In diesem Fall sollten sich 2 Physiotherapeuten in der Behandlung abwechseln, da auch am Wochenende eine Therapie stattfinden muss.

5.5.3 Nachteile der mobilen Physiotherapie

– Zeitaufwändige Fahrtwege für den Therapeuten,
– begrenzte Patientenzahl pro Behandlungstag,
– eine Kostendeckung ist durch die langen Fahrtzeiten und die begrenzten Behandlungen oft nicht erreichbar, die mobile Stelle muss über Spenden mitfinanziert werden,
– unregelmäßige Arbeitszeiten und schwierige Terminplanung,
– stärkere psychische Belastung für den CF-Therapeuten.

5.5.4 Einrichtung eines mobilen Dienstes

Bei der Einrichtung eines mobilen Dienstes können z. B. der Paritätische Wohlfahrtsverband oder die Arbeiterwohlfahrt sehr hilfreich sein. Sie haben Erfahrung mit mobilen Diensten und können mit den Krankenkassen einen kostendeckenden Behandlungstarif aushandeln. Es gibt auch mobile Physiotherapeuten, die direkt über eine Klinik angestellt sind und ganz oder teilweise mobil eingesetzt werden. Wer sich für eine solche Stelle interessiert, dem sei eine Hospitation empfohlen.

Literatur

ACCP/AACVPR. Evidence-Based Guidelines. Pulmonary Rehabilitation. Chest 1997; 112: 1363–96.

ATS-Board of Directors. Pulmonary Rehabilitation – 1999. Am J Respir Crit Care Med 1999; 159: 1666–1682.

Biggar D. Pulmonary Rehabilitation Before and After Lung Transplantation. Casaburi R (Hrsg) Pulmonary Rehabilitation, 459–467 .Saunders, 1996.

Celli BR. Pulmonary Rehabilitation For Patients With Advanced Lung Disease. Chest Medicine 1997; 3: 521–533.

Donner ERS. Task Force Position Paper. Eur Resp J 1997; 10:744–57.

Edel H, Knauth K. Atemtherapie, 5. Auflage. Berlin: Ullstein Mosby, 1993.

Ehrenberg H (Hrsg.). Atemtherapie in der Physiotherapie/Krankengymnastik, München: Pflaum Verlag, 1998.

Froböse I, Nellessen G. Training in der Therapie. Wiesbaden: Ullstein Medical Verlag, 1998.

Gaissert HA et al. Comparison of early functional results after volume reduction or lung transplantation for chronic obstructive pulmonary disease. J Thorac Cardiovasc Surg 1996; 11: 296–307.

Grosser M. Konditionstraining, München: BLV Verlagsgesellschaft, 1993.

Gruber W. Sport und Mukoviszidose. Hamburg: Czwalina Verlag, 1997.

Gulmanns VA, DeMeer K, Brackel HJL, Faber JAJ, Berger R, Helders PJ. Outpatient exercise training in Children with cystic fibrosis: physiological effects, perceived competence, and acceptability. Pediatr Pulmonol 1999; 28: 39–46.

Hebestreit H, Kriemler S, Hebestreit A. Körperliche Aktivität bei Mukoviszidose. Hefte Sportmedizin 2000; 3: 85–92.

Heckhausen H. Motivation und Handeln. Heidelberg: Springer Verlag, 1988.

Hodson ME. Treatment of Cystic Fibrosis in the Adult. Respiration 2000; 67:595–607.

Holle D. Der 6-Minuten Gehtest. Krankengymnastik 2001; 7: 1146–49.

Hollmann W, Hettinger T. Sportmedizin: Arbeits- und Trainingsgrundlagen. Stuttgart: Schattauer Verlag, 1990.

Jong W de, Grevink RG, Roorda RJ, Kaptein AA, Schans CP van der. Effects of a home exercise program in patients with cystic fibrosis. Chest 1994; 463–8.

Kenn et al. Effects of pulmonary rehabilitation in patients with indication for non-invasive ventilation therapy (nIV). Eur Resp J 2001; 18 (33): 224.

Marees H de. Sportphysiologie. Tropon Arzneimittel Köln, 1992.

McGavin CR, Gupta SP, McHardy GJR. Twelve-minute walking test for assessing disability in chronic bronchitis. Brit J Med 1976; 1: 822–823.

Orenstein DM. Cystic fibrosis. Human Kinetics. Goldberg B (Hrsg.). Sports and Exercise for Children with Chronic Health Conditions, 1995; 167–186.

Platen P. Sport und Osteoporose. Deutsche Zeitschrift für Sportmedizin 1995; 5:267–269.

Reinhardt D, Götz M, Kraemer R, Schöni MH. Cystische Fibrose. Heidelberg: Springer Verlag, 2001.

Revill SM, Morgan MD, Singh SJ, Williams J, Hardman AE. The endurance shuttle walk: a new field test for the assessment of endurance capacity in chronic obstructive pulmonary disease. Thorax 1999; 54 (3): 213–22.

Schüle K, Deimel H. Gesundheitssport und Sporttherapie- Eine begriffliche Klärung. Gesundheitssport und Sporttherapie 1990; 1 (6), 310.

Schmidt, KL, Drexel H, Jochheim KA (Hrsg). Lehrbuch der Physikalischen Medizin und Rehabilitation. Stuttgart: Gustav Fischer Verlag. 1995.

Siemon G, Petro W (Hrsg.). Pneumologische Prävention und Rehabilitation. 2. Aufl. Berlin: Springer Verlag, 2000.

Shah AR, Gozal D, Knees TG. Determinates of aerobic an anaerobic exercise performance in cystic fibrosis. Am J Respir Crit Care Med 1998; 157: 1145–1150.

Stiebellehner L, Quittan M, End A, et al. Aerobic endurance training program improves exercise performance in lung transplant recipients. Chest 1998; 113(4): 906.

Zintel F. Ausdauertraining: Grundlagen, Methoden, Trainingssteuerung. München: BLV, 1994.

6 Psychologische Aspekte

G. Ullrich

Von der Notwendigkeit einer begleitenden bzw. ergänzenden „psychosozialen Versorgung" bei Mukoviszidose ist in der einschlägigen Literatur immer wieder die Rede (Bargon 1995; Jedlicka-Köhler & Götz 1989; Smrekar & Ellemunter 1993). Gemeint ist dann eine Betreuung durch spezifisches Personal (z. B. Sozialpädagogen oder Psychologen) in interdisziplinären bzw. multiprofessionellen Arbeitsstrukturen. Der folgende Beitrag wird auf naheliegende Fragen im Zusammenhang mit einer solchen Versorgung eingehen:

1. Wie ist sie begründet?
2. Für wen ist sie erforderlich?
3. Welche Formen der psychosozialen Versorgung sind bei CF bedeutsam?
4. Welchen Stellenwert hat das medizinische Personal, insbesondere die Physiotherapeutin?

6.1 Begründung der psychosozialen Versorgung

Im Hinblick auf *Krebserkrankungen* im Kindesalter ist unter Behandlern ebenso wie in der Öffentlichkeit die Vorstellung geläufig, dass für das Zurechtkommen mit den krankheits- und behandlungsspezifischen Belastungen ergänzende Hilfen durch Mitarbeiter psychosozialer Berufe erforderlich sind. Insofern könnte man die Frage, warum es bei CF einer dementsprechenden ergänzenden Betreuung bedarf, leicht damit beantworten, dass die CF ebenso wie die Krebserkrankungen zu den schwerwiegenden, die individuelle und familiäre Entwicklung bedrohenden Erkrankungen gehört und deshalb dieselben Hilfen nötig sind.

Dennoch ist es sinnvoll, sich die konkrete Begründung klar zu machen. Denn üblicherweise wird die Hinzuziehung eines Psychologen mit den spezifischen emotionalen und interaktionalen *Defiziten oder Problemen* des Betroffenen in Verbindung gebracht. Im Zusammenhang mit chronischen Erkrankungen werden diesbezüglich unter anderem diskutiert: erhöhte Scheidungsraten; Verhaltensauffälligkeiten, emotionale oder psychosomatische Probleme der in den Hintergrund gedrängten, nicht-erkrankten Geschwisterkinder; psychische Auffälligkeiten des erkrankten Kindes und/oder der Eltern, hier besonders der Mütter (vgl. u. a. Steinhausen 1983; Petermann u. Mensing 1989; Lask 1995). Üblicherweise wird psychosoziale Versorgung also mit einer Beschädigung der *psychischen Gesundheit* des Patienten und/oder der Familienangehörigen begründet. Andererseits ist gerade eine primär an Defiziten ausgerichtete Begründung psychosozialer Hilfen durchaus umstritten: so wurden in einer großen multizentrischen Studie zur psychosozialen Versorgung bei CF die Eindrücke dahingehend zusammengefasst, dass „sich unter einem solchen defizitorientierten Gesichtspunkt die CF-Familie (...) keineswegs als ein „Scherbenhaufen" bezeichnen (lässt), den zu kitten Aufgabe eines psychosozialen Dienstes wäre. Eher gleicht die Familie einer „Trutzburg", in der enorme Energien zur Aufrechterhaltung von Normalität aufgewendet werden" (Ullrich 1993, S.143). Wer Menschen, die ein Leben lang an einem Defekt leiden und die ihr Selbstbewusstsein zu Recht aus ihrem Zurechtkommen mit diesem Defekt beziehen, ausgerechnet wiederum auf der Ebene von Störung, Defizit, und Dysfunktion anzusprechen versucht, der wird vermutlich wenig Resonanz erhalten. Soll psychosoziale Versorgung einen konstruktiven Beitrag in der interdisziplinären Versorgung bei CF spielen, so wird sie deshalb gut daran tun, nicht erneut eine Form des Versagens der Betroffenen ins Zentrum zu rücken. Vielmehr ist ihre

Aufgabe darin zu sehen, die Ressourcen der Familie im Umgang mit ungewöhnlich starken Belastungen zu fördern. Dies geschieht primär im Sinne des Anbietens und Ermöglichens von Gesprächen über die subjektive oder innerfamiliäre Sicht und Umgangsweise mit den Belastungen. Erst wenn die Betroffen sich vergewissert haben, dass der Kontakt zum psychosozialen Mitarbeiter nicht zu einer psycho(patho)logischen Defizitanalyse führt, wird das Zutrauen entstehen, im weiteren Fortgang auch jene Aspekte des Selbsterlebens oder des familiären Zusammenlebens zu offenbaren, die mit dem Gefühl der Überforderung oder des Scheiterns verbunden sind (vgl. Ullrich 2001). Diese verständliche Unsicherheit und das Zögern sind auch der Grund, warum manche Patienten das *medizinische Personal* leichter als Gesprächspartner für *psychologische* Probleme ansehen können als die darauf beruflich spezialisierten Mitarbeiter.

6.2 Für wen ist psychosoziale Versorgung notwendig?

Aus dem bisher Gesagten wird ersichtlich, dass auch die Frage der Indikation, also für wen die Versorgung notwendig ist, anders als gewöhnlich zu beantworten ist. Sofern psychosoziale Mitarbeiter im Rahmen multiprofessioneller Arbeitsstrukturen in die Versorgung einbezogen werden können, sollten diese im Laufe der Zeit *alle* betroffenen Familien kennen lernen. Inwiefern sich aus einem solchen anfänglichen Kontakt eine Versorgungsbeziehung ergibt, hängt stark von den individuellen Problemen der Betroffenen, dem Taktgefühl der psychosozialen Mitarbeiter und von deren Integration in das Gesamtteam ab. (Auch wenn es üblichem medizinischen Denken schwer eingängig sein mag, ist für das Zustandekommen eines therapeutischen Dialoges nicht der individuelle *Befund* entscheidend, sondern das *Befinden*, also wie die Situation erlebt und bewertet wird. Und die Bereitschaft, die eigene Situation als Problem bzw. als veränderungsbedürftig zu bewerten, ist stark von den eben genannten Faktoren beeinflusst.)

Insbesondere sollten psychosoziale Mitarbeiter von Beginn an bei *Neudiagnosen* einbezogen werden. Gerade die für Eltern immer extreme Erfahrung der Übermittlung einer CF-Diagnose stellt einen sinnvollen *Ausgangspunkt* für eine begleitende psychosoziale Versorgung dar: Erstens ist die emotionale Tragweite der Diagnose für alle ersichtlich und ein ergänzendes Gesprächsangebot dadurch eher willkommen. Zweitens weist die Diagnose CF zahlreiche sozialrechtliche Implikationen auf, die einen eigenen Beratungsbedarf begründen.

Im Rahmen der bereits erwähnten multizentrischen Studie, an der die vier damals größten deutschen CF-Ambulanzen (mit insgesamt über 700 Patienten) teilgenommen hatten, entstand eine Charakterisierung von sowohl konventionellen (defizitorientierten) als auch krankheitsspezifischen Kriterien, die in sehr allgemeiner Form das Spektrum illustrieren (Tab. 6.**1**).

Für den erwachsenen CF-Patienten, der nach den Ergebnissen der Studie in besonderer Weise Adressat psychosozialer Versorgung sein sollte, lassen sich folgende krankheitsspezifischen Themen für Beratungsgespräche zusammenfassen:
- Hoffnungsbalance
  - psychosoziale Rückschläge und Enttäuschungen,
  - Umgang mit Verlusten (Freunde, Gesundheit),
  - Therapieumstellungen bei Progression der CF.
- Bewältigung eines außergewöhnlichen Lebensalltags
  - Therapiearbeit,
  - Kommunikation des Sonderstatus,
  - Autonomie unter dem Vorzeichen der Abhängigkeit.
- Identität, Selbstbild, Selbstwertgefühl
- Partnerschaft und Sexualität
- Familienplanung
- Lebensentscheidungen (Transplantation?).

Weil viele Eltern und Patienten verständlicherweise die Sorge haben, die Einbeziehung psychosozialer Mitarbeiter könnte als ein Zeichen für selbst verschuldete Probleme oder für eine „seelische Auffälligkeit" aufgefasst werden, kommt es selbst dort, wo entsprechende Mitarbeiter leicht aufgesucht werden können, oftmals erst durch den gezielten Hinweis seitens der medizinischen Behandler zu einer Inanspruchnahme. Woran kann die Physiotherapeutin erkennen, dass ein entsprechender Bedarf besteht? Wichtige Indikatoren sind: (häufig auftretende) Spannungen zwischen Mutter und Kind, regelmäßige Klagen der Mutter

Tabelle 6.**1** Aufgabenfelder und Hilfsangebote im Rahmen psychosozialer Versorgung bei CF

	Psychologie	Sozialarbeit
Krankheitsspezifische Bereiche		
Stabilität der Familie	– Verlust und Tod – innerfamiliäre Kommunikationsstile	– sozio-ökonomische Belastungen – Zusatzbelastungen durch Pflege- und schwere Krankheitsfälle
Verselbständigung	– innerfamiliäre Überprotektion – Loslösungsproblematik – Krankheitsakzeptanz – Integration in Gleichaltrigengruppe	– schulisch-berufliche Rehabilitation – Hilfen zum Lebensunterhalt und selbstständigem Haushalten – Integration in Gleichaltrigengruppe
persönliche Entwicklung	– Stigmatisierung – Identität und Selbstakzeptanz	– rehabilitative Hilfen bei fortgeschrittener Erkrankung
Konventioneller Bereich		
familiäre Störungen	– Trennungs- und Scheidungsproblematik – Geschwisterkonflikte – Familienkrisen	– flankierende Maßnahmen bei akuten Krisen – Helferkonferenz – Kontaktanbahnung zum Jugendamt (Familienhilfe; Sorgerechtsproblematik)
Psychopathologie	– Verhaltensauffälligkeiten – reaktive emotionale Störungen – psychosomatische Störungen – Krisenintervention bei suizidaler Verstimmung	– sozialpädagogische Einzelfallhilfen

über häusliche Probleme im Zusammenhang der Therapie, eine anhaltend niedergedrückte Stimmung der Mutter und/oder des CF-Kindes, Hinweise der Mutter auf „kleinere" Verhaltensauffälligkeiten des CF-Kindes und/oder seiner Geschwister (z. B. Einnässen, starke Anhänglichkeit und Trennungsangst). Gelegentlich werden auch offenkundig beratungsrelevante Probleme innerhalb der Familie klar benannt, etwa eine Alkoholproblematik oder gravierende Disharmonie der Eltern, und es fehlt „nur noch" der Hinweis, dass man es nicht bei der bloßen Feststellung und dem Beklagen von Problemen belassen sollte. Wichtig ist in all diesen Fällen, das Aufsuchen fachlicher Hilfe dadurch zu ermutigen, dass man es nicht als notwendiges Eingeständnis eigenen Versagens (bei der Erziehung usw.) darstellt, sondern im Gegenteil als ein verantwortliches und dem Wohlergehen verpflichtetes Verhalten.

6.3 Versorgungsformen

Die Erläuterung psychosozialer Versorgungsformen für medizinische Behandler ist wichtig, weil man in dem Maße, wie man selbst eine präzisere

Vorstellung von psychosozialer Versorgung bei CF hat, auch zu einer besseren Inanspruchnahme solcher Angebote seitens der Betroffenen beitragen kann. Das eigene Vertrauen in die Nützlichkeit solcher ergänzenden Angebote kann dann gewissermaßen „überspringen" auf die diesbezüglich meist unsicheren Eltern.

Wie erwähnt, stehen in der Versorgung nicht die zahlreichen Formen und Spielarten der *Psychotherapie* im Vordergrund, sondern eher folgende Angebote (Jedlicka-Köhler & Götz 1989; Bluebond-Langner et al. 2001):

Sozialrechtliche Beratung, Sozialarbeit, supportive Gespräche, Patienten- und Elternschulung, Familiengespräche, Patientengruppen, Informationsveranstaltungen.

In der *sozialrechtlichen Beratung* stehen u. a. Nachteilsausgleiche und Hilfen bei deren Beantragung im Vordergrund. Hierbei müssen oftmals Aspekte der individuellen Krankheitsbewältigung sensibel berücksichtigt werden, denn es kann zum Beispiel zu einer Fixierung auf sozialrechtliche „Entschädigungen" kommen, hinter der sich mitunter ein unbewusstes Ausagieren mangelnder Krankheitsakzeptanz verbirgt. Typisch hierfür sind Väter, die für ihr CF-krankes Kind gewissermaßen „gegen den Rest der Welt" dessen

Rechte zu erstreiten bereit sind, aber auffällig blass oder distanziert im emotionalen Kontakt zu eben diesem Kind bleiben.

Die *Sozialarbeit* wird hier zusätzlich zur sozialrechtlichen Beratung aufgeführt, insofern sich jenseits der krankheitsspezifischen Anliegen zahlreiche weitere Aufgaben für den Sozialdienst ergeben. Denn gerade weil das Zurechtkommen mit der CF für alle Betroffenen ein extremes Maß an Disziplin und Funktionstüchtigkeit verlangt, kommt den „normalen" psychosozialen Belastungen (Arbeitslosigkeit der Eltern, Problemen im häuslichen Umfeld usw.) eine ganz erhebliche, auch den Krankheitsverlauf tangierende Bedeutung zu. Damit die intensive häusliche CF-Therapie reibungslos klappt, dürfen gewissermaßen nicht noch anderweitige Probleme vorliegen – und das ist zumal heutzutage keine sehr realistische Ausgangslage! Nicht zuletzt deshalb wird eine Sozialarbeiterin als selbstverständliches Mitglied eines multiprofessionellen CF-Teams betrachtet (Lloyd-Still 1983; Worby 2001).

Für die psychologische Betreuung des CF-Patienten und seiner Angehörigen stellt das sogenannte *supportive Gespräch* das wichtigste Medium der Hilfe dar. Im Vordergrund der supportiven psychologischen Betreuung steht die Bestätigung der vom Gegenüber angebotenen subjektiven Schilderung, hier insbesondere die Anerkennung der in der Schilderung mitunter bloß subtil anklingenden emotionalen Leistung. Die im psychotherapeutischen Gespräch berechtigte und erforderliche Infragestellung des Gegenübers, etwa im Sinne des Bewusstmachens von Verleugnetem, wird im supportiven Kontakt absichtlich vermieden (Ullrich 2001).

Auf die große Bedeutung, die man heutzutage der *Schulung* bei chronischen Erkrankungen beimisst, hat u. a. Petermann (1997) nachdrücklich hingewiesen. Auch bei CF wird ihr eine zunehmend größere Rolle zuerkannt (McMullan 2001). Im Unterschied etwa zum Diabetes mellitus oder Asthma bronchiale steht bei CF die Ausarbeitung von Programmen – zumindest in Deutschland – aber noch relativ am Anfang (ausführlicher hierzu: Hardt et al. 1997).

Beratungsanlässe, die im Sinne einer *Erziehungsberatung* bei CF relevant werden, können sich in vielfacher Hinsicht ergeben. Besonders typische Anlässe sind: a) Schwierigkeiten im Umgang mit dem appetitgestörten, aber auf hochkalorische Ernährung angewiesenen Kind, b) das

therapieunwillige, aber auf kontinuierliche Behandlung angewiesene Kind, und c) das überbehütete, dadurch sozial ängstliche und gehemmte Kind.

Die Einbeziehung der Familien in die psychologische Versorgung ist auch ohne nach außen erkennbare innerfamiliäre Brennpunkte sinnvoll. Immerhin ist die ganze Familie durch die Erkrankung mitbetroffen und die verschiedenen Perspektiven einzelner Familienmitglieder können sich im weiteren Verlauf als ungemein wichtig erweisen. Es sollte jedoch immer eher von einem *Familiengespräch* und nicht von Familientherapie gesprochen werden, um den schädlichen Eindruck zu vermeiden, die ganze Familie sei „krank".

Die Nützlichkeit von *Patientengruppen* wurde im deutschsprachigen Raum besonders von Schmitt et al. (1996) hervorgehoben. Die von ihm als wesentlich genannten Vorzüge eines solchen Angebotes für (allerdings erwachsene) CF-Patienten sind:

– größere Ermutigung, über eigene Ängste zu sprechen,
– Erfahrungsaustausch untereinander,
– wechselseitige Hilfe verstärkt Selbstwertgefühl,
– Stärkung der sozialen und kommunikativen Kompetenz.

Aus der Erfahrung mit Gruppenangeboten der CF-Ambulanz in Hannover lässt sich dieses positive Fazit umstandslos auch auf Angebote für CF-Eltern übertragen.

Aufgrund des hohen Organisierungsgrades der CF-Betroffenen und ihrer oft engen Anbindung an die CF-Ambulanzen ergibt sich noch ein weiteres Betätigungsfeld für psychosoziale Mitarbeiter, nämlich die Durchführung oder Moderation von *Informationsveranstaltungen*. Die Verbesserung der Kommunikation über alle Aspekte und Implikationen von Krankheit und Behandlung kann durch Veranstaltungen zu sonst vermiedenen Themen erfolgen. Oft führt auch schon die bloße Moderation einer medizinischen Informationsveranstaltung durch den Psychologen zu einer Veränderung ihres Ablaufes im Sinne einer Verbesserung der Zuhörerbeteiligung. Während die Patienten im üblichen „Frontalunterricht" kaum aus einer unmündigen Schülerrolle herauskommen, nehmen dialogischere Moderationsformen die Anwesenden in ihrer objektiven Lage als „Experten ihrer Krankheit" ernst.

6.4 Psychosoziale Versorgung und das medizinische Personal

Auch wenn man unter psychosozialer Versorgung bei CF heutzutage meist das Tätigwerden eigens dafür ausgebildeter Mitarbeiter versteht, kann man gerade bei der CF seit jeher ein psychosoziales Interesse und Engagement des *medizinischen* Personals gut ablesen (Axelrod 1978; Patterson et al. 1973). Es wäre insofern töricht zu glauben, psychosoziale Versorgung fände *nur* seitens der dafür abgestellten Mitarbeiter statt. Von den Betroffenen wird das psychosoziale Engagement der medizinischen Behandler im übrigen sehr begrüßt und auch wir selbst erwarten als Patient, dass die Menschlichkeit und Ganzheitlichkeit der Behandlung nicht erst durch das Spezialgespräch beim Psychologen beginnt und stattfindet!

Gleichwohl ist das psychosoziale Engagement des medizinischen Personals nicht ohne Risiken und Tücken, und dies gilt insbesondere für die Physiotherapeutinnen. Denn sie bauen aufgrund ihrer spezifischen Aufgabe sowohl in zeitlicher als auch in körperlicher Hinsicht eine sehr intensive Beziehung zum Patienten auf, die dann nahezu unweigerlich auch zu einer persönlich intensiven Beziehung wird. Diese intensive persönliche Beziehung ist nicht per se problematisch, wohl aber dadurch, dass – anders als bei psychosozialen Mitarbeitern – die Erfahrungen in der Behandlungsbeziehung in der Regel nicht fachlich reflektiert (supervidiert) werden, so dass es leichter zu Verstrickungen und Fehlentwicklungen kommen kann.

Welche „Risiken und Tücken" sind darin enthalten? Zunächst einmal kann es sehr leicht zu einer (meist uneingestandenen) Rivalität mit der Mutter des Patienten kommen. Oftmals wird man sich der unterschwellig rivalisierenden Haltung (wer ist „kindgerechter" im Umgang usw.) erst dann richtig bewusst, wenn man durch eigene Kinder mit der gelegentlichen Rat- und Hilflosigkeit im Umgang mit (Klein-)Kindern konfrontiert wird. Plötzlich wird nicht nur gewusst, sondern verstanden, wie schwer es in Wahrheit ist, Eltern zu sein, und so stellt sich dann eine nachsichtigere, verständnisvollere Haltung gegenüber den Patienteneltern ein, die man früher in ihrer Hilflosigkeit immer nur mit „guten Ratschläge" versorgte (und unbewusst übertrumpfte). Eine solche unterschwellig rivalisierende Beziehung ist unter anderem deshalb sehr nachteilig, weil sie es der Mutter erschwert, angemessene Empfehlungen für sich aufzunehmen und weil sie dem Kind erlaubt, beide Parteien gegeneinander auszuspielen.

Eine weitere Problematik, in die sich Physiotherapeutinnen aufgrund der sehr persönlichen Patientenbeziehung leicht verstricken können, ist die unbeabsichtigte Überaktivität, die immer mit einer ungünstigen Reaktion des Patienten einhergeht. Weil es (nicht nur) Menschen in helfenden Berufen gut tut, sich als hilfreich zu erleben, betätigt man sich mitunter schon (vermeintlich) hilfreich, wenn in Wahrheit Zurückhaltung und Abwarten angebracht wären. Mitunter ist es eben besser abzuwarten, was eigentlich der Patient aus seiner Situation machen wird – wenn man ihn/sie lässt. So habe ich einmal mit einer jungen erwachsenen CF-Patientin eine Kurzpsychotherapie mit der (von ihr selbst gestellten) Aufgabe durchgeführt, ihre Therapiedisziplin im Alltag zu verbessern. Es stellte sich bei der gemeinsamen Analyse der bisherigen Bemühungen heraus, dass die Überaktivität der Behandler (in diesem Fall der „Lieblingsschwester" auf der Station) die Patientin in einem infantilen Spiel festgehalten hatte, nämlich die als übermächtig erlebte Mutter durch Nachlässigkeiten im alltäglichen Therapiemanagement zu bestrafen. Die therapeutische Aufgabe bestand dann darin, die Therapie wirklich zur eigenen Angelegenheit der Patientin zu machen und den Behandlern gegenüber klare Grenzen zu ziehen.

Tabelle 6.**2** Hauptdimensionen des Erschöpfungssyndroms (Burn-out-Syndrom) (mod. n. Beerlage & Kleiber 1990, S. 14)

Emotionale Erschöpfung	– Gefühl, durch die Arbeit mit anderen Menschen ausgelaugt zu sein. – Schon vor der Arbeit müde.
Verminderte subjektive Leistungsfähigkeit	– Gefühl, den Umgang mit Klienten nicht mehr im Griff zu haben. – Gefühl, sich nicht mehr in sie hineinversetzen zu können. – Gefühl, mit emotionalen Problemen nicht mehr ruhig umgehen zu können.
Depersonalisierung	– zynische Bemerkungen – Klienten und ihre Probleme erscheinen gleichgültig und uninteressant.

Tabelle 6.**3** Merkmale des Erschöpfungssyndroms (Burn-out-Syndrom) (mod. n. Fengler 1991, S. 33–37)

Dauer-belastung	– wird als unausweichlich und nicht persönlich beeinflussbar empfunden und dargestellt, – „Leben in Hetze".
Überidenti-fikation	– mit der Institution, mit dem Beruf, mit dem Helfen als Wert, – der Mitarbeiter „gilt dann gleichsam nur in dem Maße etwas, in dem er beruflich handelt".
Wahr-nehmungs-selektion	– „von der Fülle des Lebens werden nur noch berufs-bezogene Aspekte zur Kenntnis genommen".
Blinde Flecken	
Interessen-verarmung	– „der Mensch kann sich nur noch solchen Themen wid-men, die beruflich verwend-bar sind".
Gedankliche Dürre	– das eigene Denken wird im beruflichen Bereich differen-zierter, verarmt aber ansons-ten.
Erstarrter Gestus und Ausdruck	– auch im privaten Kontext wird dieselbe emotionale „Pose" eingenommen wie in den Helferbeziehungen.
Abrufbare Gefühle	– in den beruflichen Helferbe-ziehungen treten stereotype Gefühlshaltungen an die Stelle emotionaler Präsenz.

Die eben erwähnte Tendenz zur Überaktivität und zum Überengagement beantworten die Patienten leider oft mit komplementärer Nachläs-sigkeit, wodurch Therapeuten glauben, sich *noch mehr* einsetzen zu müssen, um das Problem end-lich in den Griff zu kriegen. Die Überaktivität kann also einen Prozess der Selbstverstärkung in Gang setzen, der sich über kurz oder lang nicht nur nachteilig für den Patienten, sondern auch nachteilig für einen selbst auswirken wird, im Sinne einer beruflichen Erschöpfung und Veraus-gabung (Burn-out-Syndrom). Warnende Hinwei-se, die der Selbstüberprüfung dienen sollten, lis-ten hierzu die Tabellen 6.**2** und 6.**3** auf.

Im Übrigen gilt für die Physiotherapeutin das-selbe wie für die Eltern des CF-Kindes: Aufsuchen und Inanspruchnehmen psychologischer Hilfe ist kein Zeichen des eigenen Versagens, sondern der Umsichtigkeit und Verantwortlichkeit (gegenüber dem Patienten ebenso wie gegenüber sich selbst).

6.5 Zusammenfassung

Psychosoziale Versorgung bei CF hat einen ver-gleichbaren Grund und Ansatz, wie es seit Jahren von den Krebserkrankungen bekannt ist. In erster Linie geht es um die Unterstützung der Betroffe-nen, einen gangbaren Lebensweg für sich zu fin-den, der eine Balance herstellt zwischen der Sehn-sucht nach Selbstverwirklichung und Lebensqua-lität einerseits und dem notwendigen Tribut an die Krankheit durch Aufbringen einer dauerhaften intensiven Therapie andererseits. Die Versorgung ist so primär an den vorhandenen Ressourcen der Betroffenen orientiert und weniger an (psy-chopathologisch beschreibbaren) Defiziten. Wenn die Versorgung in einen interdisziplinären Rahmen eingebettet werden kann, was heut-zutage empfohlen wird, sollte jeder CF-Patient zu-mindest das Angebot einer psychosozialen Mit-betreuung erhalten. Neben der sozialrechtlichen Beratung und Sozialarbeit kommt dabei dem sup-portiven Gespräch eine wichtige Rolle zu. Dieses fokussiert auf die Stabilisierung des Patienten und nicht – wie die Psychotherapie – auf seelische Konflikte und auf das Aufarbeiten zurückliegen-der Erlebnisse und Gefühle.

Psychosoziale Versorgung ist andererseits keine exklusive Angelegenheit von speziell dafür aus-gebildeten Mitarbeitern. Vielmehr ist gerade die Physiotherapeutin aufgrund der meist sehr inten-siven Beziehung zum Patienten prädestiniert, eine quasi-therapeutische Funktion auch in psycho-logischer Hinsicht zu übernehmen. Dies ist nicht ohne Tücken, insofern es ohne die meist fehlende fachliche Supervision leicht zu Verstrickungen mit dem Patienten und/oder der Familie kommt, an deren Ende womöglich eine berufliche Er-schöpfung (Burn-out-Syndrom) steht.

Literatur

Axelrod BH. The chronic care specialist: ,But who supports us?'. In: Sahler OJZ (Hrsg). The dying child and death. St. Louis: The C.V. Mosby Company, 1978.

Bargon J. Therapie der zystischen Fibrose im Erwachsenenalter – Gegenwart und Zukunft. Pneumologie 1995; 50: 573–583.

Beerlage I. & Kleiber D. Stress und Burn-out in der AIDS-Arbeit. Berlin: Sozialpädagogisches Institut (SPI), 1990.

Bluebond-Langner M, Lask B, Angst DBH. Psychosocial aspects of cystic fibrosis. London: Arnold, 2001.

Fengler J. Helfen macht müde. Zur Analyse und Bewältigung von Burn-out und beruflicher Deformation. München : Pfeiffer Verlag, 1991.

Hardt H. von der, Hürter P, Lange K, Ullrich G (Hrsg). Versorgungssituation chronisch kranker Jugendlicher beim Übergang in das Erwachsenenalter: Expertise für das Bundesministerium für Gesundheit 313–1722003/10. Frankfurt am Main: Verlag für Akademische Schriften, 1997.

Jedlicka-Köhler I, Götz M. Psychologische Betreuung von Patienten und Familien mit Cystischer Fibrose. Monatsschr. Kinderheilk. 1989; 137: 62–66.

Lask B. In: Hodson ME, Norman AP, Batten JC (Hrsg.). Cystic fibrosis: Psychological aspects of cystic fibrosis. London: Bailliere Tindall, 1995.

Lloyd-Still JD. Textbook of cystic fibrosis: The organization of a cystic fibrosis clinic. Boston, Bristol, London: John Wright, 1983.

McMullan AH. Health education. In: Bluebond-Langner M, Lask B, Angst DB (Hrsg). Psychosocial aspects of cystic fibrosis. London: Arnold, 2001.

Patterson PR, Denning CR & Kutscher HA (Hrsg.). Psychosocial aspects of cystic fibrosis. A model for chronic lung disease. New York, London: The Foundation of Thanatology (distr. by: Columbia University Press), 1973.

Petermann F, Mensing H. Krankheitsbewältigung in Familien mit einem an Mukoviszidose erkrankten Kind. Sozialpädiatrie 1989; 11: 622–628.

Petermann F. Patientenschulung und Patientenberatung. Ein Lehrbuch (2. Auflage). Göttingen: Hogrefe Verlag für Psychologie, 1997.

Schmitt GM. Cystische Fibrose. Leben mit einer chronischen Krankheit. Göttingen: Hogrefe Verlag für Psychologie, 1991.

Schmitt GM, Koch HG, Schulze-Everding A. Leben mit Mukoviszidose. In: Schmitt GM, Kammerer E, Harms E (Hrsg) Kindheit und Jugend mit chronischer Erkrankung. Göttingen: Hogrefe Verlag für Psychologie, 1996.

Smrekar U, Ellemunter H. Interdisziplinäre Teamarbeit in der Behandlung der zystischen Fibrose: Modell einer psychosomatischen Kooperation. Paediatrie und Paedologie 1993; 28: 76–86.

Steinhausen H-C, Stephan H, Schindler-Lembenz H-P. Vergleichende Studien zur Psychopathologie bei Asthma bronchiale und Cystischer Fibrose. Monatsschr Kinderheilkd 1993; 131: 145–149.

Ullrich G. Psychosoziale Versorgung bei Mukoviszidose. Ergebnisse einer multizentrischen Studie. (Reihe: Studien zur Jugend- und Familienforschung, Bd. 13, Hrsg. F. Petermann). Frankfurt a.M., Bern, New York, Paris: Peter Lang Verlag, 1993.

Ullrich G. Begründungen und Besonderheiten psychosozialer Versorgung bei Mukoviszidose. In: Ullrich G (Hrsg.): Mukoviszidose. Beiträge und Bibliographie zu psychosozialen Aspekten einer lebenslangen Erkrankung. Frankfurt a.M.: Verlag für Akademische Schriften VAS, 2001.

Worby C, Gardner P, Greene L, Light M. The CF team and its dynamics. In: Bluebond-Langner M, Lask B, Angst DB (Hrsg). Psychosocial aspects of cystic fibrosis. London: Arnold, 2001.

Anhang

Hilfsmittel, Therapiegeräte und Adressen

Sprossenwand/Sport- und Spielgeräte **Therapiematten**	**Sport Thieme** Helmstedter Str. 40 38368 Grasleben Tel. 05357/18181 Fax 05357/18190
Lagerungskeil Größe 70 cm x 80 cm x 30 cm, fester Schaumstoff, abwaschbare Oberfläche	**Firma Karl Witzke GmbH** Liebenzeller Str. 42 75365 Calw- Hirsau Tel. 07051/58566 Fax 07051/51726
Pezziball	**Bei allen Praxiseinrichtern und Sanitätshäusern erhältlich**
Inhaliergerät **Pari PEP System**	**Pari GmbH** Moosstr. 3 82319 Starnberg Tel 08151/279-0 Fax 08151/279-101
VRP1/Flutter	**Tyco Healthcare Deutschland GmbH** Gewerbepark 1 93333 Neustadt/Donau Tel. 09445/959-0 Fax 09445/959-155
PEP Maske	**MEDIMEX GmbH & Co, KG** Königsreihe 22 22041 Hamburg Tel. 040/65886500 Fax 040/65886599
RC Cornet	**R. Cegla GmbH & Co, KG** Horresser Berg 1 56410 Montabaur Tel. 02602/9213-0 Fax 02602/921315
Minitrampolin	**Firma Heymans** Sport- und Therapiebedarf Haus 57 82272 Dünzelbach Tel. 08146/99680 Fax 08146/996850

Hilfsmittel, Therapiegeräte und Adressen

Blubberschläuche	**Rüsch Care Vertriebs GmbH** Willy-Rüsch-Str. 4–10 71394 Kernen Rommelshausen Tel. 07151/94917-0 Fax 07151/94917-520
Select-ball-stik (Noppenball)	**Wasserthal Lisbeth** Seering 28 23845 Itzstedt Tel. 04535/8340
Pulsoximeter	**Tyco Healthcare Deutschland GmbH** Gewerbepark 1 93333 Neustadt/Donau Tel. 09445/959-0 Fax 09445/959-155
Alphatherm Syphonheizung	**Schlichter GmbH** Vogelsangstr. 30 72581 Dettingen/Erms Tel. 07123/9799 0 Fax 07123/87480

Wichtige Adressen

Mitgliedschaft im Mukoviszidose e. V.
für Physiotherapeuten ermäßigt Mitgliedschaft im AK Physiotherapie, als Mitglied im Bundesverband und nach Grundkursteilnahme kostenlos, alle Infos und Adressen über Bonn erhältlich.

Mukoviszidose e.V
Bendenweg 101
53121 Bonn
Tel. 0228/98780-0
www.mukoviszidose-ev.de
Info@mokoviszidose-ev.de

CF Selbsthilfe Bundesverband e. V.
Meyerholz 3
28832 Achim
Tel. 04202/82280
Fax 04202/6073

Deutscher Allergie und Asthmabund e. V.
Hindenburgstr. 110
41061 Mönchengladbach
Tel. 02161/81 49 40
Fax 02161/20 85 02

Christiane Herzog Stiftung
Geißstr. 4
70173 Stuttgart
Tel. 0711/246346
Fax 0711/242631

Sachverzeichnis

59,95€